Ästhetische Medizin

AF791075

VICHY
LABORATOIRES
WEIL GESUNDHEIT AUCH HAUTSACHE IST

Mit freundlichen Empfehlungen

Klaus Fritz, Susanne Kammerer (Hrsg.)

Ästhetische Medizin

Konzepte für die Anti-Aging-Praxis

Medizin & Wissen

Dr. Klaus Fritz
Reduitstraße 13
76829 Landau

Dr. Susanne Kammerer
Schmiedweg 5
85551 Kirchheim

Bibliografische Information Der Deutschen Bibliothek
Die Deutsche Bibliothek verzeichnet diese Publikation in der Deutschen Nationalbibliografie; detaillierte bibliografische Daten sind im Internet über http://dnb.ddb.de abrufbar.

Die Wiedergabe von Gebrauchsnamen, Handelsnamen, Warenbezeichnungen usw. in diesem Werk berechtigt auch ohne besondere Kennzeichnung nicht zu der Annahme, dass solche Namen im Sinne der Warenzeichen- und Markenschutz-Gesetzgebung als frei zu betrachten wären und daher von jedermann benutzt werden dürften.
Produkthaftung: Für Angaben über Dosierungsanweisungen und Applikationsformen kann vom Verlag keine Gewähr übernommen werden. Derartige Angaben müssen vom jeweiligen Anwender im Einzelfall anhand anderer Literaturstellen auf ihre Richtigkeit überprüft werden.

Alle Rechte vorbehalten
© Urban & Vogel GmbH, München 2005
Urban & Vogel ist ein Unternehmen der Fachverlagsgruppe Springer Science + Business Media GmbH

Satz: Hilger VerlagsService, Heidelberg
Druck: fgb freiburger graphische betriebe, www.fgb.de
Printed in Germany

ISBN 3-89935-214-9

Inhalt

4 Betriebsführung, Organisation und Marketing

1 Altern und Ästhetik

1.1 Einführung – Ästhetik-Konzepte in der Anti-Aging-Medizin

Klaus Fritz

Die meisten Menschen möchten älter werden, ohne alt zu sein. Nirgendwo am Organismus wird das Älterwerden deutlicher sichtbar als an der Haut.

Die Frage nach Anti-Aging-Konzepten, hier speziell für die Haut, wird daher zunehmen, allein schon aus demografischen Gründen. Denn während 1980 nur 12% der Bevölkerung über 65 Jahre alt waren, werden dies im Jahre 2030 voraussichtlich 35% sein. Gründe dafür sind ein Rückgang der Geburtenrate sowie die steigende Lebenserwartung.

» *Eine Verlangsamung der Alterungsvorgänge scheint in vielen Fällen möglich*

Um den Erscheinungen des Alters entgegenzuwirken gibt es seit Jahrhunderten bewährte Maßnahmen. Die Kontrolle von Ernährung und Gewicht, Fitness, mentales Jungbleiben und Kontrolle des Hormonhaushaltes sind Ansatzpunkte der Medizin, um Alterungsvorgänge des Organismus zu verlangsamen. Internisten, Allgemeinmediziner, Gynäkologen, Urologen und Orthopäden bemühen sich mit fachspezifischen Angeboten um das Jungbleiben. Sicher wird es in keinem der Fälle möglich sein, die biologische Uhr anzuhalten oder gar zurückzudrehen, jedoch eine Verlangsamung der Alterungsvorgänge scheint in vielen Fällen möglich. Zur Behandlung der sichtbaren Alterszeichen sind in den letzten zehn Jahren eine Fülle an Maßnahmen in der Dermatologie etabliert worden.

Theorien über Alterungsvorgänge postulieren zum einen Abnutzungserscheinungen und zunehmende zelluläre und genetische Schäden (z. B. durch freie Radikale, Akkumulation von DNA-Schäden), andere Theorien gehen davon aus, das Altern laufe nach einem Programm im neuroendokrinen System ab und könne durch Hormonsubstitution beeinflusst werden.

Entsprechend diesen Theorien gibt es diagnostische und therapeutische Ansätze, über deren wesentliche Inhalte, Kontraindikationen, Weiterbildungs- und Informationsquellen dieses Buch einen Überblick geben möchte.

Wenn sich schon das Altern nicht verhindern lässt, so kann man versuchen, es zu optimieren.

» Beim optimalen Altern kann man lange beschwerdefrei, aktiv und attraktiv bleiben

Beim optimalen Altern kann man lange beschwerdefrei, aktiv und attraktiv bleiben. Sinn dieser Maßnahmen ist nicht, die Lebensjahre numerisch zu verlängern, sondern das „pathologische" Altern in Richtung auf das „normale" Altern und das normale in Richtung eines „optimalen" zu verbessern.

1.2 Was bedeutet älter werden – was ist schön?

Andreas Bremerich

Bei ästhetisch-plastischen Eingriffen handelt es sich in der Regel um Interventionen, die nicht auf Grund angeborener Fehlbildungen oder erlittener Verletzungen notwendig sind, sondern sie werden auf besonderen Wunsch körperlich Gesunder zwecks Verbesserung ihres äußeren Erscheinungsbildes durchgeführt.

» *Bald eine Million Schönheitsoperationen jährlich in Deutschland*

Der Markt dieser „Schönheitsoperationen" boomt in Deutschland. Die überregionalen Gazetten, aber auch kleinere Zeitschriften füllen Seiten mit Werbeanzeigen von Kliniken und Zentren, die ästhetische Eingriffe im medizinischen und zahnmedizinischen Bereich anbieten. Aber auch Funk und Fernsehen haben diesen Markt erkannt und bringen neben Werbespots auch Sendungen über so genannte „Beauty-Kliniken". Seltener sind dagegen Beiträge, die sich kritisch mit dem Thema auseinandersetzen. So verwundert es nicht, dass nach Expertenschätzungen in Deutschland bald jährlich eine Million Menschen sich einer Schönheitsoperation unterziehen werden. Dieser Trend scheint mit geringer zeitlicher Verzögerung ähnlich zu verlaufen wie in den Vereinigten Staaten. Dabei steigt vor allem der Anteil der männlichen Patienten.

Als Beweggründe werden gern ein gesteigertes Fitness- und Körperbewusstsein genannt. Ein wichtiger und nicht zu vernachlässigender Aspekt ist vor allem die Angst des Menschen vor dem Altern.

Das Problem des Älterwerdens ist jedoch keine Erfindung der Neuzeit oder gerade unserer Generation. „Forever young" oder „Schön bis ins hohe Alter" ist ein Wunsch der Menschheit, den schon die Ägypter ausdrückten. Die Hieroglyphe für Schönheit war ein geschminktes Auge, d.h. erst durch Veränderung der natürlichen Form des Auges gilt dieses als schön [4].

Bereits für die Ägypter war Schönheit ein Standesmerkmal bzw. Ausdruck von Macht und Reichtum. Hierzu passt auch die heutzutage geläufige Meinung, dass ein schöner Mensch nicht nur attraktiv ist und sexuelle Ausstrahlung besitzt, ihm werden auch soziale Kompetenz und beruf-

» Schöne Menschen haben es leichter

liche Fähigkeiten zugeschrieben. Es ist eine nachgewiesene Tatsache, dass schöne Menschen es in der Partnerwahl, im Freizeit- und Berufsleben leichter haben [3].

Vor diesem Hintergrund sind auch die von der Deutschen Gesellschaft für Ästhetisch-Plastische Chirurgie präsentierten Daten nachvollziehbar, nach denen in Deutschland im Jahr 2002 ca. 400 000 ästhetische Operationen durchgeführt wurden und dass jede zweite Frau in Deutschland prinzipiell kein Problem mit einer ästhetischen Operation hätte. Beunruhigend ist aber auch, dass jeder siebte Schüler vor dem Schulanfang Angst hat, weil er fürchtet, z. B. wegen einer zu großen Nase oder wegen abstehender Ohren gehänselt zu werden [1].

Letzteres ist ein Beispiel dafür, dass das Gesicht einen besonderen Bereich darstellt. Da das Gesicht – zumindest in unserem Kulturkreis – nicht mit Kleidung verdeckt wird und durch Kosmetik nicht alle Altersstrukturen beseitigt werden können, kommt ihm in der ästhetischen Chirurgie, aber auch in der Wissenschaft, besondere Bedeutung zu.

» Durch Kreuzen vieler realer Gesichter (Morphing) entsteht das „schöne Gesicht“

Die Wissenschaft versucht durch Kreuzen vieler realer Gesichter das „schöne Gesicht“ zu analysieren (so genanntes Morphing). Besonders intensiv hat sich die Regensburger Studie damit befasst. Diese Studie fasst die Attraktivitätsmerkmale zusammen und nennt das attraktive Gesicht „sexy“ (Abb. 1, Tab. 1) [2].

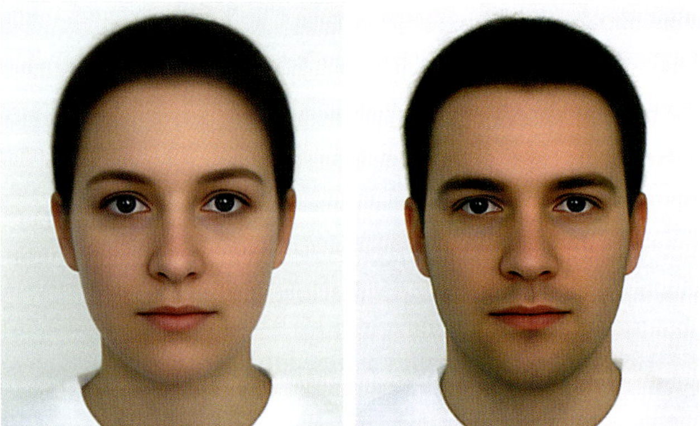

Abb. 1: Durch Morphing entstandene attraktive („sexy“) Gesichter. Links: weiblich, rechts: männlich.

Tab. 1: Merkmale des „sexy“ Gesichtes.

weiblich	männlich
▶ braunere Haut ▶ schmaleres Gesicht ▶ weniger Fettansatz ▶ vollere, gepflegtere Lippen ▶ weiterer Augenabstand ▶ dunklere, schmalere Augenbrauen ▶ mehr, längere und dunklere Wimpern ▶ höhere Wangenknochen ▶ schmalere Nase ▶ keine Augenringe ▶ dünnere Augenlider	▶ braunere Haut ▶ schmaleres Gesicht ▶ weniger Fettansatz ▶ vollere Lippen ▶ symmetrischer Mund ▶ dunklere Augenbrauen ▶ mehr und dunklere Wimpern ▶ obere Gesichtshälfte im Verhältnis zur unteren breiter ▶ höhere Wangenknochen ▶ markanter Unterkiefer ▶ markantes Kinn ▶ keine Geheimratsecken ▶ dünnere Augenlider ▶ keine Falten zwischen Nase und Mundwinkel

Nun kann man daraus den falschen Schluss ziehen, dass die von der Forschung biologisch, sexuell und sozial festgestellte, maximal mögliche Attraktivität ethisch erstrebenswert und darum mit allen Mitteln der Kunst – vor allem der ärztlichen – herzustellen sei. Damit gerät die Ärzteschaft in eine Situation, die die Sozialpsychologie als „Schönheitsfalle“ bezeichnet. Der Zwang der Begründung verlagert sich allmählich von der Rechtfertigung eines Eingriffs zu der des Nicht-Eingriffs [3].

Doch es ist eine mittlerweile anerkannte Tatsache, dass Korrekturen zur Herstellung von Schönheit nie an ein endgültiges Ziel gelangen. Das Ideal bleibt virtuell. Als Folge davon wächst beim Patienten die Unzufriedenheit mit seinem Körper.

Das bedeutet aber, dass in der ästhetischen Medizin eine selbstkritische Reflexion unausweichlich ist [4]. Den Ärzten und auch den Zahnärzten wächst die Aufgabe zu, unrealistische Erwartungen zu bremsen, vor Nebenwirkungen zu warnen und Forderungen weiterer, angeblich nochmals verschönernder Behandlungen kritisch mit den Patienten zu analysieren und gegebenenfalls auch abzulehnen.

» *In der ästhetischen Medizin ist eine selbstkritische Reflexion unausweichlich*

Was das „schöne Gesicht“ aus dem Beispiel anbelangt, muss dem Patienten klar gemacht werden, dass es sich um ein gemorphtes Gesicht handelt, das virtuell hergestellt wurde. Diesem von Dritten entworfenem Gesicht fehlt reales Leben – Schönheit aber bedarf der Selbstbestimmung [4].

» *Häufig ist eine interdisziplinäre Zusammenarbeit erforderlich*

Entschließt sich der Arzt nun aber doch, in die Strukturen des Körpers einzugreifen, um Schönheit zu „produzieren“, muss ihm das gesamte Spektrum der diagnostischen und therapeutischen Möglichkeiten sowie vor allem natürlich die Anatomie zumindest bekannt sein. Ein Arzt muss nicht alles selbst können, häufig ist eine interdisziplinäre Zusammenarbeit erforderlich. Sollte der Behandler in einem bestimmten Bereich (z.B. Lasermedizin) erfolgreich agieren, dann sollte er auch selbstkritisch genug sein, diese Technik nicht bei jeder gerade noch möglichen Indikation anzuwenden nach dem Motto: „Wer einen Hammer hat, für den ist alles ein Nagel!“

Der erste Patientenkontakt sollte nicht nur eine Untersuchung der zu korrigierenden Region wie Augenlider (z. B. Tränensäcke), Oberlippe (z.B. Falten), Brust (z. B. Größe), Oberschenkel (z.B. Reithosen) etc. beinhalten, sondern – wie in der seriösen Medizin üblich – eine komplette Anamnese sowie eine klinische und gegebenenfalls röntgenologische sowie serologische Untersuchung. Erst danach darf die Entscheidung hinsichtlich therapeutischer Möglichkeiten fallen: Chirurgie der Hartgewebe – Chirurgie der Weichgewebe – Liposuktion – Lasermedizin – Botulinumtoxin – Filler – ästhetische Zahnheilkunde. Letzteres wird leider in den reinen Medizinerkreisen häufig aus Unkenntnis der Zahnheilkunde vernachlässigt. Dabei sind z.B. Falten im Lippenbereich nicht selten nur Ausdruck von altersbedingten Kieferatrophien und/oder nicht suffizientem Zahnersatz.

» *Das Ideal heute: schlank, jugendlich und sportlich*

Zusammenfassend ist festzustellen, dass das Problem Älterwerden oder die Frage „Was ist schön?“ Themen sind, die letztlich so alt sind wie die Menschheit selbst. Das Ideal der heutigen Gesellschaft gibt als Norm ein schlankes, jugendliches und sportliches Aussehen vor. Viele Menschen, vor allem mit entsprechendem pekuniärem Hintergrund – wollen diesem Ideal entsprechen. Die moderne Medizin bietet eine Fülle von Möglichkeiten hierfür an. Es bleibt aber die Aufgabe der Ärzteschaft, diese Möglichkeiten kompetent und verantwortungsvoll einzusetzen oder auch in bestimmten Fällen abzulehnen – nur dann wird dieser Bereich der Medizin eine Bereicherung für den Menschen sein.

Literatur

1. **Schäfer B.** Spieglein, Spieglein.... Schönheitschirurgie in Deutschland. Beauty News 2004 (Nr. 3): 16–18.
2. **Braun C, Gründl M, Marberger C, Scherber C.** Beautycheck – Ursachen und Folgen von Attraktivität. 2001; www.beautycheck.de
3. **Braun C.** Die Qualität des Schönen. In: Hajto J. Natürliche Frontzahnästhetik. Fuchstal: Teamwork media Verlag, 2004.
4. **Karrer M.** Das schöne Gesicht mit schönen Zähnen: Reiz und Grenzen der Gestaltung. Deutsche Zahnärztliche Zeitschrift 2004; 59: 248–256.

1.3 Hautalterung – sichtbare Zeichen und Zielstrukturen der Therapie

Christiane Bayerl, Klaus Fritz

Sichtbare Zeichen der Hautalterung

Hautalterung ist eine irreversible, zeitabhängige funktionelle Abnahme der Hautfunktionen und -qualität mit zunehmenden Schäden auf zellulärer Ebene.

» Alter zeigt sich besonders im Gesicht

Im Laufe des Lebens manifestieren sich besonders an der Gesichtshaut typische Alterszeichen (Tab. 1).

Mechanismen der Hautalterung

Der Prozess der Hautalterung wurde in den letzten Jahren systematisch untersucht. Es handelt sich dabei um ein komplexes Phänomen, das sich aus einem intrinsischem und einem extrinsischen Alterungsprozess zusammensetzt [3]. Der intrinsische Alterungsprozess ist zum einen vom Lebensalter (chronologisches oder natürliches Altern) und zum anderen von genetischen Faktoren abhängig und wird auch durch katabole und endokrine Vorgänge mitbestimmt. Unter dem extrinsischen Alterungsprozess versteht man den Einfluss verschiedener Umweltfaktoren, die von außen auf das Organ Haut einwirken.

An der Haut ist Alterung bereits ab dem 30. Lebensjahr ablesbar.

Tab. 1: Alterszeichen im Gesicht.

Alter	Alterszeichen
30–40 Jahre	Stirn-Runzeln,Nasolabialfurchen
40–50 Jahre	beginnende Graufärbung der Haare, beginnender Haarausfall, beginnende Pigmentflecken, Doppelkinnbildung, Links- und Rechts-Gesichtsausbildung, Krähenfüße
50–60 Jahre	so genannte Tränensäcke, Einsinken der Augen, ausgeprägte Nasolabialpolster
60–70 Jahre	Plathysmamuskulatur tritt in Strängen hervor

Intrinsische Hautalterung

Im Rahmen der chronologischen Hautalterung kommt es zu typischen strukturellen Veränderungen wie einer zunehmenden Trockenheit, Rauheit, einer Fältchenbildung und Erschlaffung der älteren Haut. Doch auch funktionelle Veränderungen finden statt: Zellneubildung, Barrierefunktion, immunologische Kompetenz und Fähigkeit zur Thermoregulation nehmen ab, Heilungsvorgänge verlangsamen sich.

» Haut verliert zunehmend an Feuchtigkeit

Im Laufe des natürlichen Alterungsprozesses verdünnen sich Epidermis, Dermis und Subkutis [3]. Durch eine Abflachung der dermalen-epidermalen Verbindung wird der Kontakt zwischen Dermis und Epidermis geringer. Dadurch verschlechtert sich zunehmend die Nährstoffversorgung der Epidermis, was die in höherem Lebensalter reduzierte Barrierefunktion erklärt.

Die epidermale Turnoverrate der Zellen nimmt zwischen der 3. und 8. Lebensdekade um 30 bis 50% ab. Damit verschlechtern sich auch Vorgänge der Wundheilung. Auch DNA-Reparaturvorgänge gehen zurück, wodurch die Gefahr für Neoplasmen steigt. Mit zunehmendem Alter sinken auch Vitamin-D-Produktion und die Anzahl der Mastzellen. Der kutane Blutfluss reduziert sich im Laufe des Lebens

» Die epidermale Turnoverrate nimmt ab

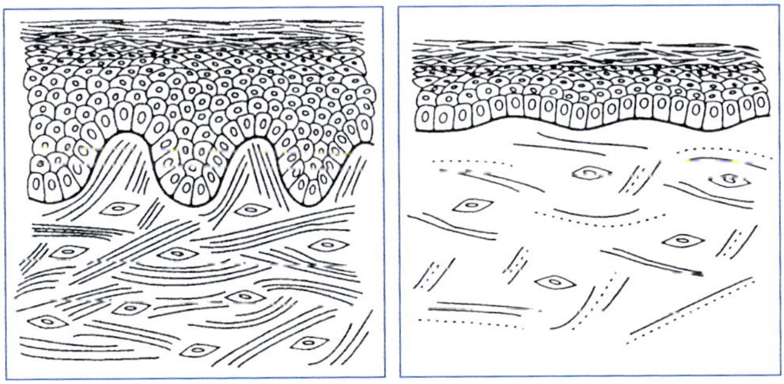

Abb. 1: Histologischer Schnitt durch die Haut eines jungen Menschen und eines reifen Menschen. Links die jungendliche Haut mit einer vielschichtigen Epidermis, mit einer guten Verzahnung zwischen Oberhaut und Unterhaut und vielen kollagenen und gut geordneten elastischen Fasern. Rechts die reife Haut: Die Epidermis hat deutlich weniger Schichten und ist damit flacher und dünner. Die Verzahnung mit der Unterhaut ist durch die Abflachung schlechter. Die kollagenen Fasern sind deutlich vermindert, die elastischen Fasern desorientiert. Die Zahl der Fibroblasten ist reduziert (modifiziert nach *Varani*).

um ca. 60%. Dies erklärt die im Alter bleichere Haut und die Abnahme der Fähigkeit zur Thermoregulation.

Im Bindegewebe sinkt die Synthese von Kollagen und Elastin. Produzierte elastische Fasern weisen einen geringeren Durchmesser auf, was zum progressiven Elastizitätsverlust älterer Haut beiträgt. Darüber hinaus kommt es zu einer Veränderung der Mucopolyaccharide in der extrazellulären Matrix.

Die zunehmende Trockenheit der Haut resultiert auch aus einer Abnahme der Produktion der Talgdrüsen um ca. 23% pro Dekade. Durch Pigmentierungsstörungen bilden sich schließlich so genannte Altersflecken.

Abbildung 1 zeigt die Schemazeichnung eines histologischen Schnittes durch die Haut eines jungen und eines alten Menschen.

Extrinsische Alterungsprozesse

Folgende extrinsische Faktoren haben die größte Bedeutung:

- Licht, besonders UV-Licht
- Rauchen
- Ernährungszustand (Mikrozirkulation)
- Krankheiten, z.B. entzündliche Hauterkrankungen

» Bis zu 80% der Alterungsvorgänge sind auf UV-Licht zurückzuführen

Eine langfristige Exposition gegenüber UV-Licht führt zu strukturellen und funktionellen Veränderungen in der Haut [4]. Bis zu 80% der Alterungsvorgänge sind auf UV-Licht zurückzuführen.

Auf molekularer Ebene bewirken Umweltfaktoren wie UV-Strahlung, Zigarettenrauch oder andere Umweltschadstoffe eine Verschiebung des antioxidativen/prooxidativen Gleichgewichts in Zellen und Geweben zum prooxidativen Status. Dies wird auch als oxidativer Stress bezeichnet. Die UV-Strahlung ist in der Lage, direkte Veränderungen an der Desoxyribonukleinsäure (DNA) zu verursachen, darüber hinaus entstehen aber auch freie Radikale oder reaktive Sauerstoffspezies. Induziert werden sie vor allem durch UV-A, etwas weniger durch den UV-B-Anteil der Strahlung. Reaktive Sauerstoffspezies bewirken an der Zelle Oxidationsreaktionen, die vor allem ungesättigte Fettsäuren betreffen, die Bestandteile der Membranphospholipide sind. Dies führt zu Schäden an der Zellmembran und einem Verlust intrazellulärer Komponenten. Im Bindegewebe kommt es zur Depolymerisation der Hyaluronsäure und zur Oxidation des Kollagens und somit zu degenerativen, pathologischen Veränderungen im Bindegewebe [1, 5, 6]. Eine Variante dieser Theorie ist die der mitochondrialen Alterung, die davon ausgeht, dass sich DNA-Schäden in den Mitochondrien, den Kraftwerken unserer Zellen, ansammeln und zu einer reduzierten Energieproduktion führen [2].

Typisch für sonnengeschädigte Haut ist die Ablagerung von abnormalem elastischem Gewebe, weswegen die von der Sonne verursachten Hautschäden auch als solare Elastose bezeichnet werden. Weitere Kennzeichen vorzeitiger Hautalterung durch UV-A-Strahlung sind eine dünne trockene Haut, Pigmentflecken („Altersflecken"), sowie eine gelblich-fahle Gesichtsfarbe [4].

Zur Einstufen der lichtbedingten Hautalterung dient die Glogau-Klassifikation (Tab. 2).

Auch für vorzeitige Alterungsvorgänge an der Haut durch Nikotinmissbrauch wird vor allem die beim Zigarettenrauchen stark erhöhte Produktion freier Radikale verantwortlich gemacht [3]. Darüber hinaus scheint sich Zigarettenrauch negativ auf die Kollagenneubildung auszuwirken: Hautzellen, die einer Zigarettenrauchlösung ausgesetzt wurden, produzierten 40% weniger neues Kollagen als solche, die nicht exponiert waren. Dafür fanden

» *Rauchen hemmt die Kollagenneosynthese*

Tab. 2: Vier Stufen der lichtbedingten Hautalterung nach Glogau.

Gruppe 1 – mild (Alter 28–35):
- keine Keratosen, geringe Falten, keine Narben, kaum Make up zur Abdeckung nötig

Gruppe 2 – moderat (Alter 35–50):
- frühe aktinische Keratosen, leicht gelbe Hautverfärbung, frühe Falten, parallele Lachfalten, milde Narben-ähnliche Bindegewebeeinschmelzungen, wenig Make-up nötig

Gruppe 3 – fortgeschritten (Alter 50–65):
- aktinische Keratosen, gelbe Haut, Teleangiektasien, Falten auch in Ruhe, deutliche „Vernarbungen", viel Make up nötig

Gruppe 4 – schwer (Alter über 65):
- aktinische Keratosen und Hautkrebs, gelbe Haut, Falten, Cutis laxa, ausgeprägte Narben, Make-up deckt nicht mehr

sich in den exponierten Zellen eine erhöhte Menge an speziellen Enzymen (Metalloproteinasen), die im Körper die Aufgabe haben, Kollagenfasern abzubauen. Der schnelle Abbau des Kollagens, eine verschlechterte Neubildung sowie mehr Schäden durch freie Radikale führen in der Summe vermutlich zu der vorzeitigen Hautalterung, die bei Rauchern beobachtet wird [7].

Auch im Rahmen entzündlicher Erkrankungen, z.B. der atopischen Dermatitis, kann es zu stärkeren Defekten und narbenartigen Verhärtungen in der Lederhaut kommen. Dies ist besonders dann der Fall, wenn die Grunderkrankung therapeutisch schlecht kontrolliert wird.

Darüber hinaus können folgende Umweltfaktoren im Hinblick auf eine vorzeitige Alterung der Gesichtshaut einwirken:

- Schlafmangel
- Stress: Bei Anspannung verstärkt sich die Muskelaktivität im Gesicht, wodurch sich mimische Falten einprägen
- Alkoholkonsum
- trockene Luft: Die Hydratation der Haut wird zusätzlich erschwert
- Medikamente

Strategien gegen das extrinsische Altern

Als Maßnahmen zur Vorbeugung extrinsischer Alterungsprozesse der Haut bieten sich zum einen ein adäquater Sonnenschutz, zum anderen der Schutz vor freien Radikalen an.

» *Ausgiebige Sonnenbäder und Sonnenexposition in den Mittagsstunden sollten vermieden werden*

Sonnenschutz. Da UV-Strahlen bei Alterungsprozessen der Haut eine überragende Bedeutung haben, kommt dem Lichtschutz eine große Bedeutung zu. Dies beginnt bei Veränderungen des Lebensstils: Ausgiebige Sonnenbäder sowie die Sonnenexposition in den Mittagsstunden sollten vermieden werden.

Darüber hinaus sollte auf exponierte Hautbereiche immer ein Sonnenschutzmittel (Stärke abhängig vom Hauttyp) aufgetragen werden (z.B. Capital Soleil in verschiedenen Stärken als Spray, Creme oder Gel oder Anthélios).

Günstig ist die Verwendung von Antiaging-Tagescremes, in denen bereits ein Lichtschutzfaktor integriert ist (z.B.

Reti-C LSF 8 oder Thermal S-UV). Vitamin C ist als zusätzlicher Bestandteil aufgrund seiner Radikalfängereigenschaften und wegen der Stimulation der Kollagenneogenese besonders geeignet (z.B. Active C). Darüber hinaus wird durch die Keratinozytenabschilferung das Hautbild verfeinert.

» *Vitamin C ist ein Radikalfänger und stimuliert die Kollagenneogenese*

Schutz vor freien Radikalen. Nicht nur Sonnenlicht, sondern auch andere Faktoren wie Rauchen, Stress oder Schlafmangel entfalten ihre hautschädigenden Eigenschaften über die vermehrte Produktion von freien Radikalen. In erster Linie stehen Life-Stile-Modifikationen wie der

Tab. 3: Beispiele für Anzeichen intrinsischen Alterns durch natürlichen Alterungsprozess bzw. Hormonstatus.

Zeichen	Ursache
fahle Hautfarbe	Gefäßversorgung
raue Textur	Zellen liegen nicht ebenmäßig, unterschiedliche Größe, Halbierung des Keratinozytenturnovers, Reduktion der Wasserbindungskapazität,
feine Falten	Verklumpung der elastischen Fasern und Reduktion der Kollagenfibrillen
Abnahme der Subkutis	Genetisch programmierte Atrophie

Tab. 4: Beispiele für Anzeichen extrinsisches Alterns durch UV-Strahlung, Schadstoffe, Rauchen, freie Radikale, mangelnde und/oder falsche Pflege.

Zeichen	Ursache
Dyschromasie	melanozytäre Reaktion
Epidermisatrophie	Abnahme der Zellteilungsrate
Lichtschwiele	Zunahme des Stratum corneum
Landmannshaut	Abnahme der Zellreparaturvorgänge und der Zellteilungsrate mit Akanthose, Hypergranulose und Hyperkeratose
Faltenbildung	Verklumpung der elastischen Fasern, Reduktion der Kollagenfibrillen, Ersatz durch „minderwertiges“ Kollagen (UV-Narbe)

» Hautpflegeprodukte, die Radikalfänger enthalten

Rauchverzicht, ausreichender Schlaf und Vermeidung von übermäßigem Alkoholkonsum im Vordergrund. Darüber hinaus ist die Verwendung von Hautpflegeprodukten sinnvoll, die Radikalfänger enthalten. Einer der stärksten Radikalfänger ist Vitamin C, das in zahlreichen Anti-Aging-Produkten enthalten ist (z.B. Reti-C, Active C).

Die Tabellen 3 und 4 zeigen Beispiele für Anzeichen intrinsischen und extrinsischen Alterns im Überblick.

Zielstrukturen der Therapie: Ästhetische Konzepte Schicht-für Schicht

Moderne Methoden der Dermatologie ermöglichen es zunehmend, die Spuren des Alters hinauszuzögern und zu korrigieren. Die große Zahl an Methoden der ästhetischen Medizin haben dabei überschneidende Zielstrukturen.

So können Falten behandelt werden mit Lasern, Peels, Radikalfängercremes, Fillern, Botulinumtoxin und anderen. Um die individuellen Wünsche des Patienten zu erfüllen muss der Behandler daher

- genaue Kenntnis einer großen Zahl von Methoden haben,
- deren histologische Zielstruktur kennen (z.B. unterschiedliche Eindringtiefe verschiedener Gefäßlaser und Peels),
- seine Behandlungskonzepte daran orientieren, welche Strukturen ein Gesicht ästhetisch belasten und nicht zuletzt auch
- nach dem Grad der Hautalterung auswählen.

» Schicht für Schicht gegen Spuren der Hautalterung

Dermatologische Behandlungsansätze richten sich daher einerseits nach den einzelnen Hautveränderungen wie Pigmente, Falten, Teleangiektasien, Oberflächenrelief, und andererseits nach den jeweiligen Hautschichten, in denen sie vorwiegend ablaufen, beginnend mit dem Stratum corneum (Schutz der Oberfläche), der Epidermis, den tieferliegenden Schichten der Dermis und den darunter liegenden Gefäßen sowie der Muskulatur. Je nach den einzelnen Etagen der Haut können unterschiedliche Maßnahmen geeignet sein, Alterungsvorgänge abzubremsen, wie Tabelle 5 verdeutlicht.

Tab. 5: Behandlungsmaßnahmen nach histologischer Schicht.

Hautschicht	**Maßnahmen**
Stratum corneum	Lichtschutz topische Pflege, z. B. Moisturizer, Ceramide Barriere-Schutzcremes topische Radikalfänger
Obere Epidermis	chemical Peel – AHA Er:YAG-Ablation Biorevitalisierung mit nativer Hyaluronsäure-substitution, topisch, liposomal verpackt photodynamische Therapie
Untere Epidermis und Dermis	
Pigmente	Laser – Peel – Kryotherapie
Gefäße	Laser (NdYAG,KTP,Farbstoff gepulst); IPL
Bindegewebe	Lasersubsurfacing Filler Polymilchsäure Peels: mittlere und tiefe Resurfacing – CO_2-Laser nutritive Zufuhr von Nahrungsergänzung
Subkutis	
Haare	medikamentös (Finasterid, Minoxidil, Antiandrogene) Laserepilation Haartransplantation
Fettgewebe	Cellulitebehandlungen Liposuktion Sport Ernährung
Nerven/Muskeln	Botulinumtoxin A

Die dermatologischen Grundkenntnisse darüber, in welcher epidermalen oder dermalen Schicht die Altersprozesse lokalisiert sind, gibt dabei die Möglichkeit, das richtige Verfahren auszuwählen, um mit möglichst wenig Aufwand ein optimales Resultat zu erreichen.

» Alterungsprozesse sind in verschiedenen Hautschichten lokalisiert

Die Rejuvenationsmaßnahmen sind daher im Folgenden überwiegend nach der Zielstruktur von der Oberfläche bis zur subkutanen Muskulatur geordnet dargestellt, da – wie in Tabelle 5 ersichtlich – unterschiedliche Methoden die gleiche Struktur zum Ziel haben können.

Literatur

1. **Berlett BS, Stadtmann ER.** Protein oxidation in aging, disease, and oxidative stress. J Biol Chem 1997; 272: 20313–20316.
2. **Berneburg M, Grether-Beck S, Kurten V, Ruzicka T, et al.** Singlet oxygen mediates the UV-A-induced generation of the photoaging-associated mitochondrial common deletion. J Biol Chem 1999; 274: 15345–15349.
3. **Böni, R., Burg, G.** Altershaut: physiologische Grundlagen, prophylaktische Maßnahmen und Therapieansätze. Schweiz Med Wschr 2000; 130: 1272–1280.
4. **Gilchrest BA.** Skin aging and photoaging: an overview. J Am Acad Dermatol 1989; 21, 510–513.
5. **Podda M, Traber MG, Weber C, Yan L-J, Packer L.** UV-irradiation depletes antioxidants and causes oxidative damage in a model of human skin. Free Rad Biol Med 1998; 24: 55–65.
6. **Tanaka H, Okada T, Konishi H, Tsuji T.** The effect of reactive oxygen species on the biosynthesis of collagen and glycosaminoglycans in cultured human dermal fibroblasts. Arch Dermatol Res 1993; 285: 352–355.
7. **Yin L, Morita A, Tsuji T.** Alterations of extracellular matrix induced by tobacco smoke extract. Arch Dermatol Res 2000; 292: 188–194.

2 Ästhetik-Konzepte für die alternde Haut

2.1 Dermatokosmetik

2.1.1 Präventive Strategien gegen die Hautalterung, Lichtschutz

Christiane Bayerl

Präventive Strategien gegen die Hautalterung setzen vor allem an folgenden Punkten an:

- Der Lichtschutz hat eine überragende Bedeutung, da das exogene Umweltaltern im wesentlichen durch die UV-Exposition bestimmt wird.
- Antioxidantien können Schäden durch freie Radikale abfangen, die sowohl beim Photoaging als auch bei anderen Alterungsprozessen eine entscheidende Rolle spielen.
- Die reife Haut verliert zunehmend ihre Hydratationsfähigkeit: Daher ist die Anwendung von Feuchthaltesubstanzen ein wesentliches Prinzip der Behandlung und vorbeugenden Pflege der reifen Haut. Sie sind notwendig, um die Hautbarriere zu ergänzen und vor weiterer Austrocknung zu schützen.

Eine grundsätzliches Problem beim Einsatz von präventiven Strategien gegen die Hautalterung ist, dass das klinische Bild der Altershaut durch Rauigkeit, Schuppung, Glanzlosigkeit und mangelnde Elastizität geprägt ist. Subjektiv wird über Spannungsgefühl und Juckreiz geklagt. Daher werden effektive Anti-Aging-Substanzen mitunter aufgrund von Hautirritationen oder Allergien auf Duft- oder Konservierungsstoffe nicht vertragen.

Lichtschutz

Wie intensiv der Lichtschutz gewählt werden muss richtet sich nach

- Intensität und Dauer der UV-Exposition,
- Hauttyp nach Fitzpatrick,
- individueller Empfindlichkeit.

» Ausreichender UV-A- und UV-B-Schutz

Ein Sonnenschutzmittel muss sowohl ausreichenden UV-A-, als auch UV-B-Schutz bieten.

Für die vorzeitige, lichtbedingte Hautalterung sind vor allem die langwelligeren UV-A-Strahlen (320–400 nm) verantwortlich, die bis zur Basalzellschicht eindringen können. Die kurzwelligen UV-B-Strahlen (280 bis 320 nm) gelangen lediglich in die oberen Hautschichten und verursachen akute Lichtschäden wie den Sonnenbrand.

UV-A-Schutzfilter sind echte Anti-Aging-Substanzen, mit denen eine wirksame Prophylaxe der Hautalterungssymptome erreicht wird. Hier werden chemische (z. B. Butyl-Methoxybenzoylmethan) von physikalischen Filtern unterschieden. Physikalische Filter reflektieren oder streuen einen Großteil der Sonnenstrahlung, chemische Filter absorbieren die Strahlung, wozu eine konjugationsfähige Doppelbindung im Molekül enthalten sein muss. Den besten UV-A Schutz bieten neue Breitbandabsorber wie Mexoryl SL, XL oder Tinosorb M, S. Der UV-A-Schutz kann bestimmt werden gemäß dem australischen Standard/ Neuseeland-Standard 2604 aus dem Jahr 1998 oder mit Hilfe der Messung der „Persistent Pigment Darkening (PPD)“ nach japanischem Standard.

In letzter Zeit wurden viele Präparate mit einem möglichst geringen Anteil an chemischen (organischen) UV-absorbierenden Filtern und einem höheren Anteil an physikalischen (mineralischen) UV-Filtern wie Mikropigmente (Zinkoxid, Titanoxid) entwickelt. Vorteile der Mikropigmente sind

- die fehlende systemische Aufnahme,
- das gute Haften auch im Wasser,
- die Reduktion des Allergierisikos.

Dem steht der Nachteil einer Weißfärbung in den Hautfältchen entgegen. Physikalische Filter schützen vor UV-A- und UV-B-Strahlung.

Da UV-A-Licht ungehindert Glasscheiben durchdringt, sollte im Sommer an sonnenexponierten Hautarealen auch beim Autofahren ein Schutzmittel mit UV-A-Filter aufgetragen werden.

Der Lichtschutzfaktor (UV-B-Sonnenschutzfaktor) ist ein Zeitwert, der sich aus der Erythemschwellenzeit mit Sonnenschutzmittel durch die Erythemschwellenzeit ohne

Tab. 1: Hauttypen nach Fitzpatrick und ihre Eigenschutzzeit (Sommersonne in Mitteleuropa).

Pigmenttyp I (Keltischer Typ)
Haut: besonders hell, empfindlich, neigt zu Sommersprossen, Sonnenbrand und bräunt kaum.
Haarfarbe: rötlich
Augenfarbe: grün oder blau
Eigenschutzzeit: 5 bis 10 Minuten

Pigmenttyp II (Germanischer Typ)
Haut: hell, empfindlich, häufig Sonnenbrand, schwache Bräunung.
Haarfarbe: blond bis braun
Augenfarbe: blau, grün, grau
Eigenschutzzeit: 10 bis 20 Minuten

Pigmenttyp III (Dunkelhäutiger Europäer)
Haut: wenig empfindlich, sieht immer leicht gebräunt aus, schwacher Sonnenbrand
Haarfarbe: braun
Augenfarbe: grau bis braun
Eigenschutzzeit: 30 Minuten

Pigmenttyp IV (Mediterraner Typ)
Haut: oliv getönt, unempfindlich, bräunt schnell
Haarfarbe: dunkelbraun
Augenfarbe: dunkelbraun
Eigenschutzzeit: 40 Minuten

Sonnenschutzmittel errechnet. Dieser Wert multipliziert mit der Eigenschutzzeit gibt an, wie lange der Aufenthalt in der Sonne maximal sein kann, ohne dass es einen Sonnenbrand zur Folge hat. Diese Zeit sollte zu höchstens 60% ausgenutzt werden.

Die Eigenschutzzeit der verschiedenen Hauttypen zeigt Tabelle 1.

Die Prüfung auf den UV-B-Schutz sollte nach der COLIPA Sun protection Factor Test Methode (Recommendation No. 11, Juni 2002) durchgeführt werden, die die bisher in Deutschland geltende DIN-Norm abgelöst hat.

Vor UV-B Strahlen schützen vor allem Zinksäureester und PABA-Derivate.

» Mindestens LF 35 bei UV-induzierten Dermatosen

Für UV-induzierte und durch UV verschlechterte Dermatosen ist die Verwendung von Präparaten mit sehr hohen Lichtschutzfaktoren (mind. 35) nötig.

Moderne Lichtschutzpräparate enthalten zusätzlich Moleküle, die vor den sekundären biochemischen UV-

Effekten schützen, z. B. die Antioxidantien Vitamin C und E [5].

Bei wasserfesten Präparaten ist nach 2 × 20 min Wasserkontakt noch 50% des ursprünglichen Lichtschutzwertes vorhanden.

Als direkte Sonnenschutzprodukte stehen Öle, W/O Emulsionen, O/W Emulsionen, Sticks, Sprays und Gele (Hydrogele, Lipogele) zur Verfügung. Indirekte Sonnenschutzprodukte sind Pflegeprodukte mit UV-Schutz, dekorative Kosmetika, Selbstbräuner und Bräunungsbeschleuniger (letztere mit ausgesprochen geringem Lichtschutz).

Neben der Benutzung eines adäquaten Sonnenschutzmittels (mit Lichtschutzfaktor 10–15 und einem UV-A-Faktor von 5–6 für Erwachsene vom Pigmenttyp II) gelten folgende allgemeine Maßnahmen:

- Sonnenschutzmittel immer mindestens 20 Minuten vor dem Sonnenbad auftragen.
- Mittagssonne (11–15 Uhr) meiden.
- Zweckmäßige Kleidung tragen: Dünne langärmelige Hemden, lange Hosen, Sonnenhut mit breiter Krempe. Seide, Kunstfaser und Baumwolle bieten einen Lichtschutz unter Faktor 8. Bei dicht gewebten und dunklen Kleidungsstücken ist von einem hohen UV-Schutz auszugehen.
- Sonnenbrille mit UV-absorbierenden Gläsern zum Schutz der Augen tragen.
- „Sonnenterassen“ wie Nase, Fußrücken, Ohren, Schultern und evtl. Kopfhaut besonders sorgfältig eincremen.
- Kein Parfum, Deodorant, Make-up beim Sonnenbad tragen.
- Sonnenschutzmittel großzügig auftragen. (Die in den COLIPA-Richtlinien vorgesehene Menge von 2 mg/cm^2 Haut wird in praxi selten erreicht.)
- UV-Exposition allmählich steigern (Hauttyp II weniger als 10 Minuten am ersten Tag).

Auf Sonnenschutzmittel im Gesicht und auf den Händen sollte keinesfalls verzichtet werden. Die tägliche Anwendung eines Präparates mit einem hohen Lichtschutzfaktor über Monate zeigte in einer kontrollierten Studie (n=431) einen Rückgang präkanzeröser Keratosen [28].

Prävention der Hautalterung durch Verwendung von Antioxidantien

Umweltfaktoren wie UV-Strahlung oder Zigarettenrauch verursachen oxidativen Stress, indem sie das antioxidative/prooxidative Gleichgewicht in Zellen und Geweben zum prooxidativen Status hin verschieben (s. Kap. 1.2). Dies ist die Ursache dafür, dass Antioxidantien zur Prävention der Hautalterung eingesetzt werden. Schutz bieten z. B. das Betacarotin (Provitamin A), die Vitamine L-Ascorbinsäure (Vitamin C), Tocopherol (Vitamin E), die wir mit der Nahrung aufnehmen oder Coenzym Q (Ubichinol), das ebenfalls als Radikalfänger wirkt [11, 18]. Daher ist es nachvollziehbar, durch Gabe von Antioxidantien UV-bedingte Schäden zu minimieren. Allerdings müssen diese Antioxidantien an den Ort des Geschehens gelangen. Mitunter stellt die Stabilität dieser Substanzen ein erhebliches Problem dar.

» *Antioxidantien schützen als Radikalfänger*

Vitamin C

Die aktive Form von Vitamin C, die L-Ascorbinsäure, ist das herausragende Antioxidans in der Haut. Es liegt hier in einer 15fach höheren Konzentration als Glutathion, 200fach höheren Konzentration als Vitamin E, und 10 000fach höheren Konzentration als die Ubiquinol/Ubiquinon vor [19]. Das wasserlösliche Vitamin C wird bei Sauerstoffkontakt schnell oxidiert und damit verbraucht, noch bevor es die Haut erreicht. Daher wurden für Sonnenschutzprodukte und Kosmetika stabilisierte Vitamin-C-Derivate entwickelt. Für stabilisierte Vitamin-C-Externa (5%ige L-Ascorbinsäure) konnte sowohl eine deutliche Verbesserung der Hautstruktur [9, 23] als auch ultrastukturell [12] und auf molekularer Ebene eine Stimulierung der Kollagensynthese nachgewiesen werden [22]. Die Serumspiegel von Ascorbat sind interessanterweise nach topischer Applikation höher als nach oraler Gabe [4].

Vitamin E

Vitamin E ist das wichtigste fettlösliche Antioxidans des Körpers. Es ist in der Lage, Membranen vor dem Angriff freier Peroxyl- oder Alkoxylradikale zu schützen. Die Verteilung in der Epidermis ist in der Tiefe am höchsten und im Stratum corneum am geringsten. Über den Talg gelangt α-Tocopherol an die Hautoberfläche. Verschiedene Tocopherole, wie das α-Tocopherol, das Tocopherolacetat oder -sorbat in Sonnenschutzmitteln sind im Einsatz und sollten, um ausreichend zu wirken, in Konzentrationen zwischen 0,2 und 1,5% eingesetzt werden [14, 20]. Alle Tocopherole sind fettlöslich.

Pflanzliche Polyphenole mit antioxidativer Wirkung

Der Trend geht zum Einsatz pflanzlicher Polyphenole, wie z. B. den Flavonoiden, als Antioxidantien, die sich in Weiß- und Rotwein, schwarzem und grünen Tee und in Früchten und Gemüsen finden, wie z. B. die Prozyanidindimere aus Traubensamen [1, 32]. Teepolyphenole sind die Grünteepolyphenole (Epigallocatechin, Epigallocatechin-3-Gallat, Epicatechin-Gallat, Epicatechin, Gallocatechin, Catechin) und die Schwarzteepolyphenole (Thearubiginin, Theaflavin). Am besten untersucht sind bisher die Grünteepolyphenole. Bei ihrer Applikation vor UV-Exposition zeigte sich im Tierexperiment eine Verhinderung zellulärer DNS-Schäden und eine Reduktion der Tumorentstehung sowie eine Hemmung der Immunsuppression [6, 13, 15, 31]. Daher wird für diese Substanzen ein Schutz vor vorzeitiger Hautalterung angenommen.

Zur topischen Anwendung bereits zur Verfügung stehen: die Proteinextrakte aus Soja, die Coumestane, die Lignane und die Isoflavone wie Genistein und Daidzein. Ihnen wurde zunächst eine östrogenartige Wirkung auf den Kollagenstoffwechsel zugesprochen [16]. Studien mit topisch applizierten Präparaten mit Sojaextrakten zeigten eine signifikante Verbesserung der Hautdichte [2]. Als Begründung für diese Wirkung werden jedoch in erster Linie keine hormonellen, sondern vielmehr antioxidative Eigenschaften aufgeführt [21, 25, 26, 30].

» *Sojaextrakte verbessern die Hautdichte*

Prävention der Hautalterung durch Verwendung von Feuchthaltesubstanzen

Ein wesentliches Prinzip der Behandlung und vorbeugenden Pflege der reifen Haut ist die Anwendung von Feuchthaltesubstanzen. Sie sind notwendig, um die Hautbarriere zu ergänzen, und schützen vor Austrocknung.

Bekannte Moisturizer sind:
- Harnstoff
- Glyzerin
- Glukosamine, z. B. Hyaluronsäure
- freie Carbon- und Aminosäuren, Pyrrolidoncarbonsäure
- Natrium, Kalium, Kalzium, Magnesium, Chlorid, Phosphat
- Laktat, Zitrat, Formiat

Interessanterweise zeigen niedrig konzentrierte Fruchtsäuren und die Glykolsäure ebenfalls hydratisierende Effekte auf das Stratum corneum [3, 7, 17], ebenso Nicotinamide [27].

Neue therapeutische Ansätze zur Prävention der Hautalterung

Neue Therapieansätze beinhalten die Anwendung von Vorstufen der Lipidbiosynthese. Dabei handelt es sich um Substanzen, die in der Haut zu natürlichen Fettstoffen umgewandelt werden. Aktuell wird geforscht an adäquaten Mischungen der verschiedenen Ceramide.

Eine Weiterentwicklung der Liposomen sind die Nanoemulsionen, die durch Einschleusen geeigneter Lipide die Barrierefunktion verbessern und eine verbesserte Stabilität labiler Wirkstoffe ermöglichen (s. Kap. 2.1.2, S. 41 ff). Sie sorgen für Schutz und eine gute Hydratation der Haut.

» Weiterentwicklung der Liposome: Die Nanoemulsionen

Literatur

1. **Bagchi D, Garg A, Krohn RL, et al.** Oxygen free radical scavenging abilities of vitamin C and E, and a grape seed proanthocyanidin extract in vitro. Res Commun Mol Pathol Pharmacol 1997; 95: 179–189.
2. **Bayerl C, Keil D.** Isoflavonoide in der Behandlung der Hautalterung postmenopausaler Frauen. Akt Dermatol 2002; 28: S14–18.
3. **Berardesca E, Distante F, Vignoli GP, Oresajo C, Green B.** Alpha hydroxyacids modulate stratum corneum barrier function. Br J Dermatol 1997; 137: 934–938.
4. **Catani MV, Rossi A, Costanzo A, et al:** Induction for gene expression via activator protein-1 in the ascorbate protection against UV-induced damage. Biochem J 2001; 356: 77–85.

5. **Darr D, Dunston S, Fuast H, Pinell S.** Effectiveness of antioxidants (vitamin C and E) with and without sunscreens as topical photoprotectants. Acta Derma Venereol 1996; 76: 264–268.
6. **Elmets CA, Singh D, Tubesing K, Matsui M, et al.** Cutaneous photoprotection from ultraviolet injury by green tea phenols. J Am Acad Dermatol 2001; 44: 425–432.
7. **Fartasch M, Teal J, Menon GK.** Mode of action of glycolic acid on human stratum corneum: ultrastructural and functional evaluation of the epidermal barrier. Arch Dermatol Res 1997; 289: 404–409.
8. **Fisher GJ, Wang ZQ, Datta SC, Varani J, et al.** Pathophysiology of premature skin aging induced by ultraviolet light. N Engl J Med 1997; 337: 1419–1428.
9. **Fitzpatrick RE, Rostan EF.** Double-blind, half-face study comparing topical vitamin C and vehicle for rejuvenation of photodamage. Dermatol Surg 2002; 28: 231–236.
10. **Hellemans L, Corstjen H, Neven A, Declercq L, Maes D.** Antioxidant enzyme activity in human stratum corneum shows seasonal variation with an age-dependent recovery. J Invest Dermatol 2003; 120: 434–439.
11. **Hoppe U, Bergemann J, Diembeck W, et al.** Coenzyme Q10, a cutaneous antioxidant and energizer. Biofactors 2000; 9: 371–378.
12. **Humbert P.** Topical vitamin C in the treatment of photoaged skin. Eur J Dermatol 2001; 11: 172–173.
13. **Jeon SE, Choi-Kwon S, Park KA, Lee HJ, Park MS, et al.** Dietary supplementation of (+)-catechin protects against UVB-induced skin damage by modulationg antioxidant enzyme activities. Photoderm Photoimmunol Photomed 2003; 19: 235–241.
14. **Jurkiewitz BA, Bissett DL, Buettner GR.** Effect of topically applied tocopherol on ultraviolet radiation-mediated free radical damage in skin. J Invest Dermatol 1995; 104: 484–488.
15. **Katiyar SK, Perez A, Mukhtar H.** Green tea polyphenol treatment to human skin prevents formation of ultraviolet light B-induced pyrimidine dimers in DNA. Clin Canc Res 2000; 6: 3864–3869.
16. **Keil D, Bayerl C.** Phytoöstrogene als Antiaging-Mittel. Akt Dermatol 2002; 28: 69–73.
17. **Kempers S, Katz HI, Wildnauer R, Green B.** An evaluation of the effect of an alpha hydroxy acid-blend skin cream in the cosmetic improvement of symptoms of moderate to severe xerosis, epidermolytic hyperkeratosis, and ichthyosis. Cutis 1998; 61: 347–350.
18. **Krüger A.** Coenzym Q10 – Was ist das? Akt Dermatol 2002; 28: 80–82.

19. **Lin JY, Selim MA, Shea CR, Grichnik JM, et al.** UV photoprotection by combination topical antioxidants vitamin C and vitamin E. J Am Acad Dermatol 2003; 48: 866–874.
20. **Lopez-Torres M, Thiele JJ, Shindo Y, Han D, Packer L.** Topical application of alpha-tocopherol modulates the antioxidant network and diminishes ultraviolet-induced oxidative damage in murine skin. Br J Dermatol 1998; 138: 207–215.
21. **Miyazaki K, Hanimizu T, Iizuka R, Chiba K.** Genistein and daidzein stimulate hyaluronic acid production in transformed human keratinocyte culture and hairless mouse skin. Skin Pharmacol Appl Skin Physiol 2002: 15: 175–183.
22. **Nusgens BV, Humbert P, Rougier A, Collige AC, et al.** Topically applied vitamin C enhances the mRNA level of collagen I and III, their processing enzymes and tissue inhibitors of matrix metalloproteinase I in the human dermis. J Invest Dermatol 2001; 116: 853–859.
23. **Ponec M, Weerheim A, Kempenaar I, Mulder AA, et al.** The formation of competent barrier lipids in reconstructed human epidermis requires the presence of vitamin C. J Invest Dermatol 1997; 109: 348–355.
24. **Raab W, Kindl U.** Pflegekosmetik – ein Leitfaden. Stuttgart: Gustav Fischer, 1991.
25. **Rice-Evans C, Miller NJ, Paganda G.** Structure-antioxidant activity relationship of flavonoids and phenolic acids. Free Radical Biol Med 1996; 20: 933–956.
26. **Shyong EQ, Lu Y, Lazinsky A, et al.** Effects of the isoflavone 4´,5,7-trihydroxyisoflavone (genistein) on psoralen plus ultraviolet A radiation (PUVA)-induced photodamage. Carcinogenesis 2002; 23: 3317–321.
27. **Tanno O, Ota Y, Kitamura N et al.** Nicotinamide increases biosynthesis of ceramides as well as other stratum corneum lipids to improve the epidermal permeability barrier. Br J Dermatol 2000; 143: 524–531.
28. **Thompson SC, Jolley D, Marks R.** Reduction of solar keratoses by regular sunscreen use. N Eng J Med 1993; 329: 1147–1151.
29. **Varani J, Warner RL, Gharaee-Kermani M, Phan SH, et al.** Vitamin A antagonizes decreased cell growth and elevated collagen-degrading matrix metalloproeinases and stimulates collagen accumulation in naturally aged human skin. J Invest Dermatol 2000; 114: 480–486.
30. **Wei H, Zang X, Wang Y, Lebwohl M.** Inhibition if ultraviolet light-induced oxidative events in the skin an internal organs of hairless mice by isolavone genistein. Cancer Lett 2002; 185: 21–29.
31. **Zhao J, Jin X, Yaping E, et al.** Photoprotective effect of black tea extracts against UVB-induced phototoxicity in skin. Photochem Photobiol 1999; 70: 637–644.

32. **Zhao J, Wang J, Chen Y, Agarwal R.** Anti-tumor-promoting activity of a polyphenolic fraction isolated from grap seeds in the mouse skin two-stage initiation-promotion protocol and identification of procyanidin B5–3´-gallate as the most effective antioxidant constituent. Carcinogenesis 1999; 20: 1737–1745.

2.1.2 Hautpflege und dermatokosmetische Wirkstoffe bei Hautalterung

Martina Kerscher, Tilmann Reuther

Einleitung

Zu den wichtigsten Zielen dermatokosmetischer Maßnahmen bei Altershaut gehören die Verbesserung der physiologischen Funktionen der Haut, der Schutz der Haut vor schädigenden Umwelteinflüssen sowie die Verringerung von Hautalterungserscheinungen, insbesondere die Reduktion von Falten. Dermatokosmetische Therapieoptionen umfassen neben der Anwendung der verfügbaren minimalinvasiven Verfahren (Botulinumtoxin, Filler, chemisches Peeling) den Einsatz von Hautpflegepräparaten mit modernen dermatokosmetischen Wirkstoffen gegen Alterserscheinungen der Haut, beispielsweise zur Regeneration des Bindegewebes [19]. Doch bei der Entwicklung moderner Dermatokosmetika spielen nicht nur innnovative Inhaltsstoffe eine große Rolle. Auch neuartige galenische Entwicklungen sind von Bedeutung. Sie werden vor allem mit dem Ziel eingesetzt, Unverträglichkeiten zu vermeiden, die epidermale Barriere zu stabilisieren und Inhaltsstoffe zielgesteuert in die Haut zu transportieren. Auch der Evaluation der Effekte von Dermatokosmetika mittels biophysikalischer Messmethoden kommt eine zunehmende Bedeutung zu. Im folgenden Kapitel soll daher auf aktuelle Konzepte moderner Dermatokosmetika zur Hautpflege und zur Verminderung von Hautalterungserscheinungen sowie auf Methoden zur Evaluierung der Effekte an der Haut eingegangen werden.

» *Innovative Inhaltsstoffe und neue galenische Entwicklungen*

Hautpflege

Moderne dermatokosmetische Hautpflegeprodukte sind in der Regel Gemische vor allem aus Lipiden und feuchtigkeitsbindenden Substanzen, die in Wasser gelöst sind. Hierbei kommen diesen verschiedenen Komponenten teilweise sich überschneidende Funktionen zu.

Einsatz von feuchtigkeitsbindenden Substanzen
Feuchtigkeitsbindende Substanzen sind stark wasserbindende Substanzen, die Wasser, das bei der Applikation eines Hautpflegeproduktes aufgetragen wird, im Bereich der Hornschicht fixieren, um eine Verdunstung von der Hautoberfläche zu vermeiden. Die wohl am häufigsten eingesetzten Moisturzer sind Glyzerin und Urea. Weitere Beispiele sind Sorbitol, Propylenglykol oder Milchsäure. Auch großmolekulare Substanzen wie Hyaluronsäure und andere Glykosaminoglykane kommen als Moisturizer zum Einsatz. Außerdem werden gerade in jüngerer Zeit auch viele pflanzliche Extrakte eingesetzt, die verschiedenste feuchtigkeitsbindende Substanzen enthalten. Insgesamt sind Moisturizer sehr effektiv und finden in feuchtigkeitsspendenden Produkten große Verwendung.

» *Moisturizer sind sehr effektive Substanzen*

Einsatz von Lipiden
Lipide werden mit unterschiedlichen Zielen in Dermatokosmetika eingesetzt. Für die Verbesserung der Hydratation der Haut sind sie vor allem in zweierlei Hinsicht von Bedeutung: Zum einen sollen sie als filmbildende Substanzen über eine okklusive Wirkung den transepidermalen Wasserverlust reduzieren und somit die Hydratation des Stratum corneum verbessern. Beispiele sind mineralische Lipide wie Vaseline oder Parrafin, Silikonöle, pflanzliche Fette sowie Fettalkohole, Wachse und Lanolin. Solche Lipide finden sich in fast allen Pflegepräparaten. Ein weiterer wichtiger Ansatzpunkt ist die Substitution von Barrierelipiden zur Erhöhung der Wasserbindungsfähigkeit. So werden zur Verbesserung der Hydratation der Hornschicht auch Ceramide eingesetzt, die die Lipidmembranen zwischen den Hornzellen verstärken und somit die Wasserbindungsfähigkeit des Stratum corneum erhöhen sollen. Wie hoch die Effizienz einer solchen Strategie ist, ist aber bisher noch nicht endgültig abzuschätzen.

Galenische Konzepte moderner Dermatokosmetika zur Hautpflege

Die meisten Hautpflegepräparate bestehen aus einer hydrophilen und einer lipophilen Phase. Traditionelle Pflegepräparate haben eine O/W- oder W/O-Formulierung, wobei O/W-Emulsionen wohl am häufigsten zum Einsatz kommen, wobei die Phasen mittels konventioneller synthetischer Emulgatoren stabilisiert werden. Ein Nachteil dieser Präparationen ist allerdings, dass solche Emulsionen Tenside enthalten, die zu Unverträglichkeiten führen können. In jüngerer Zeit wurden daher galenische Systeme entwickelt, bei denen möglichst keine synthetischen Emulgatoren oder gar keine Emulgatoren im klassischen Sinne Verwendung finden. Ziel dieser modernen Formulierungen ist es, die Bestandteile möglichst gezielt an einen bestimmten Ort zu transportieren. Im Folgenden soll auf einige dieser galenischen Prinzipien eingegangen werden.

Nanodisperse Systeme

Nanodisperse Systeme sind Zubereitungen, deren diskontinuierliche Phase in der Regel aus Einheiten von meist unter 1 µm Durchmesser liegen. Als Emulgatoren werden häufig Phospholipide verwendet. Das derzeit wohl gebräuchlichste System sind Liposomen, bei denen es sich um kugelförmige Vesikel handelt, die durch Doppelmembranen begrenzt sind. Sie weisen im Inneren ein hydrophiles Milieu auf (Abb. 1a). Entsprechend können im Innern von Liposomen Wasser [12] und andere hydrophile Substanzen sowie innerhalb der Membranen lipophile und amphiphile Substanzen in die Haut transportiert werden. Liposomen ermöglichen zudem, Stoffe an der Hautoberfläche zu fixieren und somit eine weitere Penetration oder ein Auswaschen von Ingredienzien zu verhindern. Den Liposomen sehr nahe stehen Doppelmembranen mit schichtenartiger Anordnung, die in Hautpflegepräparaten Anwendung finden und ebenfalls Phospholipide als Emulgatoren verwenden.

» Das zurzeit gebräuchlichste nanodisperse System sind Liposomen

Ein weiteres nanodisperses System stellen die Nanoemulsionen dar. Hierunter versteht man O/W-Emulsionen, deren Tropfengröße einen Durchmesser von 50 bis 1000 nm aufweist (Abb. 1b). Üblicherweise liegt die mittlere Tropfengröße im Bereich zwischen 100 und 500 nm. Sie sind für den Transport lipophiler Komponenten noch besser geeignet als Liposomen und unterstützen die Penetration von kosmetischen Wirkstoffen [12]. Des weiteren lassen sich mit Nanoemulsionen Lipide zur Verstärkung der Hautbarriere in die Haut einschleusen. Den Nanoe-

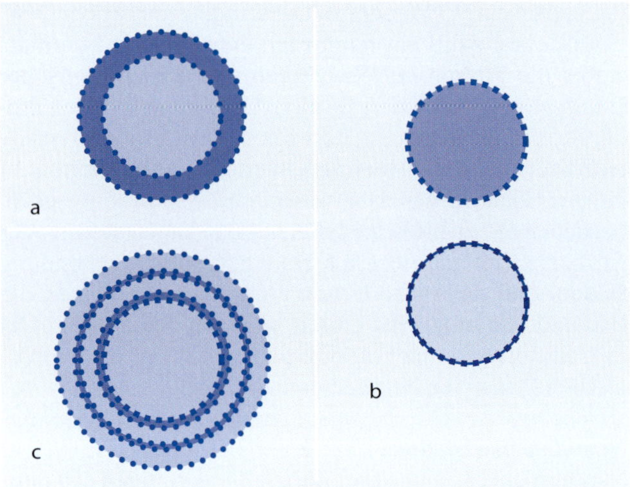

Abb. 1: Schematische Darstellung verschiedener nanodisperser Systeme. a) Liposom: Eine kugelförmige Doppelmembran umschließt einen hydrophilen Raum. Die hydrophilen Teile der Emulgatoren sind jeweils zu den hydrophilen Bereichen entweder im Innern oder in der Umgebung ausgerichtet. b) Bestandteile von Nanoemulsionen: Die hydrophilen Bereiche der Emulgatoren sind jeweils zur hydrophilen Umgebung ausgerichtet. Nanopartikel (oben) weisen im Inneren Lipide in festem Aggregatzustand auf. c) Oleosom: Ein Kern im Inneren mit Lipiden wird von zwei Doppelmembranen umgeben. Zwischen den Doppelmembranen und zwischen der inneren Doppelmembran und dem Kern findet sich jeweils ein wässriges Milieu, zu dem hin die hydrophilen Bereiche der Emulgatoren ausgerichtet sind.

mulsionen sehr ähnlich sind die so genannten Lipid-Nanopartikel (Abb. 1b). Auch hierbei handelt es sich um O/W-Emulsionen, wobei sich die Lipide im Innern im festen Aggregatzustand befinden. Entsprechend kann man in ihnen sehr gut Feststoffe transportieren. Lipid-Nanopartikel sind weltweit unter dem Namen Lipopearls® und Nanopearls® patentiert [26]. Eine weitere Gruppe nanodisperser Systeme sind die Oleosomen. Diese zeigen Charakteristika von Nanoemulsionen und Liposomen. So zeichnen sie sich durch eine innere lipophile Phase aus, die von einer Schicht emulgierender Lipide umgeben ist. Um diesen inneren Kern finden sich dann Doppelmembranen, deren Einsatz zur Stabilisierung der Oleosomen beiträgt (Abb. 1c).

Tensidfreie Formulierungen
Neben den nanodispersen Systemen spielen so genannte tensidfreie Formulierungen eine zunehmend größere Rolle. Hierbei handelt es sich um Formulierungen, die frei sind von klassischen amphiphilen Emulgatoren. Als Beispiele sind Polymer- und Feststoffemulgatoren zu nennen.

Wirkstoffe zur Verminderung von Hautalterungserscheinungen

Wirkstoffe zur Beeinflussung oder Reparatur von Hautalterungserscheinungen sind heute fester Bestandteil vieler Dermatokosmetika für Altershaut. Ihr Einsatz beruht auf den aktuellen Modellen zur Hautalterung. Die wichtigste Rolle spielen hierbei die Erkenntnisse zur so genannten extrinisischen, durch Umweltfaktoren bedingten Hautalterung (Tab. 1). Als wichtigster Umweltfaktor wird derzeit UV-Strahlung angesehen. Weitere Faktoren sind Umweltschadstoffe, Ozon oder Zigarettenrauch. Als wichtigster Mechanismus für die Entstehung von extrinsischer Hautalterung wird oxidativer Stress angesehen [4], durch den die Fragmentierung des Kollagens gefördert wird und Hautalterung resultiert. Der extrinsischen Hautalterung wird die intrinsische Hautalterung gegenübergestellt. Die genauen Mechanismen für die intrinsische Hautalterung sind bisher noch nicht abschließend charakterisiert. Es wird zum einen davon ausgegangen, dass oxidativer Stress infolge des oxidativen Stoffwechsels zu intrinsischer Hautalterung führt. Vom Mechanismus her gibt es hier große Gemeinsamkeiten mit der extrinsischen Hautalterung. Als eine weitere wesentliche Ursache für Hautalterung bei Frauen wird der Rückgang der Östrogenspiegel während der Menopause angesehen. Diskutiert werden weiterhin genetische

» *Wichtigster Umweltfaktor: UV-Strahlung*

Tab 1: Ursachen für Hautalterung.

Intrinsische Hautalterung	Extrinsische Hautalterung
▶ genetische Faktoren	▶ UV-Strahlung
▶ oxidativer Stress infolge oxidativen Stoffwechsels	▶ Rauchen
▶ hormonelle Faktoren	▶ Umweltschadstoffe

Einflüsse [9, 5]. Es ist davon auszugehen, dass sowohl extrinsische als auch intrinsische Hautalterung eine verminderte Synthese von Kollagen und einen verstärkten Abbau von Kollagen verursacht und dann wesentlich zu klinisch sichtbarer Hautalterung beiträgt. Dementsprechend ist es auch Ziel des Einsatzes dermatokosmetischer Wirkstoffe bei Hautalterung, die Neusynthese von Kollagen zu stimulieren und die Fragmentierung durch die Kollagenase zu inhibieren. Im Folgenden soll auf dermatokosmetische Wirkstoffe mit solchen Eigenschaften eingegangen werden.

Vitamin A und Retinoide

» *Vitamin A und Retinoide inhibieren die Fragmentierung*

Vitamin A und seine Derivate gehören zu den am längsten eingesetzten Anti-Aging-Substanzen. Hierbei werden sowohl das Vitamin A (Retinol) als auch die Vitamin-A-Säure (Tretinoin) und das Aldehyd Retinal (Retinaldeyhd) eingesetzt, wobei die Vitamin-A-Säure nur als rezeptpflichtiges Arzneimittel erhältlich ist. Alle Derivate des Vitamin A üben ihre spezifische Wirkung an Kernrezeptoren aus und zeigen über ihre Effekte auf die Genexpression eine komplexe Wirkung auf das Hautgewebe [31, 34]. Beim Einsatz gegen Hautalterung stehen vor allem ihre Wirkungen auf den Bindegewebsstoffwechsel im Vordergrund. So konnte gezeigt werden, dass Vitamin A und Retinoide die Kollagensynthese stimulieren und die Fragmentierung von Kollagen über eine Verminderung der Expression der Kollagenase inhibieren [6, 7, 13, 14, 34].

Vitamin C

Auch Vitamin C oder Ascorbinsäure, das wegen seiner antioxidativen Eigenschaften häufig auch als photoprotektive Substanz verwendet wird, kann bei Altershaut eingesetzt werden. So konnte nach topischer Applikation von Vitamin C eine erhöhte mRNA-Expression der Kollagen-synthetisierenden Enzyme gefunden werden. Des weiteren kommt es zu einer Zunahme der Kollagenase-Inhibitor-Proteine, wodurch die Kollagen- und Elastinabbauende Kollagenase gehemmt wird [28]. Die hautglättenden Effekte von Vitamin C konnten außerdem auch klinisch bestätigt werden [11, 17]. So zeigte sich zum Beispiel in einer Doppelblindstudie, bei der ein Gemisch aus

10%iger wasserlöslicher Ascorbinsäure und 7%igem fettlöslichem Tetrahexyldecylascorbat über einen Zeitraum von zwölf Wochen angewandt wurde, eine signifikante Verbesserung der Hauttextur durch das Vitamin C-haltige Präparat [11]. In jüngerer Zeit wurden auch Kombinationspräparate, die sowohl das lipophile Vitamin A als auch das hydrophile Vitamin C enthalten, auf den Markt gebracht, um die Wirkungen der einzelnen Stoffe zu erhöhen.

Koenzym Q 10. Neben den Vitaminen sind Koenzyme eine zweite wichtige Gruppe von Wirkstoffen zur Reduktion von Hautalterungserscheinungen. So konnte für das antioxidativ wirksame Koenzym Q 10 auch ein Einfluss auf das Bindegewebe nachgewiesen werden. In-vitro-Untersuchungen zeigten, dass die Aktivität der MMP-1 unter Applikation von Koenzym Q 10 zurückgeht; in vivo führte die topische Applikation zu einer Verminderung der Hautrauigkeit [16].

» *Koenzym Q10: antioxidativ wirksam, nachgewiesener Einfluss auf das Bindegewebe*

Alpha-Liponsäure. Wie das Koenzym Q 10, so ist auch die Alpha-Liponsäure ein lipophiles Koenzym, das vor allem in den Mitochondrien zu finden ist. In einer plazebokontrollierten Doppelblindstudie konnte eine signifikante Abnahme der Hautalterungssymptomatik und der Rauheit der Haut gezeigt werden [3].

Östrogene und Phytoöstrogene. Im Rahmen des Klimakteriums nehmen die Östrogenspiegel bei Frauen deutlich ab. Dies führt unter anderem zu einem schwindenden Einfluss von Östrogenen an den Zellen der Haut, wodurch der Kollagengehalt des Bindegewebes sinkt. Da die Anwendung von Östrogenen, für die in mehreren Studien positive Effekte auf Hautalterung gezeigt werden konnten [34], nicht zuletzt wegen potenzieller Nebenwirkungen nicht ganz unumstritten ist, werden mehr und mehr so genannte „Phytoöstrogene“ als pflanzliche Wirkstoffe in Dermatokosmetika eingesetzt. Hierbei handelt es sich um Substanzen pflanzlicher Herkunft, die für die Pflanze keine Hormonfunktion besitzen, beim Menschen aber aufgrund ihrer chemischen Struktur hormonähnliche Wirkungen entfalten. Wichtige Phytoöstrogene sind Isoflavone wie etwa Daidzein und Genistein, die zu den Flavonoiden zählen

» *Mehr und mehr „Phytoöstrogene“ in Kosmetika*

und zum Beispiel im Soja vorkommen [18]. Weitere Phytoöstrogene zählen zu den Cumestanen und Lignanen. Die wissenschaftlichen Untersuchungen zur Wirkung dieser sekundären Pflanzenstoffe auf die Haut sind bisher noch nicht abgeschlossen. Jedoch zeichnen sich positive Wirkungen einer phytoöstrogenhaltigen Creme auf die Hautalterung ab. So wurde in einer multizentrischen Untersuchung eine Abnahme der Falten und der Trockenheit der Haut beschrieben [2].

Kupfer. Als Spurenelement ist Kupfer vor allem essenziell für die Aktivität der Lysyloxidasen, die für die Quervernetzung von Kollagenmolekülen bei der Neubildung von Kollagenfasern verantwortlich sind. Diese wichtige Funktion des Kupfers für den Kollagenstoffwechsel und die Tatsache, dass Kupfer-Tripeptid-Komplexe die Kollagensynthese in Fibroblasten in vitro fördern [23], hat zum Einsatz von Kupfer gegen Hautalterung geführt. Erste Untersuchungen ergaben Hinweise auf eine Intensivierung des Kollagenstoffwechsels durch topische Applikation Kupfertripeptid-haltiger Externa [21, 22].

Wachstumsfaktoren. Insbesondere der positive Einfluss von TGF-β auf die Synthese von Prokollagen Typ I in den Fibroblasten hat zu dem Ansatz geführt, Wachstumsfaktoren in Dermatokosmetika gegen Hautalterung einzusetzen. Erste Untersuchungen demonstrieren, dass es zu einer Reorganisation von Kollagenfasern kommen kann und die Hautoberfläche glatter wird [10]. Ergebnisse größerer Studien stehen jedoch noch aus. Auch werden pflanzliche Wachstumsfaktoren zur Anwendung gegen Hautalterung diskutiert. So konnte gezeigt werden, dass das Cytokinin N6 Furfuryladenin (Kinetin) Alterungserscheinungen von Fibroblasten reduziert [30]. Auch gibt es erste Anwendungen in Dermatokosmetika.

» *In der Diskussion: pflanzliche Wachstumsfaktoren*

Peptide. Das Kollagenmolekül besteht aus Aminosäureketten, die bei der Synthese von Kollagen gebildet werden. Untersuchungen haben gezeigt, dass topisch applizierte Peptide, welche eine Teilsequenz des Kollagens enthalten, die Kollagensynthese intensivieren. Dies hat zur Anwendung verschiedener Peptide bei Hautalterung geführt [25].

Insgesamt ist die Zahl der Studien hierzu aber noch recht gering. Die Zahl Peptid-haltiger Präparate ist in jüngerer Zeit deutlich größer geworden. Ein Beispiel ist die Anwendung von Pentapeptiden.

Wirkstoffe mit funktioneller Wirkung auf das Bindegewebe. Neben Wirkstoffen, die ihre Wirkung durch Beeinflussung der Kollagensynthese oder des Kollagenabbaus entfalten, wurde in jüngerer Zeit versucht, Stoffe zu finden, die durch funktionelle Wirkungen alterstypische Hautveränderungen – wie Schlaffheit der Haut – verringern. Ein Beispiel ist Dimethylaminoethanol (DMAE) [29], das, als Analogon zum Acetylcholin auf die Haut aufgebracht, den Tonus der Haut erhöhen soll. Doch auch wenn einzelne Berichte eine Zunahme insbesondere der Festigkeit der Haut zeigten, so stehen größere Untersuchungen noch aus. Neben funktionellen Wirkungen soll DMAE auch eine membranstabilisierende Wirkung haben.

Methoden zur Quantifizierung von Effekten von Hautpflegeprodukten und dermatokosmetischen Wirkstoffen

Die zunehmend höhere Erwartungshaltung an die objektive Überprüfbarkeit der Wirksamkeit von kosmetischen Präparaten zur Hautpflege erfordert In-vivo-Messmethoden zur objektiven Prüfung der Effekte von kosmetischen Präparaten. Sie dienen der Erfassung des Hautzustandes und der Überprüfung der Wirksamkeit und Sicherheit von kosmetischen Präparaten. Bei den eingesetzten Methoden handelt es sich um biophysikalische Messmethoden, bei denen mit Hilfe einer physikalischen oder physikalisch-chemischen Gesetzmäßigkeit morphologische und funktionelle Aspekte der Haut quantifiziert werden können. Hierbei erlaubt die sehr komplexe Struktur der Haut und die Vielzahl der in ihr ablaufenden physiologischen Vorgänge verschiedene Untersuchungsmöglichkeiten. Für die Untersuchung der Wirkungen von Dermatokosmetika sind vor allem Methoden interessant, die den Zustand des Hydrolipidfilms auf der Hautoberfläche, die Barrierefunktion der Haut oder ihre Oberflächenmorphologie erfassen. Stets ist

» *In-vivo-Messmethoden zur Prüfung kosmetischer Präparate*

auf eine gute Standardisierung der Messungen zu achten. Im Folgenden soll daher auf wichtige Methoden eingegangen werden.

Untersuchung der Barrierefunktion und Hydratation der Haut

Messung des transepidermalen Wasserverlustes (TEWL), Evaporimetrie. Auch wenn eine der wesentlichen Aufgaben der Haut darin besteht, Wasserverlust zu vermeiden, so gibt es dennoch auch bei intakter Hautbarriere eine Diffussion von Wasser zur Hautoberfläche hin. Dieser Diffusionsstrom kann mit Hygrosensoren gemessen werden und ist Grundlage für die Messung des transepidermalen Wasserverlustes. Die Perspiratio insensibilis ist unter standardisierten Bedingungen vernachlässigbar klein, so dass der gemessene TEWL-Wert den Verlust von Wasser über die Hautbarriere widerspiegelt [27]. Die TEWL-Messung dient der Erfassung der Hautbarrierefunktion. Beim Hautgesunden liegen die Werte etwa bei 2–10 g/m²/h und können bei Schädigung der Hautbarriere auf Werte bis zu 100 g/m²/h ansteigen. Die Messung des transepidermalen Wasserverlustes ist außerdem hilfreich für die Evaluierung von irritativen Reaktionen an der Haut, die beispielsweise durch Hautreinigungsmaßnahmen hervorgerufen werden können.

» *Die TEWL-Messung erfasst die Hautbarrierefunktion*

Hautkapazitätsmessung, Corneometrie. Bei der Corneometrie handelt es sich um eine kapazitative Messung der Haut, bei der mittels eines Kondensators die Dielektrizität der Haut als ein relativer Wert [1] berechnet wird. Die Hautkapazitätsmessung eignet sich vor allem zur Evaluierung hydratisierender Effekte, zum Beispiel durch Hautpflegepräparate.

pH-Wert-Messung. Die gängigste Methode, den pH-Wert der Hautoberfläche zu bestimmen, ist die elektrochemische Messung mittels einer so genannten Glaselektrode (z. B. Skin pH-Meter PH 900®, Courage und Khazaka, Köln). Physiologischerweise liegen die pH-Werte an der Oberfläche zwischen 4,3 und 5,5. Kosmetische Präparate, die den Hautoberflächen-pH-Wert zu alkalischen Bereichen verändern können, sind Hautreinigungsmittel wie Seifen.

Entsprechend ist das Hauptanwendungsgebiet der pH-Messung die Untersuchung von pH-Wert-Verschiebungen infolge der Anwendung von Seifen und Syndets [20] sowie anderer äußerer Einflüsse.

Sebumetrie. Sebumeter dienen der Quantifizierung der Talgdrüsenlipide. Das Prinzip des Sebumeters besteht darin, dass ein lipidempfindliches, aber wasserunempfindliches Kunststoffband über einen bestimmten Zeitraum auf die Haut gebracht wird. Bei der Berührung mit Lipiden wird die Transparenz des Bandes erhöht. Der Grad der Erhöhung der Transparenz des Bandes durch die Lipide ist ein Maß für den Lipidgehalt der Hautoberfläche. Die Messung der Talgdrüsenlipide spielt in erster Linie eine Rolle zur Bestimmung des Talgdrüsen-Sekretionszustandes und kann daher sehr gut bei der Bestimmung des Hauttypes eingesetzt werden. Hierbei unterliegen die Normalwerte regionalen Schwankungen. Im Bereich der talgdrüsenreichen Hautareale werden bei normaler Haut Werte zwischen 100 und 220 µg/cm² gemessen, bei sebostatischer Haut Werte von 40 bis 100 g/cm²; bei seborrhoischem Hauttyp liegen die Werte hingegen oft über 220 µg/cm². In Körperregionen mit wenig Talgdrüsen liegen die Werte mit 0–6 µg/cm² wesentlich niedriger. Das Sebumeter ist daher besonders für Untersuchungen in talgdrüsenreichen Hautregionen geeignet, etwa zur Untersuchung von Reinigungsprodukten für das Gesicht. Mit dem Sebumeter können aber auch Lipide von Hautpflegepräparaten auf der Hautoberfläche bestimmt werden.

» *Messung der Talgdrüsenlipide u.a. zur Bestimmung des Hauttyps*

Untersuchung der Hautoberflächenmorphologie. Die derzeit am weitesten verbreitete Methode zur quantitativen Erfassung der Hautoberflächenmorphologie ist die Anwendung von Rauheitsparametern, welche nach DIN 4768 [15] und ISO festgelegt sind und anhand eines Oberflächenprofils errechnet werden. Die Ermittlung eines solchen Oberflächenprofils kann mit mechanischen oder optischen Profilometern, bei denen die Oberfläche einer Hautreplika mit Metallstift oder Laser erfasst wird (z. B. Hommeltester T 2000, Hommelwerke Villingen-Schwenningen; Computer-unterstützte Laser-Profilometrie, UBM, Tuttlingen), erfolgen [32]. Ein weiteres Verfahren besteht da-

» *Erfassung der Rauheit anhand eines Oberflächenprofils*

rin, mittels digitaler Bildanalyse Grauwerte einer Schwarz-Weiß-Aufnahme der Hautoberfläche bestimmten Rauheitswerten zuzuordnen (z. B. Visioscan 98®, Courage und Khazaka, Köln). Die Profilometrie lässt sich sehr gut zur Beurteilung der Effekte von hydratisierenden Pflegeprodukten einsetzen, da ein höherer Feuchtigkeitsgehalt der Haut mit einer geringeren Rauheit der Haut einhergeht [24].

Fazit

Die Anzahl dermatokosmetischer Konzepte zur Reduktion von Hautalterungserscheinungen ist deutlich angestiegen. Wenngleich die wissenschaftliche Evaluation zahlreicher Wirkstoffe noch nicht abgeschlossen ist, so sind schon jetzt einige verfügbar, deren Wirkung in doppelblinden, randomisierten und plazebokontrollierten Studien nachgewiesen wurde. Ein wesentliches Ziel einer wissenschaftlich fundierten kosmetischen Dermatologie sollte es daher sein, einen Beitrag zu einer evidenzbasierten Evaluation innovativer dermatokosmetischer Konzepte und Formulierungen zu leisten.

Literatur

1. **Barel AO, Clarys P.** Measurement of epidermal capacitance. In: Serup J, Jemes GBE (Hrsg). Non-invasive methods and the skin. Boca Raton, Florida: CRC, 1995, 165–170.
2. **Bayerl C, Keil D.** Isoflavonoide in der Behandlung der Hautalterung postmenopausaler Frauen. Akt Dermatol 2002; 28: S14–S18.
3. **Beitner H.** Randomized, placebo-controlled, double blind study on the clinical efficacy of a cream containing 5%-lipoic acid related to photoaging of facial skin. Br J Dermatol 2003; 149: 841–849.
4. **Biesalski HK, Berneburg M, Grune T, Kerscher M, et al.** Oxidative stress and premature skin ageing. Exp Dermatol 2003; 12 (Suppl. 3): 3–15.
5. **Bodnar AG, Quellette M, Froklis M, Holt SE, et al.** Extension of life-span by introduction of telomerase into normal human cells. Science 1998; 279: 349–352.

6. **Boisnic S, Branchet-Gumila MC, Le Charpentier Y, Segard C.** Repair of UVA-induced elastic fiber and collagen damage by 0,05% retinaldeyhde cream in an ex vivo human skin model. Dermatology 1999; 199 (Suppl 1): 43–48.
7. **Creidi P, Vienne MP, Ochonisky S, Lauze C, et al.** Profilometric evaluation of photodamaged skin after topical retinaldehyde and retinoic acid treatment. J Am Acad Dermatol 1998; 13: 525–535.
8. **Cunliffe WJ, Kearney JN, Simpson NB.** A modified photometric technique for measuring sebum excretion rate. J Invest Dermatol 1980; 77; 394–395.
9. **de Lange T.** Telomerase and senescence: Ending the debate. Science 1998; 279; 334–335.
10. **Fitzpatrick RE, Rostan E.** Reversal of photodamage with topical growth factors. J Cosmetic Laser Ther 2003; 5: 25–34.
11. **Fitzpatrick RE, Rostan EF.** Double-blind, half-face study comparing topical vitamin c and vehicle for rejuvenation of photodamage. Dermatol 2002; 28: 231–236.
12. **Gareiß J, Hoff E, Ghyczy M.** Phospholipide – Liposomen – Nanoemulsionen. II. Effekte auf der Haut, Parfümerie und Kosmetik 1995; 152; 152–155.
13. **Goldfarb MT, Ellis CN, Weis JS, Voorhees JJ.** Topical tretinoin therapy: its use in photoaged skin. J Am Acad Dermatol 1989; 21: 645–650.
14. **Griffith CEM, Russman AN, Majmudar G, Singer RS, et al.** Restauration of collagen formation in photodamaged human skin by tretinoin (retinoic acid). N Eng J Med 1993; 329: 530–535.
15. **Grode HP.** Technische Oberflächen. In: Deutsches Institut für Normung e. V. (Hrsg). Einführung in die DIN-Normen. DIN Deutsches Institut für Normung e.V. (Hrsg). Stuttgart, Leipzig: Teubner 1997, 279–292.
16. **Hoppe U, Bergemann J, Diembeck W, Ennen J, et al.** Coenzyme Q 10, a cutaneous antioxidant and energizer. Biofactors 1999; 9: 371–378.
17. **Humbert PG, Haftek M, Creidi P, Lapiere C, Nusgens B, et al.** Topical ascorbic acid on photoaged skin. Clinical, topographical and ultrastructural evaluation: double-blind study vs. placebo. Exp Dermatol 2003; 12: 237–244
18. **Keil D, Bayerl C.** Phytoöstrogene als Antiaging-Mittel. Akt Dermatologie 2002; 28: 69–73.
19. **Kerscher M.** Dermatokosmetik. Darmstadt: Steinkopff, 2004.
20. **Korting HC, Hübner K, Greiner K, Hamm G, Braun-Falco O.** Differences in the skin surface pH and bacterial microflora due to the long-term application of synthetic detergent preparations of pH 5,5 and pH 7,0. Acta Dermato Venereol (Stockh) 1990; 70: 429–457.

21. **Krüger N, Fiegert L, Becker D, Reuther T, Kerscher M.** Spurenelemente in Form eines Kupfertripeptid Komplexes. Kosmetische Medizin 2003; 24: 31–33.
22. **Leyden JJ, Grove G, Chen T, Appa Y.** Immediate and continuing effects of DMAE on face and neck: a split face study. Scientific poster presentation. American Acadamy of Dermatology. 60th Annual Meeting. February 22–27 2002.
23. **Maquart FX, Pickart L, Laurant M, Gillary P, et al.** Stimulation of collagen synthesis in fibroblast cultures by the tripeptide-copper complex glycyl-histididyl-L-lysine Cu^{2+}. FEBS Lett 1998; 238: 343–346.
24. **Marks R.** Emollients. London: Dunitz, 1997, 16–18.
25. **Mass-Chamberlain C, Lintner K, Basset L, Adahoute H, Revuz J.** Relevance of antiwrinkle treatment with a peptide: 4 months clinical double blind study vs excipent. Scientific poster presentation. 20th World Congress of Dermatology. Paris. July 1–5th, 2002.
26. **Müller RH, Dingler A.** The next generation after the liposomes: solid lipid nano particles (SLN®, LipopearlsTM) as dermal carrier in cosmetics. Eurocosmetics 1998; 7/8: 19–26.
27. **Nilsson GE.** Measurement of water exchange through the skin. Med Biol Eng Comp 1977; 15: 209–218.
28. **Nusgens BV, Humbert P, Rougier A, Colige AC, et al.** Topically applied vitamin C enhances the mRNA level of collagen I and III, their processing enzymes and tissue inhibitors of matrix metalloproteinase 1 in the human dermis. J Invest Dermatol 2001; 116; 853–859.
29. **Perricone N.** The wrinkle cure: unlock the power of cosmeceuticals for supple, youthful skin. Rodale 2000; 81–90.
30. **Rattan SI, Clark BF.** Kinetin delays the onset of ageing characteristics in human fibroblasts. Biochem Biophy Res Commun 1994; 201: 665–672.
31. **Roos TC, Jugert FK, Merk HF, Bickers DR.** Retinoid metabolism in the skin. Pharm Rev 1998; 50: 315–333.
32. **Saur R, Schramm U, Steinhoff R, Wolff HH.** Strukturanalyse der Hautoberfläche durch computergestützte Laser-Profilometrie. Hautarzt 1991; 42: 499–506.
33. **Schmidt JB, Binder M, Demschik G, Bieglmayer C, Reiner A.** Treatment of skin aging with topical estrogens. Int J Dermatol 1996; 35: 669–674.
34. **Varani J, Warner RL, Gharaee-Kermani M, Phan SH, et al.** Vitamin A antagonizes decreased cell growth and elevated collagen-degrading matrix metalloproteinases and stimulates collagen accumulation in naturally aged human skin. J Invest Dermatol 2000; 114: 480–486.

2.2 Untere Epidermis und obere Dermis

2.2.1 Entfernung störender Hautveränderungen

Klaus Fritz

Methode

Mit dem Laser können kosmetisch störende, altersbedingte Hautveränderungen meist mit geringem Risiko abgetragen werden. Aber nicht die Anschaffung des Laser qualifiziert den Therapeuten, sondern die vorherige Ausbildung.

Das Prinzip der Entfernung altersbedingter Hautveränderungen entspricht demjenigen der Entfernung von Tätowierungen (Abb. 1): Durch Absorption der Laserenergie entsteht Hitze, die im Fall der Tätowierung das Pigment zum Zerplatzen bringt.

» *Benignität muss gesichert sein*

Voraussetzung für die Entfernung von Hautveränderungen mittels Laser ist, dass deren Benignität gesichert ist. Im Falle eines auch nur leisen Zweifels sollte eine histologische Untersuchung angestrebt werden, aus juristischen Gründen sogar von jedem entfernten Partikel, um ggf. spätere unzutreffende Vorwürfe begründet abwehren zu können (Beispiel: Metastase, unbekannter Primärtumor, Ablation in der Anamnese).

Vor der Laser-Ära wurde zur Entfernung benigner störender Hautveränderungen am häufigsten der scharfe Löffel, die Shave Excision, kaustische und chemochirurgische Verfahren und die Kryotherapie eingesetzt, die alle

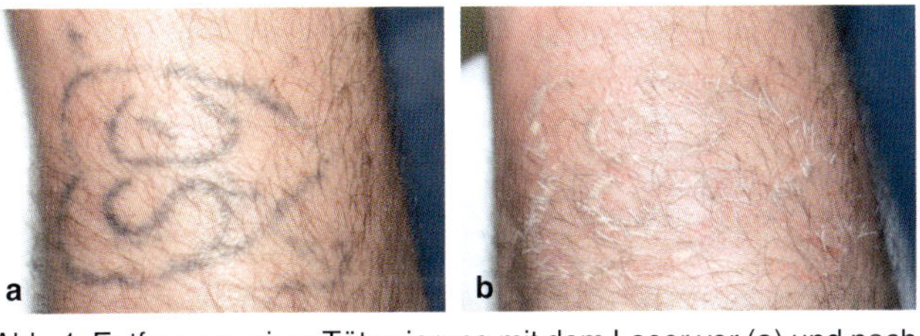

Abb. 1: Entfernung einer Tätowierung mit dem Laser vor (a) und nach (b) der Behandlung.

auch sicher heute noch ihren bekannten Stellenwert und ihre Indikation haben.

Indikationen

Zur Entfernung mit dem Laser eignen sich folgende altersbedingte unschöne Hautveränderungen, z. B.

- Fibrome
- benigne dermale Nävi
- Leberflecken
- Altersflecken (Kap. 2.2.2, S. 57 ff)
- seborrhoische Keratosen (Kap. 2.2.2, S. 57 ff)
- kleine Zysten
- Syringome
- erste aktinische Keratosen (Kap. 2.2.2, S. 57 ff)
- Xanthelasmen

Praktische Durchführung

Vorbereitung

Die Vorbehandlung richtet sich nach der Tiefe der abzutragenden Hautläsionen. Die Entfernung mit dem Laser ist bei sehr oberflächlichen Läsionen wie seborrhoischen Keratosen so schmerzarm, dass nicht einmal externe Kühlung oder ein topisches Anästhetikum zur Betäubung notwendig sind. Nur wenn die epidermo-dermale Grenze beim Abtragen überschritten wird – klinisch erkennbar an punktförmigen Blutungen – sollte eine Lokalanästhesie erfolgen.

Durchführung

Mit dem Er:YAG-Laser lassen sich neben den oben beschriebenen Hautveränderungen auch Viruswarzen, Aknenarben, Falten, überschießende Narben und Papeln entfernen.

Das Licht des Erbium-Lasers gestattet, die Haut mit höchster Präzision schichtweise abtragen und damit meist kosmetisch noch besser zu behandeln, ohne umliegendes Gewebe zu schädigen. Die tieferen Hautschichten werden zur Erneuerung der abgetragenen Schichten angeregt, die

Gefahr der Narbenbildung ist – anders als bei Exzisionen mit dem Skalpell – sehr gering.

» Gefahr der Narbenbildung ist sehr gering

Alternativ ist die Entfernung dieser Hautveränderungen auch mit dem CO_2-Laser möglich. Allerdings sind beim Erbium-Yag- Laser – im Vergleich zum CO_2-Laser – bei kleinen Abtragungen weniger Hypopigmentierungen und Narbenbildungen zu befürchten, da keine tiefe Koagulation stattfindet.

Bei der Entfernung gilt der Grundsatz „weniger ist mehr". Es ist besser, gratis nachzulasern als bleibende Dellen zu produzieren (nicht: „Zweimal abgeschnitten und noch zu kurz").

Nachsorge

Nach der Laserabtragung ist die kleine behandelte Hautstelle etwas gerötet, leicht verletzlich und eventuell verkrustet. Zum Schutz kann ein Pflaster getragen werden. In der Nachsorge sind Compeed Pflaster und zum Duschen „Duschpflaster" z. B. von Gotha besonders zu empfehlen.

Die Rötung verschwindet oft innerhalb weniger Wochen, selten später, es sollte darüber jedoch aufgeklärt werden. Manchmal bleiben kleine Reste übrig, die unkompliziert nachgelasert werden können.

Wichtig ist ein konsequenter Schutz der sich neu bildenden Haut vor den Einwirkungen ultravioletter Strahlung. Sonnenbäder und Solarium sind für einige Zeit ungünstig. Zu frühe UV-Exposition kann zu vermehrter oder verminderter Pigmentierung führen.

» UV-Exposition vermeiden

Kontraindikationen

Mangelnde Compliance z. B. bezüglich der Meidung einer UV-Exposition.

Nebenwirkungen

Bei Verwendung des Er:YAG-Lasers ist das Narbenrisiko und das Risiko für Hypopigmentierungen im Vergleich zum CO_2-Laser, aber auch zur Exzision mit dem Skalpell geringer, da keine tiefe Koagulation stattfindet. Doch auch bei Verwendung des CO_2-Lasers muss es nicht zu solchen Nebenwirkungen kommen, wenn die Entfernung von geübter Hand ausgeführt wird. Dieses Risiko ist jedoch bei Anfängern höher.

» *Geräte: auf guten Service achten*

Voraussetzung für die Durchführung

Voraussetzung ist nach entsprechender Schulung ein Laser-Gerät. Er:YAG- und CO_2-Laser sind von sehr vielen Anbietern erhältlich. Diese Lasertypen sind die am häufigsten eingesetzten Geräte in einer dermatologischen Sprechstunde. Eine ausschließliche Orientierung am Preis ist nicht zu empfehlen, es sollte eine Firma gewählt werden, die aller Wahrscheinlichkeit auch in fünf Jahren noch auf dem Markt ist und die ein gutes Netz an Servicediensten anbietet. Beispiel für Studien, die mit der Laseranwendung durchgeführt wurden: http://www.as-clepion.de/deutsch/studien/studien.php

Fazit

Insgesamt ist die ablative Lasertherapie ein schmerz- und nebenwirkungsarmes, sowie sicheres Verfahren zur Entfernung altersbedingter Hautveränderungen. Besonders sicher ist der Einsatz des Er:YAG-Lasers, da hier keine tiefe Koagulation stattfindet. Dieser Laser ist daher auch zum Einstieg geeignet.

Dabei ist aber auch zu berücksichtigen, dass zwar wie bei konventionellen Verfahren, z. B. der Exzision, der Elektrokaustik oder besonders der aggressiveren Kryotherapie ein Risiko zur Hypopigmentierung und Narbenbildung besteht, was aber durch vorsichtige Vorgehensweise meist vermieden werden kann.

2.2.2 Altersbedingte Pigmentveränderungen

Klaus Fritz

Definition

Im Rahmen der Hautalterung entstehen folgende Pigmentveränderungen:

- Lentigines
- pigmentierte seborrhoische Keratosen
- pigmentierte aktinische Keratosen

Diese Veränderungen werden in erster Linie durch UV-Einstrahlung hervorgerufen oder zumindest unterstützt.

Lentigines (Synonym: Altersflecken) sind benigne Hautveränderungen, die im Niveau der Haut liegen und histologisch durch eine Proliferation der Melanozyten in der Epidermis charakterisiert sind. Außerdem findet sich eine vermehrte Pigmentierung der Basalzellschicht und der Keratinozyten. Die Größe der Lentigines variiert zwischen Millimetern und Zentimetern. Sie werden oft als störend und als erstes äußeres Anzeichen der Alterung empfunden.

Seborrhoische Keratosen sind benigne epidermale Tumoren, deren Anzahl etwa ab dem 50. Lebensjahr zunimmt. Sie liegen entweder im Niveau der Haut oder wachsen verrukös exophytisch. Gelegentlich sind sie schwärzlich pigmentiert.

Aktinische (Synonym: solare) Keratosen, die gelegentlich auch pigmentiert sind, sind die häufigste Präkanzerose der Haut hellhäutiger Menschen mit einem Altersgipfel ab ca. 50 Jahren.

Behandlungsmethoden

Die herkömmliche Therapie von melaninpigmentierten Hautveränderungen besteht in der Verwendung von Bleichcremes, chemischen Peelings, Exzisionen oder dem Einsatz der Kryotherapie. Die einfachste, aber transienteste Methode ist die Abdeckung mit Camouflage.

Geeignet sind Korrektur-Make-ups mit intensiver Deckkraft (z. B. Dermablend®). Nach Fixierung mit dem Puder hält das Make-up den ganzen Tag, auch in der Sauna und beim Baden.

» *Pflegeprodukte, die Pigmentflecken vermindern*

Auch bestimmte Hautpflegeprodukte können bei regelmäßiger Anwendung Pigmentflecken lindern. Ein geeigneter Inhaltsstoff ist z. B. Vitamin C (z. B. in Reti-C oder Active C). In experimentellen Studien reduziert Vitamin C den Melanintransfer in der Epidermis. Procystein (z. B. in Novadiol gegen Pigmentflecken), eine Vorläufersubstanz von Cystein und Gluthathion, ist ein Tyrosinase-Inhibitor, der in die Melaninsynthese eingreift und die Melanin-Produktion reduziert.

Die Beseitigung von Lentigines, pigmentierten seborrhoischen Keratosen und pigmentierten aktinischen Keratosen kann auch mit verschiedenen Lasern erfolgen. Die Wahl des Lasers richtet sich danach, ob die Pigmentierung mit einer klinischen Erhabenheit der Läsion oder einer Keratinozyten-Proliferation verbunden ist. In diesem Fall kommen ablative Methoden in Frage. Bei Pigmentierungen im Hautniveau sollten selektiv an den Pigmenten ansetzende Laser verwendet werden.

Bei jeder Behandlung melaninpigmentierter Hautveränderungen, sei es mittels Lasertherapie oder entsprechenden Alternativen, ist grundsätzlich die Indikation durch den Dermatologen zu stellen. In allen Zweifelsfällen ist eine bioptische Sicherung der Diagnose erforderlich, vor allem bei malignitätsverdächtigen Hautveränderungen.

Beseitigung von Pigmentveränderungen mit klinischer Erhabenheit der Läsion

» *Einsatzgebiet des Er:YAG-Lasers*

In diesem Fall empfiehlt sich der Er:YAG-Laser. Alternativ ist auch der Einsatz des CO_2- oder des Argonlasers möglich. Dabei ist aber die Gefahr der Narbenbildung zu beachten. Außerdem kommt der KTP-ND:YAG-Laser zum Einsatz, der aber nicht gütegeschaltet ist, so dass die Expositionszeit länger ist, was das Risiko des thermischen Transfers in das umgebende Gewebe vergrößert. Mit den gütegeschalteten Lasern können ebenso gute Ergebnisse erzielt werden wie mit dem Rubinlaser.

Der Farbstofflaser der Wellenlänge 510 nm und der Alexandritlaser finden theoretisch auch Anwendung, sind aber nicht gebräuchlich und weniger geeignet.

Goldstandard ist der Er:YAG-Laser bei der Ablation (s. auch Kap. 2.3.3, S. 94 ff).

Vorbereitung
Außer an sehr empfindlichen Stellen ist keine Anästhesie oder Vorbereitung erforderlich.

Durchführung
Meistens genügt zur Beseitigung von Pigmentveränderung eine Behandlungssitzung mit dem Er:YAG-Laser bei 250 bis 500 mJ/Puls.

Nachsorge
Nach einer Laserbehandlung kommt es zu Erythem und Krustenbildung, es wird eine oberflächendesinfizierende Creme sowie ein Duschpflaster verschrieben. Wenn die Krusten nach ein bis zwei Wochen abheilen, ist die Haut zuerst rosa, passt sich aber im Verlauf von etwa drei Monaten dem umgebenden Gewebe farblich an. Sonnenkarenz ist wegen der Gefahr der Pigmentverschiebungen nach der Behandlung für ca. acht Wochen strikt einzuhalten.

» *Sonnenkarenz für acht Wochen, Sunblocker, Vitamin C oder Procystein topisch*

In dieser Zeit sollten Sunblocker aufgetragen werden (z. B. Capital Soleil Stick LSF 60/UVA 20, Anthélios 60). Die Verwendung von Hautpflegeprodukten, die Vitamin C oder Procystein enthalten (z. B. Reti-C Concentre®, Novadiol® gegen Pigmentflecken) ist sinnvoll, um einer erneuten Pigmentierung vorzubeugen. Auch eine Abdeckung mittels stark abdeckender Camouflage, in dem ein Lichtschutzfaktor integriert ist (z. B. Dermablend®), ist zu empfehlen.

Nebenwirkungen
Bei Einsatz von nicht gütegeschalteten KTP-ND:YAG-Lasern besteht wegen des thermischen Transfers in das umgebende Gewebe ein erhöhtes Risiko zur Narbenbildung.

Hyperpigmentierungen treten selten, dann aber bevorzugt an der Innenseite der Unterarme auf. Sie sind abhängig vom Hauttyp und der angewandten Energiedosis; besonders gefährdet sind dunkler pigmentierte Patienten, falls sie mit relativ hoher Energie therapiert werden müssen.

Kontraindikationen
Fehlende Compliance beim Patienten (Nichtbeachten der Sonnenkarenz nach dem Eingriff).

Beseitigung von Pigmentveränderungen, die im Hautniveau liegen

Lentigines sind mit guten Ergebnissen bereits nach ein bis zwei Behandlungen mit dem gütegeschalteten Rubinlaser zu behandeln. Gütegeschaltete Laser wie der Nd:YAG-Laser und der Alexandritlaser bieten vergleichbare Ergebnisse (Abb. 1).

Vorbereitung
Es empfiehlt sich, stärker behaarte Areale vor der Laserbehandlung zu rasieren, da das pigmentierte Haar selbst einen Teil des Laserlichts absorbiert.

In manchen Fällen, z. B. bei empfindlichen Patienten, ist eine topische Anästhesie erforderlich.(Emla® Creme, Anestop).

Durchführung
Zur Beseitigung von Lentigines genügen ein bis zwei Behandlungen. Die Expositionszeit sollte zwischen 25 und 40 ns liegen, da dies unter der thermischen Relaxationszeit des Zielgewebes liegt. In diesem Fall ist bei Energiedichten von 4–9 J/cm^2 die Schädigung des umliegenden Gewebes minimal, wenn nicht zu tief in das Gewebe eingedrungen wird, was in Narbenbildungen mit anschließender Hypo- oder Hyperpigmentierung resultieren würde.

» *Altersflecken: Oft genügt eine Behandlung*

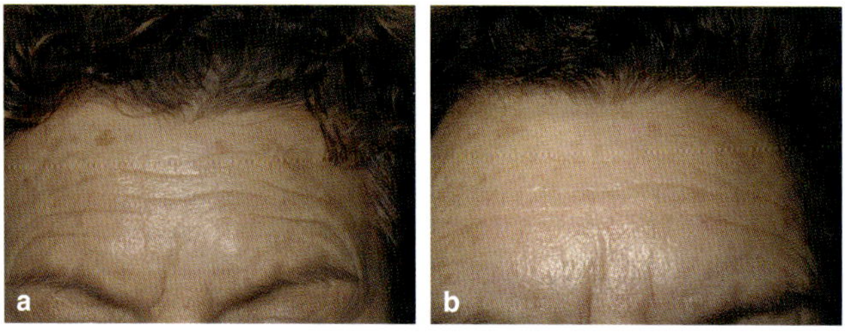

Abb. 1: Lentigines vor (a) und nach (b) Laserbehandlung.

Die 4 mm großen Laserimpulse werden leicht (ca. 10%) überlappend exakt nebeneinander gesetzt, und so das gesamte zu behandelnde Areal abgedeckt. Sollte während der Therapie ein Einriss der Epidermis oder eine Blutung auftreten, ist die Energiedichte zu reduzieren. Bei Verwendung der richtigen Energiedichte erscheint die behandelte Hautoberfläche unmittelbar nach der Behandlung weiß („blanching"). Die Verfärbung ist transient und verschwindet meist innerhalb einer Stunde.

Bei Lokalisationen im Gesicht sind die Chancen für eine problemlose Entfernung erheblich besser als an distal gelegenen Körperpartien.

Die Behandlungsintervalle sollten vier bis sechs Wochen betragen; einige Patienten können auch früher wieder therapiert werden, um eine rasche Repigmentierung zu verhindern. Die Kombination der Güteschaltung (25–40 ns) mit dem normalen und langgepulsten Modus (270 ns bis 1 ms) erlaubt die Anwendung einer höheren Energiedichte und kann deshalb tiefer in das Zielgewebe eindringen.

» *Kombination von Güteschaltung mit normalem und langgepulstem Modus kann tiefer in das Zielgewebe eindringen*

Nachsorge

Postoperative Anwendungen von Salben und Verbänden sind nicht erforderlich. Die Patienten sollten aufgeklärt werden, dass nach einigen Tagen Bläschen oder Blasen auftreten können, die dann unter Krustenbildung nach durchschnittlich 7–14 Tagen abheilen. Die mechanische Manipulation dieses Schorfs ist zu vermeiden. UV-Licht-Exposition der behandelten Areale sollte über den Zeitraum von mehreren Wochen bis einigen Monaten vermieden werden. Ein entsprechender Sonnenschutz mit einem Lichtschutzfaktor über 15 ist anzuraten (z. B. Capital Soleil Sonnenschutzspray LSF 40 oder Anthélios). Die Verwendung von Hautpflegeprodukten, die Vitamin C oder Procystein enthalten (z. B. Reti-C Concentre®, Novadiol® gegen Pigmentflecken) ist sinnvoll, um einer erneuten Pigmentierung vorzubeugen. Auch in diesem Fall ist eine suffiziente Abdeckung mittels stark abdeckender Camouflage, in dem ein Lichtschutzfaktor integriert ist (z. B. Dermablend®), sinnvoll.

Nebenwirkungen

Bei dunkleren Hauttypen kann es zu einer transienten Hypopigmentierung des behandelten Areals kommen, die sich nahezu immer in den folgenden zwölf Monaten zurückbildet. Auch über die Gefahr der zumeist vorübergehenden Hyperpigmentierungen müssen die Patienten aufgeklärt werden. Häufig zeigt sich postoperativ bis zu 24 Stunden nach der Behandlung innerhalb des behandelten Areals ein Erythem oder eine urtikarielle Schwellung. Narben oder persistierende Pigmentverschiebungen treten nicht auf.

Es wurde ein unterschiedliches Ansprechen an verschiedenen Stellen der selben Hautveränderung beobachtet, was das Areal im Anschluss an eine Behandlung fleckig erscheinen lässt. Wiederkehrende Flecken sind auch dann nicht ungewöhnlich, wenn die Melanozyten durch Sonnenlicht aktiviert werden.

Einigen Patienten, bei denen es zu Rezidivpigmentierungen kommt, kann durch eine so genannte Intervalltherapie geholfen werden: Jeweils unmittelbar nach Aufhellung der entsprechenden Hautveränderungen, noch vor dem Auftreten einer Repigmentierung, wird die selbe Stelle erneut mit dem Laser behandelt, um so die tieferliegenden, melaninpigmentierten Strukturen zu zerstören, von denen eine Rezidivpigmentierung ausgehen kann.

Kontraindikationen

» *Rubinlaser: Für dunkle Hauttypen weniger geeignet*

Dunkle Hauttypen reagieren mit Verzögerung auf die Behandlung mit dem gütegeschalteten Rubinlaser. Deshalb ist bei ihnen der gütegeschaltete Nd:YAG-Laser der Wellenlängen 1064 und 532 nm mit Pulszeiten von 10 ns zu empfehlen, da dieser tiefer penetriert und auf Grund seiner Wellenlänge nur wenig mit den Melanin-enthaltenden Zellen reagiert. Damit wird auch das Risiko der Hypopigmentierung verringert. Manche Pigmentierungen können schon in einer Behandlung entfernt werden, für andere sind allerdings bis zu drei Sitzungen im Abstand von vier bis sechs Wochen notwendig. Die Wellenlänge um 1064 nm ist dabei für die tieferen dunklen Pigmente, 532 nm für die helleren zu wählen.

Tipp zur Behandlung

Sehr oberflächliche Pigmente können auch mit der IPL-Technik (= Intense pulsed light) entfernt werden. Diese benötigt meist etwas mehr Sitzungen und bedarf besonderer Erfahrung in der Dosierung, um Verbrennungen zu vermeiden (Anbieter: z. B. Lumenis, Cutera, Palomar) Die Lichtenergie ist hierbei nicht monochromatisch,wohl aber auf bestimmte Wellenlängen durch gesonderte Handstücke,die aufgesetzt werden, beschränkt und eher oberflächlich wirksam, daher besteht bei Dosissteigerung auch eher die Gefahr einer oberflächlichen Verbrennung.

Voraussetzungen für die Durchführung
Entsprechende Lasergeräte: An Geräten werden ND-YAG und Rubin-Laser angeboten u. a. von Cutera, Candela, Quantel, Quanta, Lumenis, Wavelight und Asklepion.

Fazit

» Gute Ergebnisse der Lasertherapie

Die Ergebnisse der herkömmlichen Therapie von Pigmentveränderungen durch Bleichcremes, chemische Peelings, Exzisionen oder durch Einsatz der Kryotherapie sind nicht immer befriedigend. Während es bei den ersten beiden Methoden selten zu einer deutlichen Aufhellung der störenden Pigmentierungen kommt, sind relativ häufige Nebenwirkungen der Kryotherapie persistierende Hypo- oder Hyperpigmentierungen und auch Narben. Auch Exzisionen liefern wegen der folgenden Narbenbildung nicht immer ein kosmetisch besseres Resultat. Die Abdeckung mit Camouflage ist transient. Im Vergleich dazu werden mit den hier beschriebenen Methoden der Lasertherapie bei relativ guter Verträglichkeit deutlich bessere kosmetische Ergebnisse erzielt.

2.2.3 Laser- und IPL-Therapie bei der Behandlung von Gefäßerkrankungen

Gerd Kautz, Ingrid Kautz

Methode

» Wirkprinzip: selektive Photothermolyse

Aufgrund sehr guter kosmetischer Ergebnisse wird bei der Behandlung unterschiedlichster vaskulärer Läsionen heute auch ein breites Spektrum verschiedener Laser- und Lichtsysteme eingesetzt. Allen gemeinsam ist das Wirkprinzip der selektiven Photothermolyse. Hierdurch kann bei optimaler Schonung der Haut und umliegender Strukturen eine maximale Wirkung im Zielgebiet, nämlich in den (krankhaft) vermehrt durchbluteten Strukturen, erreicht werden.

Die Blitzlampensysteme (IPL) unterscheiden sich von den Lasern darin, dass im Gegensatz zu Lasern mit einem Spektrum verschiedener Wellenlängen inkohärenten Lichtes gearbeitet wird. Um Fehler zu vermeiden, ist die Kenntnis der physikalischen Grundlagen und Wirkprinzipien der Lichtsysteme ebenso wichtig wie die Physiologie der zu behandelnden Erkrankung. Vor jeder Behandlung steht somit zwingend in erster Linie die genaue Diagnose, anhand derer im Folgenden dann die sinnvollsten Behandlungsstrategien ausgewählt werden müssen, um kosmetisch wie funktionell optimale Resultate zu erzielen. In den wenigsten Fällen stellt die Lasertherapie das alleinige Behandlungsregime dar.

Kenntnisse über eine adäquate Vorbehandlung, Kombinations- oder sinnvollere Alternativtherapien und die Nachbetreuung sind die Grundlage einer effektiven und sicheren Laser- und Lichttherapie.

Indikationen

Folgende Indikationen sind einer Behandlung mit externen Lichtsystemen gut zugänglich:

- variköse Gefäße am Beinvenensystem wie Besenreiser und retikuläre Varizen (Abb. 1)

- progrediente Gefäßektasien, z. B. im Rahmen der Rosazea
- allgemein begrenzte und ausgedehnte Gefäßektasien jeglicher Herkunft (Abb. 2–5)
- postentzündliche Erytheme, Erythrosis colli
- Spider Naevi (Sternchenangiome) und senile Angiome

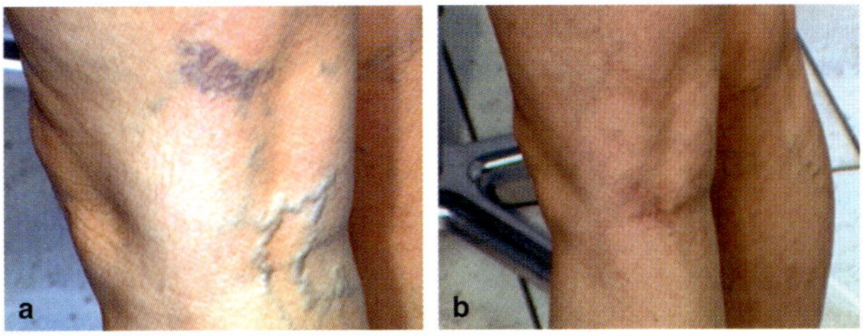

Abb. 1: Varicosis linker Oberschenkel und Kniekehle vor (a) und nach (b) erfolgreicher Nd-Yag-Lasertherapie.

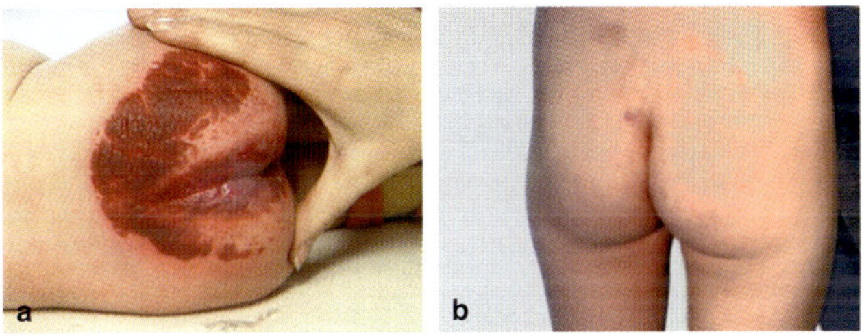

Abb. 2: Ulzeriertes Hämangiom gluteal/anal vor (a) und nach (b) der IPL- und Farbstofflaser-Therapie.

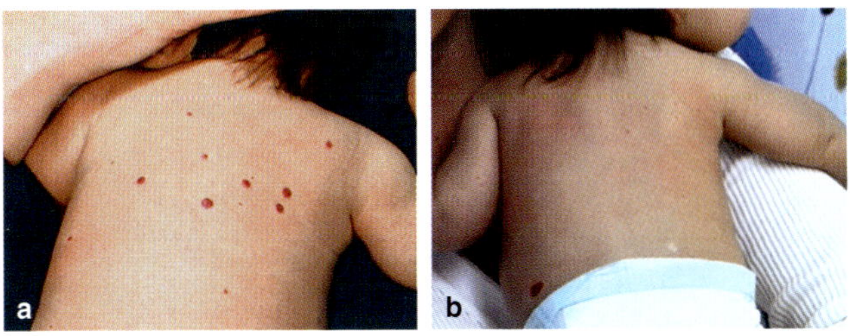

Abb. 3: Hämangiomatose am Rücken vor (a) und nach (a) IPL-Lasertherapie. Bei dem großen Hämangiom links lumbal im Bild 3b musste zur vollständigen Entfernung noch eine dritte und vierte Behandlung durchgeführt werden.

- Lippenrandangiome
- venöse Gefäßmalformationen jeglicher Lokalisation (Abb. 6)

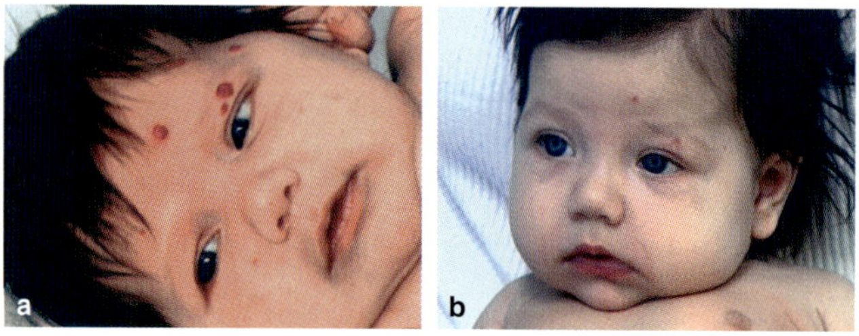

Abb. 4: Hämangiomatose im Gesicht vor (a) und nach (a) IPL-Lasertherapie.

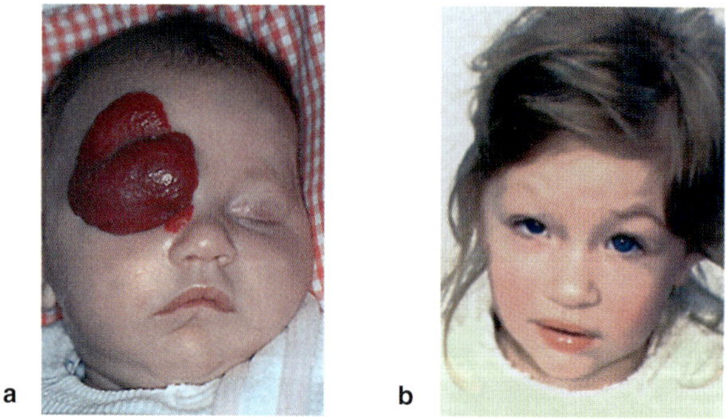

Abb. 5: Massives Hämangiom des Augenoberlides vor (a) und nach (b) 12-maliger IPL-Therapie in Narkose.

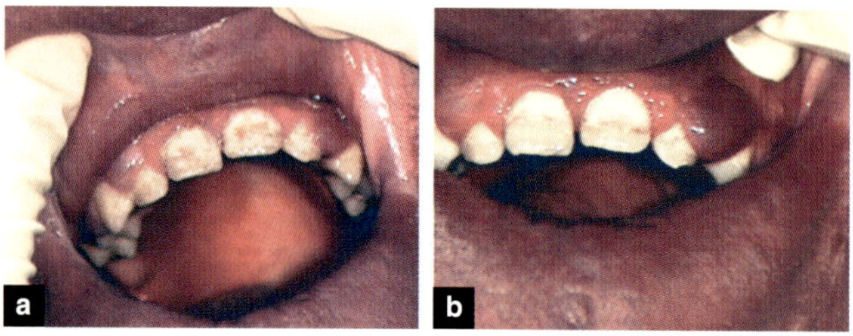

Abb. 6: Angiom des Oberkiefers vor (a) und nach (b) erfolgreicher Nd-Yag-Lasertherapie. Hier musste vorsichtig und mit niedrigen Energien gearbeitet werden, damit die Zähne nicht geschädigt werden.

Viele harmlose variköse Gefäße am Beinvenensystem wie Besenreiser und retikuläre Varizen lassen sich sehr gut mit verschiedenen Lichtsystemen behandeln, dennoch steht bei den erworbenen Gefäßerkrankungen das Prinzip „Indikation statt Applikation" im Vordergrund. Dazu gehören die Abklärung des gesamten Venensystems, die Kompressionstherapie und ggf. operative Sanierung. Die externen Lichtsysteme kommen bei der Therapie oberflächlicher Besenreiser und kleiner Seitenäste als Alternative zur klassischen Sklerosierungsbehandlung in Frage. Zum Einsatz kommen je nach Gefäßkaliber und Tiefe der Läsion in erster Linie Nd-YAG-Laser.

» *Abklärung des gesamten Venensystems*

Oberflächlich wirkende Lichtsysteme wie Farbstofflaser und IPL sind dagegen bei progredienten Gefäßektasien, wie z. B. im Rahmen der Rosazea, die oftmals einzige Behandlungsalternative. Weder medikamentös noch chirurgisch oder anderweitig physikalisch lassen sich hier derart gute Erfolge erzielen. Gerade bei der Rosazea kann dabei neben der Gefäßkomponente die Entzündungsrate und die Talgproduktion deutlich gebessert werden. Die äußerliche Behandlung der Rosazea, insbesondere im ersten Stadium, ist schwierig, da diese Patienten oftmals eine ungewöhnlich empfindliche Haut haben und gegen chemische oder physikalische Reize stark reagieren. Besonders auch bei Laser- und Lichttherapie ist auf diese besondere Reagibilität zu achten und Testareale und vorsichtige Parameterwahl sind unumgänglich, um hier unangenehme Überraschungen (Purpura und Schwellungen) zu vermeiden.

Zur Behandlung der Hautrötungen und der erweiterten Gefäße, welche bereits ab dem ersten Stadium als unangenehm und störend empfunden werden, wurde früher die Stichelung mit der Diathermienadel (Verödung durch Hitze) oder die chemische Verödung mit Polidocanol angewendet. Zur Behandlung werden hier derzeit vorwiegend der gepulste Farbstofflaser, der langgepulste KTP-YAG-Laser und IPL-Geräte eingesetzt. Andere Lasersysteme wie der Argon-Kupferdampf- oder KTP-Laser werden wegen der erhöhten Risiken der Narbenbildung nur noch selten eingesetzt. Bei allen Behandlungen müssen mehrere Sitzungen durchgeführt werden. Rezidive liegen in der Natur der Hautveränderungen bei Rosazea und hängen

» *Rosazea: empfindliche Haut, Rezidive zu erwarten*

stark ab von der Grundveranlagung des Patienten und den zusätzlichen Risikofaktoren.

Auch begrenzte und ausgedehntere Teleangiektasien fast jeglicher Herkunft (solar, bei Radioderm, essenzielle oder progressiv-disseminierte Teleangiektasien, Morbus Osler) sind gut behandelbar. Geeignet sind alle oberflächlich wirksamen Gefäßlaser wie Farbstofflaser, Diodenlaser, Argonlaser etc.

Wie bei den meisten erworbenen Gefäßerkrankungen ist es wichtig, die Patienten auf das Rezidivrisiko hinzuweisen. Jede Behandlung ist in diesen Fällen rein symptomatisch, d. h. bei entsprechender Veranlagung und ggf. vorliegenden weiteren Risikofaktoren ist mit erneuten Beschwerden zu rechnen und eine Dauertherapie von Nöten. Die Lasertherapie sollte daher in keinem Falle als alleinige Behandlung durchgeführt werden. Die Patienten müssen hinsichtlich Hauttyp, Hautpflege, Lebensführung beraten werden und auch nach erfolgreicher Laserung regelmäßig dermatologisch betreut werden.

» Beratung zu Hauttyp, Hautpflege und Lebensführung, dermatologische Betreuung

Neben den postentzündlichen Erythemen sei als Indikation zudem noch die Erythrosis colli genannt. Hier sind flächig wirksame Systeme wie der gepulste Farbstofflaser oder besser noch die Blitzlampensysteme mit ihren deutlich größeren Spotgrößen im Einsatz. Üblicherweise sind hier jedoch mindestens fünf bis acht Behandlungssitzungen nötig, um bei diesen extrem hartnäckigen Gefäßveränderungen zufriedenstellende Resultate zu erzielen.

Schließlich eignen sich auch kleinere kosmetisch störende Gefäßläsionen zur Therapie, wie z. B. Spider Naevi (Sternchenangiome) und senile Angiome. Diese können einfach und effektiv, oftmals mit ein bis zwei Sitzungen, nachhaltig entfernt werden. Geeignet sind alle oberflächlich wirksamen Gefäßlaser wie Farbstofflaser, Diodenlaser, Argonlaser etc.

Eine weitere Indikation sind die Lippenrand-Angiome (venous leak), die sich aufgrund ihrer Größe und tieferen Lage oftmals besser mit dem Nd-YAG-Laser behandeln lassen.

Auch venöse Gefäßmalformationen (Abb. 1) jeglicher Lokalisation stellen eine häufige Indikation für die Lasertherapie dar, da diese oftmals in Schüben bis ins hohe Alter wachsen können. Je nach Lage, Ausdehnung und

Tiefe sollte die zugehörige Diagnostik unbedingt aus regelmäßigen engmaschigen klinischen Kontrollen mit Befunddokumentation und Sonographie bestehen, im Bedarfsfall müssen Kernspin oder Angiographie zusätzlich erfolgen. Das operative Vorgehen als Therapiealternative sollte zudem ebenfalls im Behandlungskonzept erwogen werden. Aufgrund die Tiefe der Gefäßläsionen sind hier Nd-YAG-Laser die Geräte der Wahl.

» *Tiefe Gefäßläsionen mit Nd-Yag-Laser behandeln*

Praktische Durchführung

Vorbereitung
Vor jeder Behandlung (auch Folgebehandlungen) muss der Bräunungsgrad (Sonne, Sonnenbank, Selbstbräuneranwendung) des Patienten abgeschätzt werden. Gebräunte oder dunkelhäutige Individuen sollten deutlich milder und vorsichtiger behandelt werden als Hellhäutige. Das in die Haut eingelagerte Pigment nimmt die applizierte Lichtenergie weitaus stärker auf als helle Haut, somit sind bei dunkelhäutigen oder gebräunten Patienten auch eher Nebenwirkungen zu erwarten. Somit ist die Indikation zur Behandlung wie auch die Festlegung der Behandlungsparameter bei jeder Behandlung durch den Arzt festzulegen.

Make-up und sonstige Externa sollen vor Therapie sorgfältig entfernt werden.

Vor Durchführung der eigentlichen Behandlung muss bei einigen Geräten (besonders IPL) zum Hautschutz ein klares, lichtdurchlässiges Gel, z. B. Ultraschallgel, aufgetragen werden. Bei schmerzempfindlichen Patienten kann vor der Behandlung eine anästhetikahaltige Creme aufgetragen werden, was jedoch bei Gefäßläsionen weniger zu empfehlen ist.

Bei großflächigen Läsionen sollte der eigentlichen Anwendung eine Testbehandlung vorausgehen, mit deren Hilfe die Intensität der Behandlung und die Reaktion eingeschätzt wird.

Durchführung
Die eigentliche Therapie erfolgt durch den Arzt, in Ausnahmefällen unter direkter ärztlicher Kontrolle.

Die Augen des Patienten sollten während der Behandlung geschlossen sein. Der Patient und alle im Raum befindlichen Personen sollten mit einem Lichtschutz (z. B. Schutzbrille gemäß DIN-EN Norm) versehen werden. Innerhalb des knöchernen Orbitarandes ist nur unter erhöhten Schutzmaßnahmen für den Patienten (z. B. Augenschalen in konjunktivaler Oberflächenanästhesie) zu behandeln. Die Unfallverhütungsvorschriften Laserstrahlung sind auch bei IPL-Therapie, insbesondere bei kosmetisch indizierten Eingriffen, genau einzuhalten.

» *Augenschutz für Behandler und Patienten*

Die Behandlung selbst ist schmerzarm, jedoch nicht schmerzfrei. Meist beschreiben Patienten den empfundenen Schmerz als kurz, hell oder brennend. Empfehlenswert ist eine gleichzeitige Kühlung (z. B. mit Luftgebläsekühlung) der Haut während der Behandlung, ggf. auch danach; hier genügt oft die Verdunstungskälte einer Thermalwassermaske.

Nachsorge

Eine häufig zu erwartende, vorübergehende Sofortreaktion nach der Behandlung ist eine Rötung oder leichte Schwellung, die zwei bis maximal 48 Stunden nach Behandlung anhält.

Je nach Laser und Behandlungsintensität kann es aber auch zu purpuriformen Hauteinblutungen kommen oder zu verbrennungsähnlichen Hautreaktionen mit Krusten, Blasen und persistierenden Schwellungen. Diese treten oftmals erst bis 24 Stunden nach Therapie auf (Behandlung: s. Nebenwirkungen, S. 72). Dies ist bei Teststellen zu berücksichtigen.

Für den Zeitraum von mindestens einem Monat muss die Sonnenexposition vermieden werden und ein Sunblocker aufgetragen werden (z. B. Capital Soleil Stick LSF 60/UVA 20, Anthélios 60). Vor allem nach der Therapie von Gefäßen im Gesicht sollte zur Vermeidung von Rezidiven langfristig ein konsequenter Lichtschutz durchgeführt werden.

Bei den nicht-ablativen Laser- und IPL-Behandlungen kann das Erythem sofort nach der Therapie überschminkt werden. Geeignet sind Korrektur-Make-ups mit intensiver Deckkraft und angemessenem physikalischen Sonnenschutz (z. B. Dermablend®). Die Down-Time der Patienten lässt sich dadurch verkürzen und ermöglicht eine reibungslose Eingliederung in den Alltagsablauf.

Tipps zur Behandlung
Es hat sich bewährt, den Patienten als „Notfallmedikation nach Lasertherapie" kleine Packungsgrößen einer steroidhaltigen Creme (z. B. Dermatop® Creme N1) und einer desinfizierenden Lösung (z. B. Octenisept N1) prophylaktisch für die Hausapotheke zur Verfügung zu stellen. Somit kann bei Nebenwirkungen, welche länger als 24 Stunden anhalten, rasch eine adäquate Therapie eingeleitet werden, es kommt nicht zu Sonn- oder Feiertags-bedingten Verzögerungen. Dennoch sollte bei solchen Nebenwirkungen so schnell wie möglich der Arzt aufgesucht werden.

Relative und absolute Kontraindikationen

Patienten mit Neigung zu Hyper- oder Hypopigmentation oder ausgeprägter Lichtempfindlichkeit sind weniger gut geeignet. Braune Haut, egal ob durch Hauttyp, Sonnenlicht oder Selbstbräuner verursacht, ist mit großer Vorsicht zu behandeln.

» *Braune Haut mit Vorsicht behandeln*

Antikoagulantien und Thrombozytenaggregationshemmer sollten in Rücksprache mit dem entsprechend behandelnden Arzt vor der Bestrahlung reduziert werden. Ebenso sollten hochdosierte Präparate auf Grundlage von Knoblauch, Ginkgo und Ingwer reduziert oder abgesetzt werden, da sie ebenfalls die Blutgerinnung herabsetzen können.

Lichtsensibilisierende Medikamente, Nahrungsergänzungsstoffe und Lebensmittel sollten vor Therapie nicht eingenommen werden, wie z. B. Antibiotika, Johanniskraut.

Während einer Schwangerschaft sollte eine Behandlung grundsätzlich nicht durchgeführt werden, wie auch jegliche andere nicht dringend medizinisch indizierte oder kosmetische Eingriffe.

Bei floriden Infektionen der Haut (z. B. Staphylococcus aureus oder Herpes simplex) sollte die Therapie bis zur Abheilung unterbleiben.

Nach unserer persönlichen Erfahrung reagiert die Haut auch nach Migräneattacken oder systemischen Infekten (Grippe) verstärkt, großflächige oder besonders intensive

Therapien sollten dann auf ein bis zwei Wochen nach Abklingen der Beschwerden verschoben werden.

» Gefäßektasien oder Erytheme bei Autoimmunerkrankung: Ursache behandeln

Autoimmunerkrankungen, welche mit Gefäßektasien und Erythemen einhergehen können (z. B. Schmetterlingserythem bei LE als DD zu Rosazea und Teleangiektasien bei Sklerodermie) müssen abgeklärt werden und primär entsprechend ihrer Ursache medikamentös therapiert werden.

Nebenwirkungen

Die Therapie mit Laser oder IPL ist im Allgemeinen gut verträglich, und unerwünschte Wirkungen sind vergleichsweise selten:

In Einzelfällen kommt es zur Bildung von länger anhaltenden Rötungen und Schwellungen oder purpuriformen Hauteinblutungen. Hier hat sich die mehrfach tägliche Anwendung steroidhaltiger Externa (z. B. Dermatop® Salbe oder Creme) zusammen mit kühlen Umschlägen (Schwarzteeumschläge oder Thermalwasser) bewährt (fett-feucht). Alternativ bewirkt insbesondere bei stärkerer Purpura die äußerliche Anwendung Vitamin-K-haltiger Externa (z. B. Auriderm® K) eine gute Rückbildung.

Eventuell auftretende Blasen sollten steril durch den Arzt eröffnet werden. Zur Nachbehandlung eignen sich desinfizierende Lösungen (Eosin-Farbstofflösung 0,5–1 %ig oder Octenisept®-Lösung) und topische Steroide (ggf. mit Antibiotikazusatz, z. B. Fucicort® Creme).

Eine Hypo- oder Hyperpigmentierung kann auftreten. Sollte dies der Fall sein, kann deren Rückbildung drei bis 12 Monate beanspruchen. Sehr selten persisitieren diese Pigmentstörungen auch – vor allem, wenn ungeeignete Patienten nicht ausgeschlossen wurden. Die Anwendung schälender Externa (z. B. Skinoren® Creme oder Gel bei Rosazea) oder mild depigmentierender Cremes (z. B. Mela D, Hydrochinon-Rezepturen) mit intensivem Lichtschutz können die Zeit bis zur Abheilung deutlich verkürzen.

Auch Narbenbildungen werden selten beobachtet. Hier gelten die Therapieempfehlungen wie bei überschießendem Narbengewebe, initial z. B. mit steroidhaltigen Externa, ggf. in Kombination mit Kältetherapie etc.

Vereinzelt kommt es besonders bei Therapiebeginn zu streifenförmigen Aufhellungen der Haut, sofern ungleichmäßig oder zu wenig überlappend therapiert wurde und in den unbehandelten Randzonen Residuen der Hautveränderungen verbleiben. Hier hilft ggf. die Nachbehandlung der „ausgesparten" Areale.

Fazit

Voraussetzung für die Behandlung von Gefäßen ist die genaue Kenntnis der physikalischen Wirkungen unterschiedlicher Lasertypen sowie die daraus resultierenden Indikationen und eine geeignete Patientenselektion. Gefäßlaser sind überwiegend „erwachsene" Laser, deren Handhabung deutlich schwieriger ist als z. B. die Laserepilation. Dazu kommt, dass nie ohne Probebehandlung gearbeitet werden kann.

» *Nie ohne Probebehandlung arbeiten*

Sorgfältige Weiterbildung ist vor dem Kauf und Einsatz solcher Geräte unverzichtbar, wobei gute Erfolge allerdings nur durch eine geübte Hand zu erzielen sind.

Geräte

Voraussetzung für eine erfolgreiche Behandlung ist nach entsprechender Schulung die Wahl des passenden Gerätes. Im Folgenden sind Beispiele von Geräten für die verschiedenen Indikationen angegeben. Eine Auswahl verschiedener Herstelleradressen befindet sich auf S. 301.

Beispiele für Blitzlampen (IPL) und Blitzlampen-Kombinationsgeräte

Einsatzgebiete: Epilation, vaskuläre Läsionen, Besenreiser, Skin Rejuvenation, pigmentierte Läsionen (s. Abb. 2–5).

- Aurora-Blitzlampe mit bipolarem Radiofrequenzstrom der Firma Syneron
  - Wellenlänge 580–980 nm
  - Behandlungsareal 12 × 25 mm
  - Energiedichte 5–45 J/cm² Licht und 5–20 J/cm³ RF-Strom
  - Kontaktkühlung

- Coolglide Systeme der Firma Cutera (früher Altus), Blitzlampe ggf. in Kombination mit Nd-YAG
- Ellipse Flex-Blitzlampe der Firma DDD
  - Wellenlänge 600–950 nm
  - Behandlungsareal 10 × 48 mm
  - Energiedichte bis 21 J/cm²
- Palomar Medi-Lux, Este-Lux Pulsed light Systeme-Blitzlampen der Firma Palomar
  - Wellenlängenspektrum: Behandlungsköpfe mit 650 bis 950 nm und 525–950 nm
  - Behandlungsfläche 12 × 28 mm und 16 × 46 mm
  - Energiedichte bis 28 J/cm² und bis 15 J/cm²
  - Palomar Star Lux pulsed light Blitzlampe inclusive Nd-YAG-Kopf
- Photosilk-Blitzlampe und Photosilk + (-Workstation) – Kombinationsgerät Blitzlampe der Firma Deka mit Nd:YAG 1064 nm + ErbYAG Laser erhältlich
  - Wellenlängenspektrum: verschiedene Behandlungsköpfe mit 500–950 nm, 550–950 nm, 65–950 nm
  - Pulsdauer 2–25 ms (1–3 pulse)
  - Behandlungsfläche pro Puls 46 × 10 mm (4,6 cm²), 46 × 18 mm (8,3 cm²)
  - Energiedichte 4–32 J/cm² (4,6 cm²), 3–18 J/cm² (8,3 cm²)
- PhotoLight™ Pulsed Light System-Blitzlampe der Firma Cynosure Wellenlängenspektrum: Behandlungsköpfe mit 400–1200/500–1200 und 550–1200 nm
  - Pulsdauer 5–50 ms
  - Behandlungsfläche pro Puls 46 × 10 mm mit Fluence 3–30 oder 46 × 18 mm mit Fluence
  - Energiedichte 3–30 J/cm² oder 3–16 J/cm²
- Quantum SR/(HR) -Blitzlampe der Firma Lumenis (Vorgängergeräte Photoderm, Epilight)
  - Wellenlängenspektrum: 560–1200 nm (SR) und 645 bis 1200 nm (HR Epilation)
  - Behandlungsfläche 8 × 35 mm
  - Energiedichte 15–45 J/cm²
  - Kontaktkühlung
- Quantum DL -Blitzlampe (s. oben) mit Nd-YAG-Kombination
- Vasculight-Blitzlampe mit Nd-YAG-Kombination der Firma Lumenis

  - Wellenlängenspektrum: 50–1200 nm
  - Behandlungsfläche 8 × 35 mm und 10 × 45 mm
  - Energiedichte 20–65 J/cm²
- Lumenis one Blitzlampe mit Nd-YAG und Diodenepilationslaser der Firma Lumenis

Beispiele Nd-Yag-Laser (1064 nm)
Einsatzgebiete: Epilation, vaskuläre Läsionen, Besenreiser (Beispiele: Abb. 1 und 6)

- Acclaim™7000 und Smartepil II Nd:YAG Laser der Firma Cynosure
- Coolglide der Firma Cutera
- Cooltouch Varia über Firma Laser Point AG
- Gentle Yag Laser der Firma Candela
- Lyra der Firma Polymed
- Mydon der Firma WaveLight

Beispiele Diodenlaser
Einsatzgebiet: oberflächliche feine Blutgefäße, kleine Angiome

- Diodenlaser Medilase Skin Pulse der Fima Dornier
- Highlights MedArt 426/435/470 – div. Diodenlaser der Firma MedArt/Asah
  - Wellenlänge 810 nm/532 nm
  - 30 W Dioden Laser/90 W Diodenlaser/5 W gepumpter Festkörperlaser KTP
- Palomar SLP 1000 Diodenlaser über Firma Laserpoint
  - Super long-pulse diode
  - Wellenlänge 810 ± 20 nm
  - Energiedichte bis 575 J/cm²
  - Behandlungsareale 4/8/12 mm
- Polaris der Firma Syneron –Diodenlaser mit Radiofrequenzkoppelung
  - Wellenlänge 900–920 nm
  - Energiedichte bis 140 J/cm² Laserlicht und bis 100 J/cm³ RF Strom
- Nd:YAP/KTP Q-Switched-Laser der Firma Linline für oberflächliche Gefäße, Tätowierungen
  - Wellenlänge 540 nm

2.3 Dermis und Faltenbehandlungen

2.3.1 Chemisches Peeling

Christiane Bayerl

Kurzbeschreibung

Peeling ist eine invasive Methode mit dem Ziel, eine Regeneration von Dermis und Epidermis zu erreichen, was über den Zwischenschritt einer Zerstörung bestimmter Partien der Epidermis oder Dermis erfolgt. Dieses gezielte Abschälen der Epidermis oder Dermis bis zu unterschiedlichen Tiefen kann mit verschiedenen Methoden oder der Kombination mehrerer Methoden erreicht werden. Ziel eines Peelings ist die Verbesserung der Hautstruktur.

» *Peelings verbessern die Hautstruktur*

Indikationen

Peelings werden am häufigsten zur Behandlung von Alterserscheinungen der Gesichtshaut eingesetzt [5, 6, 8, 21, 22, 24, 25, 28, 29]. Oberflächliche Peelings (Fruchtsäurepeeling) eignen sich für Patienten mit beginnender Hautalterung (Glogau 1 und 2, s. Kap. 1.3, S. 21), mitteltiefe (TCA-Peeling 35%) und tiefe Peelings (TCA-Peeling 50%) bieten eine Behandlungsmöglichkeit auch bei fortgeschrittenen Alterserscheinungen. Weitere Indikationen für das chemische Peeling in Tabelle 1:

Tab. 1: In der Literatur beschriebene Indikationen für chemisches Peeling.

Indikationen	Quelle
Aktinische Keratosen und Präkanzerosen	Clark 1991, Lawrence 1995 Nelson 1995
Unregelmäßige Pigmentierung	Baker 1986, Javaheri 2001
Akne vulgaris	Kim 1999, Mackee 1952
Oberflächliche Narben	Kim 1999, Lavker 1992, Mackee 1952

Grundlagen

Peeling-Maßnahmen werden unterteilt entweder nach der Substanz oder nach dem Gerät, mit dem das Peeling durchgeführt wird oder nach der Tiefe der Verletzung. Entsprechend unterscheidet man:

- Enzym-Peeling, z. B. mit Lipasen, Proteasen, Trypsin, Papain
- mechanisches Peeling, z. B. mit Rubbelpartikeln wie Mandelkleie, Tonerde oder Silikaten
- chemisches Peeling, z. B. mit Fruchtsäure = AHA (Alphahydroxyacid) – Peelings oder Trichloressigsäure, modifizierte TCE-Zubereitung nach Obagi (Blue Peel)
- mechanisch/chemische Peelings wie z. B. die Kräuter-Tiefenschälkuren nach Schrammek = Green Peel
- physikalisches Peeling mit Laser, z. B. die Dermabrasio = Skin Resurfacing.

Die Tiefe des chemischen Peelings hängt ab von der Peeling-Substanz (pH-Wert, freie Säure, teils neutralisiert), der Vorbehandlung, der Konzentration und Einwirkzeit der die Verätzung setzenden Substanz (Tab. 2), der Menge, die auf die Haut appliziert wird, der Technik des Auftragens, der Okklusion oder offenen Applikation, der Häufigkeit der Anwendung, der Dicke der Haut, der Lokalisation, der Vorbehandlung und der Hauterkrankung bzw. dem Zustand der Haut [4, 27].

Tab. 2: Beispiele für oberflächliches, mitteltiefes und tiefes chemisches Peeling.

Klassifikation der Verletzung	Tiefe des Peeling	Beispiele für Substanzen
Oberflächliches Peeling	Stratum corneum bis zur mittleren Epidermis	Mechanische oder Mikro-Abrasion Glykolsäure 20–40% TCA 35%
Mitteltiefes chemisches Peeling	Papillarschicht der Dermis bis obere retikuläre Dermis	Glykolsäure 50–70% TCA 50%, einmalig
Tiefes chemisches Peeling	bis zur mittleren retikulären Dermis	Glykolsäure 70% TCA 50–70%, mehrere Passagen Phenolzubereitungen

Die Abstände zwischen den Behandlungen hängen von der Peelingtiefe ab. Sie sollten beim oberflächlichen Peeling 14 Tage nicht unterschreiten. Ein tiefes Peeling (z. B. Phenolpeeling) wird erst nach 10 Jahren wieder notwendig [2].

Behandlungsergebnis

Zur Wirkung der Peelings liegen Studien vor, in denen sich überzeugende biochemische wie auch histologisch gute Ergebnisse bei zweimal täglicher Applikation einer 25%-igen Milch-, Glykol- oder Zitronensäure [8] oder mit 8%-iger Glykol- oder Milchsäure [29] bestätigen ließen.

In den Studien konnten folgende Verbesserungen nachgewiesen werden:

» Durch Studien belegt: Zunahme an Kollagen

- Zunahme der Dicke von Epidermis und Dermis
- Zunahme von Mukopolysacchariden und Kollagen
- Verbesserung der elastischen Fasern

Peelingsubstanzen

Salicylsäure

Saliclysäure (2-Hydroxybenzoesäure) ist eine Karbonsäure mit der Hydroxygruppe in β-Stellung und ein Keratolytikum. Sie hat erst in 30%-igen und höheren Zubereitungen als Lösung einen zufriedenstellenden Peelingeffekt, z. B. bei solaren Lentigines auf Handrücken und Unterarmen [25]. Niedrigere Konzentrationen sind als auffrischendes, oberflächliches Peeling im Sinne eines „Wochenendpeelings", das keine Verletzungen setzt, auf dem Markt.

Saliclysäurepeelings hinterlassen einen weißlichen Schimmer auf der Haut aufgrund des Auskristallisierens der Substanz, sobald der Alkohol verdunstet. Eine Entzündung tritt nicht auf, da vom Stratum corneum her Schicht für Schicht abgetragen wird. Abhängig von der Konzentration, unter Okklusion oder bei Applikation von mehr als der Hälfte der Körperoberfläche kann Salicylsäure im Blut nachgewiesen werden und zu einer Nierenschädigung führen. Tinnitus und Schwindel sollten als Warnzeichen angesehen werden. Dann sollte der Patient stationär abgeklärt und überwacht werden. Daher ist Saliclysäure nur bis zu 2% in Kosmetika zugelassen. Kombinationspräparate mit frei zu wählenden Mischungsverhältnissen zwischen Salicylsäure und Fruchtsäuren stehen für den Dermatologen ebenfalls zur Verfügung. Die Salicylsäure intensiviert dabei den Peelingeffekt der Fruchtsäuren.

Fruchtsäuren

Alpha- Hydroxysäuren, Karbonsäuren mit Hydroxygruppe in α-Stellung oder am zweiten C-Atom zur Carboxylgruppe, haben einen vergleichsweise mild schälenden Effekt. Nach ihrem häufigen Vorkommen in Früchten werden sie auch Fruchtsäuren genannt.

- Glykolsäure ($C_2H_4O_3$): in Zuckerrohrsaft, unreifen Weintrauben [13, 24]
- Milchsäure ($C_3H_6O_3$): in saurer Milch, altem Käse, Sauerkraut [26, 27]
- Äpfelsäure ($C_4H_6O_5$): in Äpfeln, Birnen, Pflaumen, Quitten, Stachelbeeren
- Weinsäure ($C_4H_6O_6$): in Trauben, altem Wein
- Zitronensäure ($C_6H_8O_8$): in Zitrusfrüchten, Beeren [5]

Fruchtsäuren wirken nur, wenn der pH-Wert niedrig ist und nicht vollkommen gepufferte und neutralisierte Fruchtsäure vorliegt. In der Kosmetikpraxis wird mit niedrigen Konzentrationen gearbeitet. Dem Dermatologen sind die höheren Konzentrationen vorbehalten.

Trichloressigsäure

TCA 10–20% bewirkt ein oberflächliches Abschälen. Bei einmaligem Auftragen reicht TCA 35–75% nicht tiefer als bis zur papillären Dermis, erzielt aber bei mehrmaligem Bestreichen derselben Hautpartie ein mitteltiefes bis tiefes Peeling, jedoch auch ein höheres Risiko an Komplikationen [7, 23]. Die Substanz wird nicht resorbiert und hat keine systemischen toxischen Wirkungen.

Jessners Lösung

- Resorcinol 14 g
- Salicylsäure 14 g
- Milchsäure 85% 14 g
- Ethanol 95% q.s. ad 100 cc

Die Jessner'sche Lösung erzielt ein oberflächliches Peeling und wird gern in Kombination mit TCA 35% eingesetzt, um ein mitteltiefes Peeling zu erzielen. Da mit Glykolsäuren ähnliche Effekte zu erzielen sind, wird die Rezeptur auch aufgrund des Resorcingehaltes seltener verwendet. Dasselbe gilt für die Unna'sche Resorcinpaste [13, 18, 19, 30].

Phenol-Peelings und Baker/Gordon-Rezeptur

- Phenol, USP, 88% 3 ml
- Destilliertes Wasser 2 ml
- Septisol Flüssig-Seife 8 Tropfen
- Crotonöl 3 Tropfen

» Phenolpeelings erfordern eine Analgesie

Die Rezeptur nach Baker und Gordon führt zu einem tiefen Peeling und wird offen oder okklusiv unter Gabe einer Analgesie angewandt. Keratolyse und Keratoagglutination werden über Brechen von Sulfidbrücken erreicht. Die Flüssigseife in der Rezeptur reduziert die Oberflächenspannung der Haut und erlaubt ein tieferes Eindringen. Krotonöl ist eine epidermolytisch wirkende Substanz, welche die Absorption des Phenols fördert. Eine Hypopigmentierung ist ein erwarteter Nebeneffekt. Aufgrund der Toxizität des Phenols wird diese Formulierung nur selten eingesetzt, da ein kardiales Monitoring bei potenzieller Kardio- und Nephrotoxizität durchgeführt werden muss. Weitere Komplikationen sind Atrophie der Haut, laryngeales Ödem (bei 1,2%, nach 24 Stunden) und Toxisches Schock-Syndrom. Die toxischen Effekte werden durch Entfetten der Haut reduziert [1, 14, 20].

Vorbehandlung

Die Vorbehandlung (Priming) erfolgt üblicherweise drei bis vier Wochen vor der eigentlichen Behandlung mit einer 5- bis 10%-igen Fruchtsäure-Präpeeling-Emulsion oder 0,1%-iger Tretinoin-Creme, auch um die individuelle Empfindlichkeit der Haut abschätzen zu können.

Vor allem ermöglicht eine Vorbehandlung wie auch ein Vorpeel, dass das eigentliche Peel gleichmäßiger wirkt, da die unterschiedlich dicken Stratum-corneum-Anteile durch die Vorbehandlung entfernt wurden.

Durchführung

Fruchtsäurepeeling

Beim Fruchtsäurepeeling werden meist Behandlungszyklen mit 6–12 Behandlungen im Abstand von 4 Wochen für ein mitteltiefes Peeling durchgeführt. Alpha-Hydroxy-Säuren (AHA) und Alpha-Keto-Säuren führen bei Konzentrationen bis 20% zu einer Ablösung des Stratum corneum, bei Konzentrationen bis 70% zu einer Epidermolyse [10, 11] jedoch abhängig von der Zeit des Auftragens und der Pufferung des Präparates.

Zu Beginn wird die Haut gründlich entfettet und gereinigt (Abb. 1). Mit einer Fettsalbe oder Vaseline werden empfindliche Hautpartien wie Augeninnen- und Außenwinkel, Lippenpartie und Ohransatz abgedeckt (Abb. 2). Das Auge wird geschützt. Eine Glykolsäure-Lösung wird mit einem Fächerpinsel oder ein Gel mit der behandschuh-

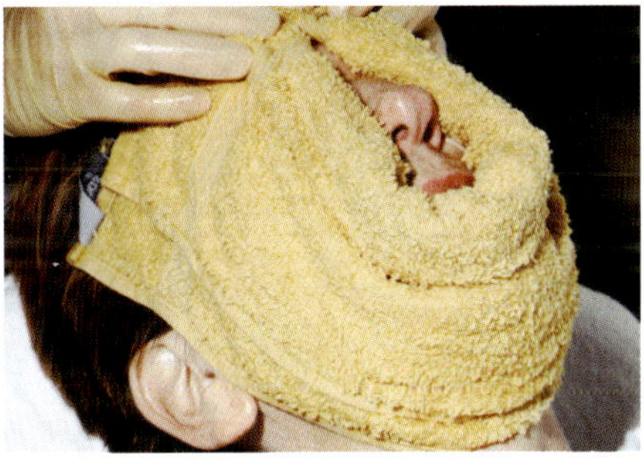

Abb. 1: Vor dem Peeling wird die Haut gründlich entfettet und gereinigt.

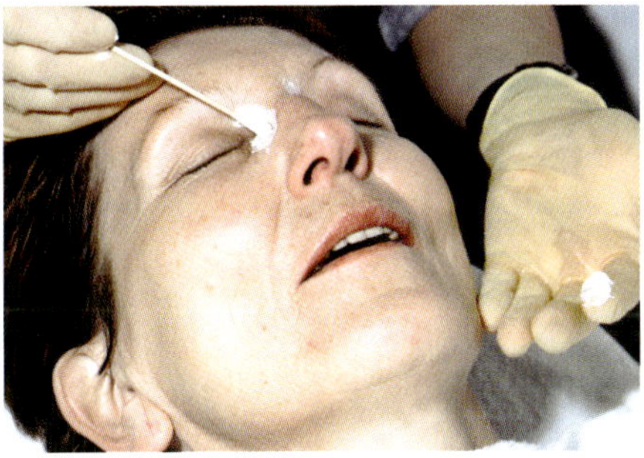

Abb. 2: Empfindliche Hautpartien (Augeninnen- und Außenwinkel, Lippenpartie und Ohransatz) werden mit einer Fettsalbe oder Vaseline abgedeckt.

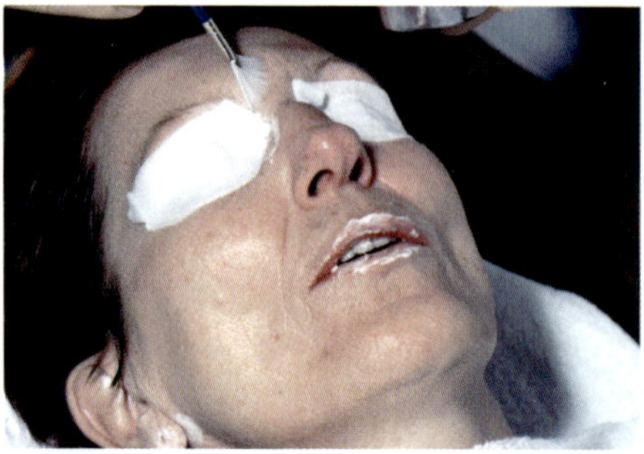

Abb. 3: Eine Glykolsäure-Lösung oder ein Gel wird zügig mit einem Fächerpinsel aufgetragen.

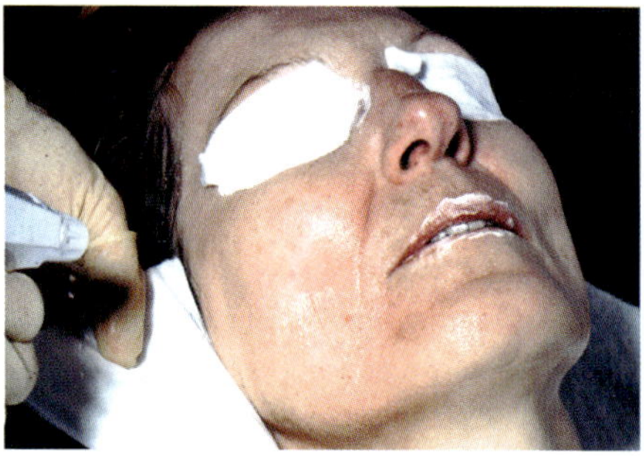

Abb. 4: Nach der geplanten Peelingzeit wird das Peeling sofort mit einer 1–5%-igen Natriumbikarbonatlösung neutralisiert.

» Während des Peelings immer beim Patienten bleiben

ten Hand, beginnend an der Stirn als relativ unempfindlicher Hautpartie, dann auf Schläfen, Nase, Wangen, Kinn und Oberlippenregion zügig in etwa 20 Sekunden aufgetragen (Abb. 3). Der Behandler bleibt über die gesamte Peelingzeit beim Patienten/Kunden. Nach der geplanten Zeit (einigen Minuten) oder wenn sich eine Weißverfärbung der Haut (Frosting) zeigt, wird sofort mit einer 1- bis 5%-igen Natriumbikarbonatlösung, die aufgesprüht wird und aufschäumt (Abb. 4), neutralisiert oder ein Neutralisierungsgel/Creme aufgetragen. Das Frosting der Haut zeigt an, dass die Dermis erreicht ist, und die Neutralisierungslösung aufgetragen bzw. das applizierte Gel abgewaschen werden muss. Es zeigt sich hier eine leichte Rötung an der Nasolabialfalte. Eine kühlende Maske oder Packung kann angeschlossen werden.

Trichloressigsäurepeeling

Trichloressigsäure (TCA) wird mit einem dicken Stieltupfer über die Haut gerollt und führt zu einer Weißfärbung aufgrund der Proteinagglutination.

Da bei diesem Peeling eine Neutralisierung nicht möglich ist, soll nach einer Passage 2–3 Minuten abgewartet werden, um die erreichte Tiefe aufgrund des Farbtons der Haut beurteilen zu können, bevor die erneute Applikation einer weiteren Schicht der Substanz erfolgt. Ein Weißton der Haut zeigt das „Frosting", die Intensität der Proteindenaturierung, an. Grauton oder Gelbton des Frosting stehen für das Erreichen tieferer Hautschichten. Die Behandlung ist für einige Minuten schmerzhaft, so dass je nach Zahl der Passagen Schmerzmedikation/Sedierung nötig werden können. Ein Ventilator zur Kühlung reduziert die Beschwerden. Nach 30 Minuten entwickelt sich bereits eine Rötung der Haut aufgrund der reaktiven Hyperämie, während die Exfoliation erst um den dritten Tag beginnt und nach einer Woche abgeschlossen ist.

Nachbehandlung

Verbände erfolgen fett-feucht, Krustenbildung ist zu vermeiden. Die Wundheilung wird kontrolliert auf Superinfektion. In der Nachbehandlung des chemischen Peelings ist bei oberflächlichem Peeling lediglich die Restriktion intensiver Sonnenbestrahlung von Bedeutung, beim tieferen Peeling kommt der Lichtschutz und die orale antivirale Prophylaxe hinzu.

Kontraindikationen

Als Kontraindikationen für chemisches Peeling werden angegeben [9, 17]:

- Hauttyp IV–VI, Keloidneigung
- vorausgegangene Radiatio, chirurgische Maßnahme an der zu behandelnden Haut in den letzten 6 Monaten (Verschiebeplastik), Faltenunterspritzung kurz vor der Peelingmaßnahme
- orale Isotretinoin-Therapie, Marcumar, Immunsuppressiva
- Koagulopathien, schwere kardiale/renale Erkrankung, HIV-Infektion
- Schwangerschaft und Stillzeit

- aktuell vorliegende Infektion der Gesichtshaut
- fehlende Compliance in Bezug auf Lichtschutz und Herpesprophylaxe, berufliche UV-Exposition
- psychiatrische Erkrankungen, unrealistische Erwartungen, Angst vor Nebenwirkungen

Nebenwirkungen/Komplikationen

Komplikationen eines mittleren bis tiefen Peelings sind:

- sichtbare Demarkationslinien am Übergang behandelter zu nicht behandelter Haut
- persistierende Erytheme
- Nässen und Krustenbildung
- postentzündliche Hyperpigmentierungen
- akneiforme Papeln
- Infektionen
- hypertrophe Narben

Patientengespräch, Aufklärungsbogen, Fotodokumentation

Im Aufklärungsgespräch soll eine realistische Erwartungshaltung geschaffen werden, sowohl was die Effekte und Komplikationen, die Vorbehandlung, Missempfindungen oder Schmerzsymptomatik während und nach der Behandlung, den Hautzustand in den ersten Tagen nach dem Peeling, das Verhalten nach dem Peeling und mögliche Komplikationen anbelangt. Das Aufklärungsgespräch erfolgt individuell. Eine standardisierte Fotodokumentation ist obligatorisch vor jeder Behandlung. Das Einverständnis zu Fotografien wird eingeholt.

Das verwendete Präparat, Konzentration, Zeit oder Zahl der Applikationen, und etwaige stärkere Rötungen sind mit Datum zu dokumentieren.

Ein wichtiger Punkt ist, darzustellen, dass die gesetzlichen Krankenkassen die Kosten für die Schälkur nicht übernehmen.

» *Nach Aufklärung mindestens 24 Std. Bedenkzeit*

Ein schriftlicher Aufklärungsbogen mit Unterschrift ist notwendig, danach mindestens 24 Stunden „Bedenkzeit".

Notwendige Praxisausstattung

Die Therapie erfordert keine besondere Ausstattung und kann in einem einfachen Behandlungsraum mit Liege- bzw. verstellbarem Stuhl und entsprechender Lichtquelle durchgeführt werden. Nötig sind eine Stoppuhr, Pinsel, Stieltupfer und Schwämmchen. Außer der verwendeten Peelingsubstanz sind Präpeelingemulsionen oder 0,1%ige Tretinoincreme, Lösungen zur Hautreinigung, Fettcremes, sowie kühlende Packungen zur Nachbehandlung erforderlich. Außerdem müssen Schüsseln mit Eiswasser sowie eine 1–5%ige Natriumbicarbonatlösung oder Neutralisierungsgel (zum Fruchtsäurepeeling) bereitgehalten werden.

Wertung der Methode für die Praxis

Peelings haben den Zweck, die gealterte Hauttextur zu verbessern und die Fibroblasten in der darunter gelegenen Dermis zur Neubildung von kollagenen Fasern zu stimulieren, mit dem Resultat einer Straffung der Hautoberfläche.

» *Peelings stimulieren die Fibroblasten der Dermis zur Neubildung von kollagenen Fasern*

Tiefe Falten, die auf sichtbarem Schwund der Dermis beruhen (z. B. Nasolabial) können jedoch durch Peels nicht beseitigt werden.

Gleichzeitig werden andere Zeichen der Hautalterung entfernt oder positiv beeinflusst wie Pigmentierungen, aktinische Keratosen und beginnende seborrhoische Verrucae.

Je weniger intensiv das Peel in Substanz und Konzentration, desto geringer die sichtbare Wirkung, aber auch die Wirkung auf die Haut, und desto häufiger die Notwendigkeit der Wiederholung. Während Fruchtsäurepeels alle 2–4 Wochen durchaus 10-mal durchgeführt werden müssen, kann ein signifikanterer Effekt schon durch ein einziges TCA-Peel erreicht werden, allerdings werden wegen der geringeren Ausfallszeiten oberflächliche Peelings meist bevorzugt. Die Ausfallzeit bei Fruchtsäurepeels ist in der Regel nicht gegeben oder vernachlässigbar (maximal 1–2 Tage bei sehr empfindlichen Personen).

Patienten mit ausgeprägten Alterserscheinungen werden zufriedener mit mitteltiefen Peelings sein. Das mitteltiefe Chemical Peeling ist eine effektive Methode zur Straffung der Altershaut, jedoch müssen Patienten eine Ausfallszeit von mindestens einer Woche einplanen, da Erytheme, Irritationen, Schwellungen und Krustenbildung zu erwarten sind. Dies gilt verstärkt für das tiefe Peeling, das auch als „Facelift ohne Skalpell" bezeichnet wird. Für diese sehr effiziente Behandlung müssen Patienten mit einer Ausfallszeit von etwa zwei Wochen rechnen.

Literatur

1. **Baker TJ, Gordon HL.** Surgical rejuvenation of the face. St. Louis: Mosby, 1986.
2. **Bayerl C.** Chemisches Peeling. In: Worret, Gehring (Hrsg). Kosmetische Dermatologie. Heidelberg, Berlin: Springer, 2003: 189–195.
3. **Bayerl C, Worret I.** Chemisches Peeling. Leitlinien der Arbeitsgemeinschaft für ästhetische Dermatologie und Kosmetologie e.V. (ADK) der DDG. Aesthetische Dermatologie 2003; 4: 34–41.
4. **Becker FF, Langford FP, Rubin MG, Speelman P.** A histological comparison of 50% and 70% glycolic acid peels solutions with various pHs. Dermatol Surg 1996; 22: 463–465.
5. **Bernstein EF, Underhill CB, Lakkakorpi J, Ditre CM, et al.** Citric acid increases viable epidermal thickness and glycosaminoglycan content of sun-damaged skin. Dermatol Surg 1997; 23: 689–694.
6. **Butler PEM, Gonzalez S, Randolph MA, Kim J, et al.** Quantitative and qualitative effects of chemical peeling on photoaged skin: an experimental study. Plast Reconstr. Surg 2001; 107: 222–228.
7. **Clark RE, Weingold OH, Hirsh E, et al.** TCA chemical peel effective for extensive actinic keratoses. Skin Allergy News 1991; 22: 34
8. **Ditre CM, Griffith TD, Murphy GF, et al.** Effects of α-hydroxy acids on photoaged skin: a pilot clinical, histologic, and ultrastrucutral study. J Am Acad Dermatol 1996; 34: 187–195.
9. **Drake LA, Dinehardt SC, Goltz RW, et al.** Guidelines for chemical peeling. J Am Acad Dermatol 1995; 33:497–503.
10. **Fratila A, Uerlich M.** Fruchtsäurepeeling: Die dermatologische und ästhetisch-korrektive Anwendung von Alpha-Hydroxysäuren (AHA). Hautarzt 1999; 50: 448–460.

11. **Funasaka Y, Sato H, Usuki A, Ohashi A, et al.** The efficacy of glycolic acid for treating wrinkles. Analysis using newly developed facial imaging systems equipped with fluorescence illumination. J Dermatol Sci 2001; 27, S1: 53–59.
12. **Javaheri SM, Handa S, Kaur I, Kumar B.** Safety and efficacy of glycolic acid facial peel in Indian women with melasma. Int J Dermatol 2001; 40: 354–357.
13. **Kim SW, Moon SE, Kim JA, Eun H.** Glycolic acid versus Jessner´s solution: Which is better for facial acne patients? A randomized prospective clinical trial of split-face model therapy. Dermatol Surg 1999; 25: 270–273.
14. **Kligman AM, Baker TJ, Gordon HL.** Long-term histologic follow-up of phenol face peels. Plast Reconstr Surg 1985; 75: 652–659.
15. **Krutmann J, Diepgen T.** Hautalterung, Grundlagen, Prävention, Therapie. Berlin, Heidelberg: Springer, 2003.
16. **Lavker RM, Kaidbey K, Leyden JJ.** Effects of topical ammonium lactate on cutaneous atrophy from a potent topical corticosteroid. J Am Acad Dermatol 1992, 26: 535–544.
17. **Lawrence N, Brody HJ, Alt TH.** Chemical Peeling In: Cosmetic surgery of the skin. Principles and techniques. Colemann WP, Hanke CW, Alt TH, Asken S. (eds.) 2nd edition, Mosby Year Book, 1997, S. 85–111.
18. **Lawrence N, Cox SE, Cockerell CJ, et al.** A comparison of the efficacy and safety of Jessner´s solution and 35% trichloroacetic acid vs 5% fluorouracil in the treatment of widespread facial actinic keratoses. Arch Dermatol 1995; 131: 176–81.
19. **Letessier SM.** Chemical peel with resorcin. In: Roenigk RK, Roenigk HH (eds) Dermatologic surgery. New York: Dekker, 1989: 1017.
20. **Mackee GM, Karp FL.** The treatment of post-acne scars with phenol. Br J Dermatol 1952; 64: 456.
21. **Nelson BR, Fader DJ, Gillard M, et al.** Pilot histologic and ultrastructural study of the effects of medium depth facial peels on dermal collagen in patients with actinically damaged skin. J Am Acad Dermatol 1995; 132: 472–478.
22. **Newman N, Newman A, Moy LS, Babapour R, et al.** Clinical improvement of photoaged skin with 50% glycolic acid. A double-blind vehicle-controlled study. Dermatol Surg 1996; 22: 455–460.
23. **Obagi TF, Obagi S, Alaiti S, Stevens MB.** TCA-based blue peel: a standardized procedure with depth control. Dermatol Surg 1999; 25: 773–780.
24. **Piacquadio D, Dobry M, Hunt S, Andree C, et al.** Short contact 70% glycolic acid peels as a treatment for photodamaged skin: a pilot study. Dermatol Surg 1996; 22: 449–452.

25. **Piérard GE, Kligman AM, Stoudemeyer T, Lévêque JL.** Comparative effects of retinoid acid, glycolic acid and a lipophilic derivative of salicylic acid on photodamaged epidermis. Dermatology 1999; 199: 50 53.
26. **Rendl M, Mayer C, Weninger W, Tschachler E.** Topically applied lactic acid increases spontaneous secretion of vascular endothelial growth factor by human reconstructed epidermis. Br J Dermatol 2001; 145: 3–9.
27. **Smith WP.** Epidermal and dermal effects of topical lactic acid. J Am Acad Dermatol 1996; 35: 388–391.
28. **Stegmann SJ.** A comparative histologic study of the effects of three peeling agents and dermabrasion on normal and sundamaged skin. Aesthet Plast Surg 1982; 6: 123–135.
29. **Stiller MJ, Bartolone J, Stern R et al.** Topical 8% glycolic acid and 8% L-lactic acid creams for the treatment of photodamaged skin. Arch Dermatol 1996; 123: 631–636.
30. **Tse Y, et al.** A clinical and histologic evaluation of two medium-depth peels. Glycolic acid versus Jessner´s trichloracetic acid. Dermatol Surg 1996; 22: 781–786.

2.3.2 Nicht-ablatives Laser-Subsurfacing

Klaus Fritz

Methode

Bei der Faltenbehandlung mit Lasern wird grundsätzlich zwischen dem Laser-Resurfacing (s. Kap. 2.3.3, S. 94 ff) und dem Laser-Subsurfacing unterschieden.

Bis vor wenigen Jahren wurden zur Faltenbehandlung fast ausschließlich ablative CO_2- oder Erbiumlaser eingesetzt. Der Nachteil dieser effektiven Methode ist, dass viele Patienten vor den nicht unerheblichen Nebenwirkungen und Risiken ablativer Laserverfahren zurückschrecken, bei denen die Haut operativ abgetragen wird und sozusagen eine Schürfwunde entsteht. Besonders in Europa war vielen Patienten diese Vorgehensweise zu aggressiv. Daher haben sich mittlerweile zahlreiche weniger invasive Methoden etabliert, wie die Laserbehandlung ohne OP, das Laser-Subsurfacing.

» Thermische Reize regen Kollagenneubildung an

Bei diesem Verfahren soll durch nicht-ablative Laser, z. B. die Diodenlaser, unter Schonung der oberflächlichen Hautschichten die Neubildung kollagener Fasern im Bindegewebe der Haut durch thermische Reize angeregt werden. Während die oberen Hautschichten durch Kühlsysteme geschützt werden (Spraytechnik, Kontaktkühlung, externe Kühlluft), setzt der Laserstrahl einen kontrollierten Hitzeimpuls in der mittleren Hautschicht, der zur Neubildung von Kollagen führen soll.

Indikationen

Das Laser-Subsurfacing eignet sich besonders für jüngere Patienten ab 35 und wird gegen oberflächliche Fältchen, vor allem an Wangen, Hals, Augen (Abb. 1) und Mundpartie eingesetzt.

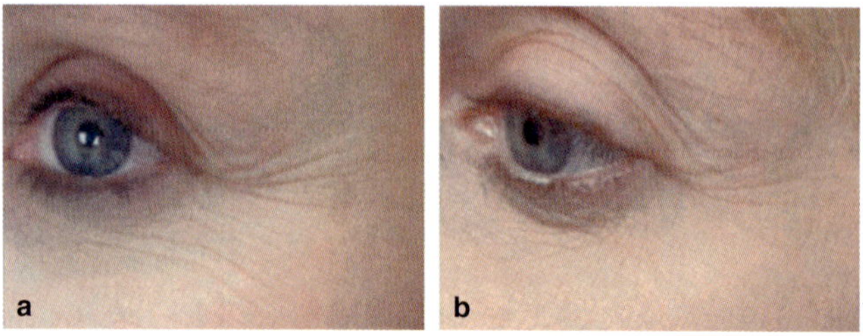

Abb. 1: Augenpartie: Zustand vor (a) und nach (b) Laser-Subsurfacing mit dem Aramis-Laser.

Praktische Durchführung

Das Laser-Subsurfacing kann ambulant durchgeführt werden.

Vorbereitung. Eine Schmerzausschaltung ist im Allgemeinen nicht erforderlich, könnte aber durch den Einsatz oberflächenanästhesierender Cremes oder auch nur Kaltluft (z. B. CRYO, Fa. Zimmer) erreicht werden.

» Probebehandlung ist empfehlenswert wegen eventeller Hyperpigmentierungen bei dunkleren Hauttypen

Durchführung. Eine Probebehandlung ist empfehlenswert, da bei dunkleren Hauttypen Hyperpigmentierungen auftreten könnten. In der Regel können je nach Gerät die Behandlungen dann im Abstand von etwa zwei Wochen (1–3) durchgeführt werden. Für ein Gesicht benötigt man ca. 10–20 Minuten, für die ebenfalls behandelbaren Stellen, wie z. B. Bauchdecke oder Hals, auch länger.

In diesem Gerätesegment drängen derzeit mehrere neue Produkte auf den Markt, deren Überlegenheit noch geprüft wird, die aber z. T. vielversprechend klingen wie der Tighten (Cutera) und Thermage (Laserpoint). Technisch basieren alle auf einer gewollten Hitzeschädigung fokal mit dadurch in Gang gesetzten Wundheilungsvorgängen, die durch Fibroblastenproliferation eine Gewebestraffung ermöglichen und auch bereits zu Straffungen durch Shrinking führen können. Je wirksamer die Geräte sind, desto gründlicher muss die Schulung und desto vorsichtiger die Durchführung sein.

Nachsorge. Zur Feuchtigkeitsvermittlung und Hautberuhigung eignet sich nach dem Eingriff die Applikation von Thermalwasser (z. B. Vichy-Thermalwasser Spray, Thermalwasser Spray Avene, La Roche Posay-Thermalwasser Spray), Anwendung am besten dreimal täglich.

» *Hautpflege soll Hautregeneration stimulieren*

Die Hautpflege sollte darauf abgestimmt werden, dass eine kontinuierliche Stimulation der Hautregeneration unterstützt wird. Dies kann durch Produkte erreicht werden, die der Feuchtigkeitsvermittlung dienen. Cremes mit hohem Hyaluronsäuregehalt (Viscontour Serum, Aesthetico Zellactiv) oder Harnstoff (z. B. Urea Pflegeserie) binden die Feuchtigkeit in der Haut. Auch Produkte auf der Basis von Thermalwasser erzielen diesen Effekt (z. B. Thermal Fix, Hydrance Optimale, Hydraphase oder Hydroprotect).

Sinnvoll sind des weiteren Vitamin-K-Salben (Auriderm K), um Hämatome zu reduzieren und Radikalfängerhaltige Cremes, um Reparaturvorgänge zu unterstützen (z.B. Reti-C). Das in Anti-Aging-Produkten häufig enthaltene Vitamin C ist einerseits ein potenter Radikalfänger, der andererseits die Kollagen-Neosynthese unterstützt.

Um ein Austrocknen der Haut zu verhindern, sind für die Nacht Pflegeprodukte für trockene Haut zu empfehlen. Pflegeprodukte, die Vorstufen eines körpereigenen Lipids enthalten, fördern auch die Ceramidsynthese (z. B. Nutrilogie®).

Bei postmenopausalen Frauen sind auch Phytoflavonhaltige Pflegeprodukte sinnvoll (z. B. Novadiol®), die in der Dermis zusätzlich die Kollagensynthese stimulieren. Sie wirken am besten, wenn nicht zusätzlich mit Östrogenen substituiert wird. Ein Phytoöstrogen kann auch bei Männern eingesetzt werden. Da Männer fast keine Östrogene aufweisen, kommt ein Phytoöstrogen an der Haut zur Wirkung, weil die Rezeptoren nicht durch körpereigene Östrogene besetzt sind. Der Effekt verbessert die Hautstruktur wie bei Frauen, und es ist keine Konkurrenz zu im Körper vorhandenen oder substituierten Östrogenen zu erwarten. Da die Dosierung sehr gering ist, muss keine systemische Wirkung befürchtet werden.

Tipps zur Behandlung. Eine Wirkung ist nur bei regenerationsfähiger Haut zu erwarten, bei der noch keine Anzeichen einer fortgeschrittenen Hautalterung vorliegen. Für Sonnenanbeter und Raucher ist dieses Verfahren nicht geeignet. Im Allgemeinen dauert es mindestens sechs bis zwölf Monate, bis ein subjektiv spürbarer Erfolg eintritt. Eine Fotodokumentation vorher und nachher – auch der Hauttextur – ist empfehlenswert, wie auch die Kombination mit Methoden, die rasche Erfolge zeigen, um die Compliance der Patienten nicht übermäßig zu erschweren.

Voraussetzung für die Durchführung. Voraussetzung ist nach entsprechender Schulung ein entsprechendes Gerät.

Mehrere nicht-ablative Lasersystem stehen zur Verfügung, die durch fehlende Wunde und weitgehende Schmerzfreiheit überzeugen.

Hierzu gehören vor allem:

- Cool touch (Fa. KE Medical)
- Nd.Yag 1064 nm (CoolGlide Vantage, Fa. Cutera)
- Thighten (Fa. Cutera)
- Smooth Beam (1450 nm – Fa. Candela)
- Aramis (1380 nm – Fa. Quantel)
- gepulste Farbstofflaser (585 und 595 nm – Fa. Candela, Cynosure u. a.)
- Thermage-Radiofrequenztherapie
- Kombinierte IPL und Radiofrequenztherapie-Technik (Fa. Syneron)
- Für spezielle Anwendungen der photodynamischen Therapie (PDT): iClear, MultiClear (Fa. Curelight).

Nebenwirkungen

Es sind Hautrötungen und Reizungen zu erwarten, abhängig von Hauttyp und Fluence.

Wirksamkeit der Methode

Mit dem Laser-Subsurfacing steht eine Methode zur Verfügung, die wie die Behandlung mit ablativen CO_2- und Erbiumlasern eine Kollagenneubildung und -umorientierung bewirkt, aber nicht mit ausgeprägten Nebenwirkungen wie Hyper- und Hypopigmentierungen, langfristigen

Rötungen und Narben behaftet ist. Allerdings ermöglicht sie auch nicht im entferntesten die Ergebnisse des operativen Vorgehens.

Dass auch mit nicht-ablativen Verfahren eine subjektive und objektive Verbesserung des Hautbildes erreichbar ist, zeigte eine sechsmonatige Studie aus Frankreich. Hier wurden 52 Patienten mit einem Durchschnittalter von 47 Jahren mit Krähenfüßen und Augenfalten behandelt. Der Erfolg nach vier Sitzungen wurde gemessen. Im Mittel zeigte sich eine Faltenreduktion um 40% nach der vierten Lasersitzung bei Behandlung mit einem Laser um 1380 nm. Die Patienten selbst beobachteten eine kontinuierliche, sichtbare Verbesserung mit jeder Behandlung. Mittels Hautproben und Ultraschallbildern konnte eine Zunahme der Kollagenfasern nachgewiesen werden. Die Schmerzhaftigkeit wurde subjektiv von den Patienten auf einer Schmerzskala bewertet. Bei 220 von 222 Lasersitzungen gaben die Patienten Schmerzlosigkeit an, nur in zwei Sitzungen einen minimalen Schmerz. Nebenwirkungen wurden bei keiner der Sitzungen beobachtet.

» *40%ige Faltenreduktion nach vier Sitzungen*

Um den Erfolg noch zu steigern, ist eine Kombination mit Hyal-System® oder Oberflächen-Peelings empfehlenswert.

2.3.3 Ablatives Laser-Resurfacing

Alina Fratila

Laser Skin Resurfacing (LSR) ist die unblutige und sehr präzise Vaporisation feinster Hautschichten, die zu einer kompletten Hauterneuerung und somit Hautverjüngung führt. Die aktinisch geschädigte Haut mit Falten und Pigmentflecken wird gleichmäßig abgetragen, zugleich wirken kontrollierte thermische Effekte auf das umliegende Gewebe, wodurch das Gewebe gestrafft und die Produktion von neuem Kollagen angeregt wird. Eine gesunde, glatte, strahlende Haut kommt nach der Abheilung zum Vorschein.

» *LSR als wirksamste Behandlung zur Hauterneuerung und Straffung*

LSR kann entweder mit dem CO_2-Laser (10600 nm) oder mit dem Erbium-YAG-Laser (2940 nm) durchgeführt werden oder aber mit einer Kombination der beiden Laser (Derma-KTM der Firma Lumenis). Seit der Einführung der UltraPulse-CO_2-Lasergeräte vor 10 Jahren hat sich die Methode der LSR als die wirksamste Behandlung zur Hauterneuerung und Straffung erwiesen. Kein anderes System erzielt so brillante Resultate, und obwohl bisher schätzungsweise mehr als eine Million Patienten weltweit behandelt wurden, hat sich diese Operation bzw. Behandlungsmethode dennoch nicht als Methode der Wahl etabliert. Grund dafür sind die sehr teuren Lasergeräte und auch die potenziellen Nebenwirkungen, die zum einen auf eine fehlerhafte Nachbehandlung, aber auch auf mangelnde Compliance der Patienten zurückzuführen sind.

Gleichwohl spielt die Wahl des Lasergerätes eine entscheidende Rolle, um Nebenwirkungen wie lang anhaltende Erytheme, Hypopigmentierungen und Narbenbildungen zu vermeiden. Wird ein Skin Resurfacing mit einem Continuous-Wave-CO_2-Laser oder Super-Pulse-CO_2-Laser durchgeführt, so sind Nebenwirkungen fast obligat zu erwarten. Patienten, die Komplikationen erlebt haben, wurden mit negativen spektakulären Berichten immer wieder in den Medien vorgestellt. Die anfängliche Euphorie, ein allgemein bekanntes Phänomen bei Einführung einer neuen Lasertechnologie, schlug ins andere Extrem um: Es wurde vor der Methode wegen der potenziellen Nebenwirkungen gewarnt. Alternative Behandlungsmethoden wie Photorejuvenation wurden zunehmend populärer. Weil die Behandlungsindikationen der beiden Methoden völlig unterschiedlich sind, halte ich z. B. die Empfehlung für irreführend, eine 60-jährige Patientin mit Glogau-Hauttyp 3 oder 4 mit Photorejuvenation zu behandeln und ihr ein gleiches Ergebnis wie mit CO_2-Laser Skin Resurfacing zu versprechen.

» Kombination von CO_2-Laser und Erbium-YAG-Laser

Die Operationstechnik des Laser Skin Resurfacing wurde kontinuierlich weiterentwickelt. Durch die Kombination des CO_2-Lasers mit dem Erbium-YAG-Laser können heute noch bessere Ergebnisse erzielt werden. So ist bei besserem Effekt in der Abflachung von Aknenarben die thermische Nekrose der Haut reduziert worden. Laser Skin Resurfacing ist heute die effektivste und bewährteste Operationsmethode zur Behandlung der stark aktinisch geschädigten Haut mit tiefen Falten und Präkanzerosen, die von einigen wenigen, vor allem operativ tätigen Dermatologen, aber auch von erfahrenen Chirurgen oder plastischen Chirurgen durchgeführt wird. Operateure, die die fortschrittlichsten CO_2-Laser anwenden, die ultragepulsten CO_2-Laser-Systeme (UltraPulse CO_2 5000 Laser, UltraPulse CO_2 Encore – Firma Lumenis), über langjährige Operationserfahrungen verfügen und ein spezialisiertes Pflegepersonal ausgebildet haben – denn die postoperative Wundbehandlung ist fast wichtiger als die Operation selbst – erfreuen sich zunehmender Patientenzahlen durch persönliche Empfehlung der zufriedenen Patienten.

Indikationen und Kontraindikationen

Mit LSR kann ein breites Spektrum an Hautproblemen erfolgreich beseitigt werden. Die medizinischen Hauptindikationen wie Akne und Windpockennarben sind, ebenso wie postoperative und posttraumatische Narben, gute Indikationen, vor allem für die Kombinationsbehandlung mit dem Er:YAG- und dem CO_2-Laser. Alle benignen intraepidermalen Läsionen, wie aktinische Keratosen, Cheilitis actinica, Lentigines und Epheliden können in einem Arbeitsgang vaporisiert werden. Bei amelanotischen Compound Naevi und seborrhoischen Keratosen kann meistens punktuell vaporisiert werden. Hierfür ist der Er:YAG-Laser das Gerät der Wahl, ebenso wie für benigne dermoepider-

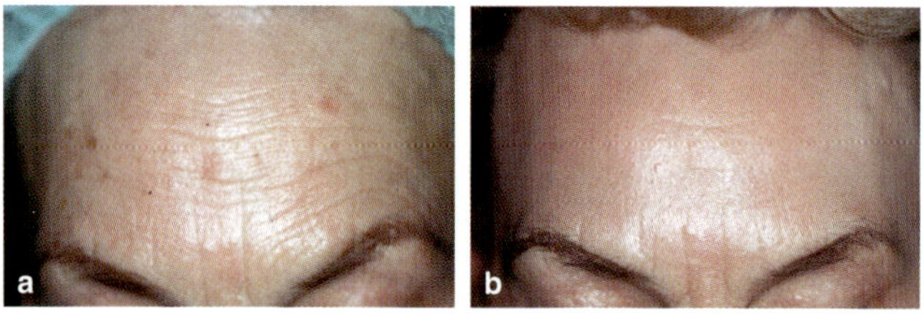

Abb. 1: a) Photo-Aging präoperativ; b) Vier Monate nach UltraPulse CO_2-Laser Skin Resurfacing.

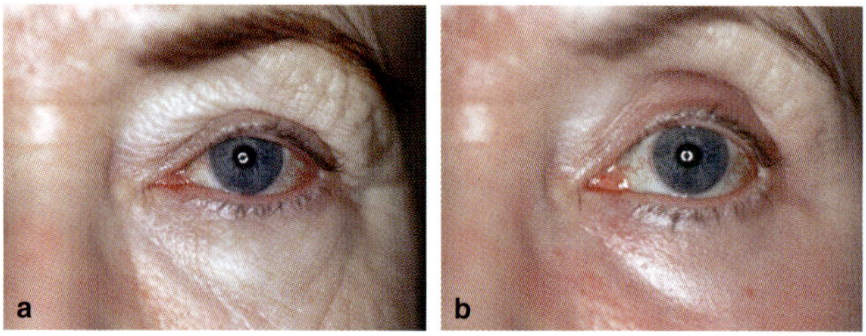

Abb. 2: a) Dermatochalasis und aktinische Elastose präoperativ; b) Vier Monate nach Oberlid- und transkonjunktivaler Unterlid-Laser-assistierter Blepharoplastik mit UltraPulse CO_2-Laser Skin Resurfacing periorbital.

male Läsionen, wie z. B. Xanthelasmen, Syringome, Trichoepitheliome oder Talgdrüsenhyperplasien und Rhinophym sowie Narben am Körper.

» *Als ästhetische Indikation gilt das Photo-Aging*

Als ästhetische Indikation gilt das Photo-Aging (Abb. 1), die aktinisch geschädigte Haut mit Falten, vor allem perioral, periorbital (Abb. 2) und an den Wangen. Der ideale Patient, bei dem keine Nebenwirkungen zu erwarten sind, hat einen Hauttyp 1 bis 2 nach *Fitzpatrick* (s. Tab. 1, S. 31). LSR ist ferner die Therapie der Wahl für Krähenfüße. Die kontinuierliche Anwendung von Botulinumtoxin A postoperativ führt zu lang anhaltenden, guten Ergebnissen.

Sekundäre Indikationen sind z. B. Mimikfalten an Glabella und Stirn. Diese sollten zunächst mit Botulinumtoxin A behandelt und nachträglich, wenn noch notwendig, mit Skin Resurfacing weiter verbessert werden. Mit seiner höheren Absorption im Wasser (ca. 10fach höher als CO_2-Laser) eignet sich der Er:YAG-Laser sehr gut auch für die punktuelle Vaporisation benigner Hautläsionen.

Bei den Kontraindikationen kann man relative und absolute unterscheiden. Als absolute Kontraindikation ist die systemische Behandlung mit Isotretinoin in den letzten sechs Monaten zu sehen. Weitere absolute Kontraindikationen für LSR sind: eine akute Herpes-simplex-Infektion, offene Wunden, hypertrophe und Keloidnarben, Radiotherapie im Gesicht, neurotische Exkoriationen und psychiatrische Grunderkrankungen.

» Es gibt absolute und relative Kontraindikationen

Relative Kontraindikationen sind eine noch aktive Akne vulgaris papulo-pustulosa, eine atopische Diathese mit multiplen Allergien, Hauttyp 5 und 6 nach Fitzpatrick, starker Nikotinabusus, Persönlichkeitsstörungen oder unrealistische Erwartungen seitens des Patienten oder eine zu erwartende mangelnde Compliance sowie maligne Hauttumoren in der Patientenanamnese.

Patienten, die bei der Voruntersuchung eine pathologische Unterlid-Laxität aufweisen, eine malare Hypoplasie haben oder unter Exophthalmus leiden, sollen ein periorbitales Laser Skin Resurfacing nur erhalten, wenn der Snaptest < 3 sec ist, andernfalls müsste zur Stärkung oder Korrektur der Unterlid-Laxität gleichzeitig eine Kanthopexie durchgeführt werden.

Perioperative Behandlungsstrategien

Wie bereits erwähnt, sind postoperative Nebenwirkungen auch auf eine mangelnde Compliance seitens des Patienten zurückzuführen. Ich halte aus diesem Grund die Aufklärung der Patienten präoperativ sowie das Aushändigen eines Merkblattes mit Verhaltensregeln für die Vorbereitung und die Nachbehandlung für sehr wichtig, um unerwünschte Nebenwirkungen postoperativ zu vermeiden.

» Postoperative Nebenwirkungen auch durch mangelnde Compliance

Bei Patienten mit trockener Haut sollte zwei Wochen präoperativ, bei Patienten mit seborrhoischer Haut bis zu vier Wochen präoperativ mit Vitamin-A-Säure-haltigen Cremes vorbehandelt werden, um durch Steigerung der Mitoserate der Keratozyten eine schnellere Reepithelisierung zu bewirken. Ebenso werden postoperative Komplikationen wie Milien und Pigmentstörungen dadurch minimiert. Die Vitamin-A-Säure-haltige Creme (z. B. Airol®)

soll einmal täglich, am besten abends, aufgetragen werden. Vor allem bei den Patienten, die die so genannte Tretinoin-Dermatitis entwickeln, kann sie im Wechsel mit Kortison-haltigen Cremes kombiniert angewandt werden. Um eine Austrocknung der Haut mit konsekutiver Rötung und Juckreiz zu vermeiden, sollten zwischendurch auch andere Cremes, wie z. B. Toleriane®, Toleriane Rich®, Cold Cream benutzt werden. Allen Patienten sollte eine Herpes-simplex-Prophylaxe mit Aciclovir verordnet werden, beginnend zwei Tage präoperativ mit 3-mal 400 mg pro Tag über insgesamt 10 Tage. Ich empfehle dies auch bei negativer Herpes-simplex-Anamnese.

» Bei Ganzgesichts-LSR: präoperative Infektionsprophylaxe

Bei Patienten, die eine Ganzgesichts-LSR-Behandlung erhalten, sollte präoperativ eine Infektionsprophylaxe durchgeführt werden. Als Mittel der Wahl gilt Ciprofloxacin oder Cefuroxim i.v. zwei Stunden präoperativ. Die kontinuierliche Gabe eines Antibiotikums über eine Woche steigert nur die Resistenzrate und wird aus diesen Gründen primär nicht empfohlen.

Patienten, die zu Pigmentstörungen neigen, werden zwei Wochen präoperativ mit einer Vitamin-A-Säure-haltigen Creme in Kombination mit Hydrochinon behandelt. Mindestens eine Woche vor und eine Woche nach der Operation ist das Rauchen verboten. 60 mg Prednisolon einmal täglich morgens an zwei aufeinander folgenden Tagen unmittelbar postoperativ hat sich als sehr gute Prophylaxe gegen das starke postoperative Ödem erwiesen. Cremes mit hohem Lichtschutzfaktor (z. B. Capital Soleil Stick LSS 60/UVA 20, Anthélios XL 60 + Milch oder Creme, Anthélios XL 60 + Fluide extrême, Avène 60 B, 60 A Creme oder Milch oder Photoderm max SPF 100, um nur einige zu nennen) werden postoperativ für mindestens zwei bis drei Monate empfohlen.

Operatives Vorgehen

Die Operation des Laser Skin Resurfacing kann entweder in örtlicher Betäubung, ggf. mit zusätzlicher Leitungsanästhesie (infraorbital, supraorbital oder mental) oder aber in Vollnarkose durchgeführt werden – je nach Ausdehnung der Operation und Indikationsstellung.

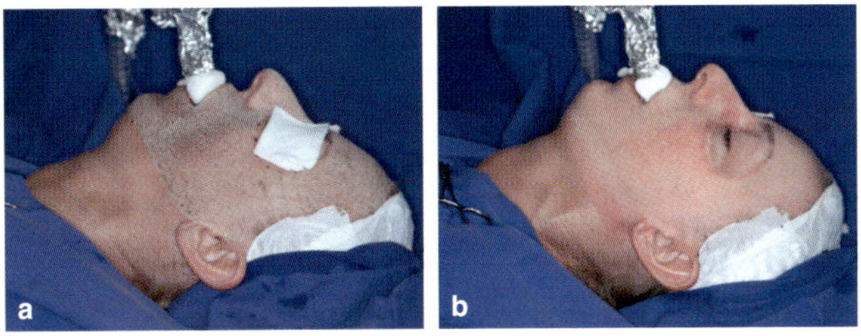

Abb. 3: a) Gesicht intraoperativ nach einem Arbeitsgang (Pass) UltraPulse CO_2-Laser Skin Resurfacing; b) Gesicht intraoperativ nach drei Arbeitsgängen (Passes) UltraPulse CO_2-Laser Skin Resurfacing.

Eine begleitende Analgosedierung kann bei empfindlichen Patienten sehr nützlich sein. Ich bin der Meinung, dass für die Behandlung des ganzen Gesichtes eine Vollnarkose für die Patienten bei weitem angenehmer ist als eine Lokalanästhesie bzw. Tumeszenzanästhesie mit zusätzlicher Analgosedierung. Die Augen müssen mit nicht reflektierenden Metallaugenschalen geschützt werden. Diese werden unter den Lidern direkt auf die Augäpfel gelegt. Das ganze Behandlungsareal sollte mit nassen Kompressen abgedeckt werden (Abb. 3).

» LSR bei Aknenarben schwieriger als Behandlung gegen Falten

Ein LSR für die Behandlung von Aknenarben ist bei weitem anspruchsvoller und schwieriger durchzuführen als eine einfache Behandlung gegen Falten. Für die Therapie der Aknenarben empfehle ich eine kombinierte Laserung, zunächst mit dem Er:YAG-Laser, um zuerst eine Ablation der Narbenränder zu bewirken und anschließend mit dem UltraPulse CO_2-Laser Encore™, um ein Lifting der Haut einschließlich der Aknenarben flächendeckend zu erreichen. Energiedichten von bis zu 14 Joule/cm² werden beim Er:YAG-Laser-Resurfacing empfohlen. Mit dem Ultra Scan 5000 und dem UltraPulse 5000 CO_2 Laser werden Energiedichten von 300 mJ/Puls bei 60 Watt und Musterdichten von 6 empfohlen, während mit dem Ultra Scan Encore und dem UltraPulse CO_2 Encore-Laser, um eine ähnlich tiefe Vaporisation der Epidermis zu bewirken, Energiedichten von 100 mJ (wegen der kleineren 1,3 mm Spotgröße der einzelnen Schüsse) notwendig sind. Durch die Nutzung von computergestützten Mustergeneratoren (CPG = Computer Pattern Generator) ist die Behandlung schnell und gleichmäßig durchführbar, wobei mindestens zwei bis drei Arbeitsgänge (passes) notwendig sind, um eine komplette Ablation der Epidermis sowie eine Bindegewebsstraffung mit späterer Kollagenproliferation zu bewirken. Wenn am Ende der Operation erneut ein bis zwei Arbeitsgänge mit dem Er:YAG Laser durchgeführt werden, reduziert sich dadurch die durch LSR obligat resultierende Koagulationsnekrose, und es wird eine schnellere Abheilung ermöglicht.

Risiken und Begleiterscheinungen

» *Obligate Nebenwirkungen müssen dem Patienten präoperativ erklärt werden*

Wenn ein ultra-gepulster CO_2-Laser angewandt wird, der Operateur große Erfahrung besitzt, das Klinikpersonal sehr akkurat in der Wundversorgung geschult ist und der Patient gut aufgeklärt wurde und schriftliche Verhaltensregeln erhalten hat, treten Komplikationen insgesamt selten auf. Dennoch gibt es obligate Nebenwirkungen, und diese müssen dem Patienten präoperativ erklärt werden: Ödem, Exudation, Unwohlsein, Brennen, Juckreiz und Krustenbildung. Nach der Reepitelisierungsphase können Milien und Flushing auftreten. Die so genannte Tight-Phase (ein Gefühl der extremen Hautstraffung) ist auch ein obligates Erscheinungsbild. Unerwünschte Nebenwirkungen, wie Akne-Effloreszenzen, Hyperpigmentierungen, Synechien und Purpura können bei fachgerechter Behandlung ohne jegliche Folgen abheilen. Als unerwünschte Komplikationen gelten: über Monate anhaltende Erytheme, Verhärtungen und hypertrophe Narbenbildung, hypotrophe und hypopigmentierte Narben und Kontaktdermatitis. Weil die Operation technisch standardisiert ist und gute Lasergeräte fehlerfrei arbeiten, sind Narben als Nebenwirkung selten, sie können jedoch in der Praxis als Spätfolgen weiterer Komplikationen vorkommen, z. B. einer Herpes-simplex-Infektion oder einer bakteriellen Infektion. Eine sorgfältige postoperative Nachsorge ist aus diesen Gründen unabdinglich, um Spätfolgen zu vermeiden.

Leitlinien zum Laser Skin Resurfacing

Die Leitlinien zu Laser Skin Resurfacing sind zuletzt 1995 [7] erarbeitet worden. Die Autorin als Mitglied des wissenschaftlichen Beirates der European Society for Laser Dermatologie (ESLD) ist damit beauftragt worden, diese Leitlinien zu überarbeiten und zu aktualisieren.

Postoperatives Management

Ein semiokklusiver Verband mit einer Silikon-beschichteten perforierten Folie Typ Silon TSR® hat sich in der ersten Woche postoperativ am besten bewährt. Der Verband wird alle zwei Tage erneuert. Dadurch werden Krustenbildung und brennende Schmerzen vermieden, die Dauer des postoperativen Erythems drastisch reduziert und durch mechanischen Schutz sekundäre Infektionen vermieden. Die komplette Reepitelisierung dauert zwischen sieben und zehn Tage, danach kann die Haut fachmännisch mit einem Make-up abgedeckt werden (z. B. Dermablend®, Unifiance®). Es ist zu empfehlen, dass die Patienten ca. zwei Wochen Urlaub einplanen. Körperliche Belastung und Sport sowie Kontakt mit Sonne, Wind und heißer Luft sind für ca. sechs Wochen strikt zu vermeiden, danach über weitere drei Monate nur nach Anwendung einer Creme mit hohem Lichtschutzfaktor (über 40) erlaubt. Feuchtigkeit spendende Cremes, wie Thermal Fix, Hydranorm®, Tolériane®, Hydraphase XL, auch in Kombination mit Fruchtsäure-haltigen Cremes (z. B. Alphacid Creme oder Alpha KM Creme) ggf. auch in Kombination mit Vitamin-C-haltigen Präparaten (Active C XL, Reti C). Langfristig sind jedoch Cremes mit Lichtschutzfaktor von mindestens 20 zu benutzen (Anthélios 20, Capital Soleil XL 25, Eau thermale Avène Milch 25 B 15 A, etc.).

» *Langfristig ist Lichtschutzfaktor von mindestens 20 zu benutzen*

Ein Laser Skin Resurfacing verjüngt die Haut um mindestens zehn Jahre, ein Ergebnis, das möglichst lange erhalten bleiben und auch nicht durch Solarien oder intensive Sonnenbestrahlung beeinträchtigt werden sollte.

Literatur

1. **Alster TS, West TB.** Resurfacing of atrophic facial acne scars with a high-energy, pulsed carbon dioxide laser. Dermatol Surg 1996; 22: 151–154; discussion 154–155.
2. **Bernstein LJ, Kauvar ANB, Grossman MC, Geronemus RG.** The short- and long-term side effects of carbon dioxide laser resurfacing. Dermatol Surg 1997; 23: 519–525.
3. **Goldman MP.** Techniques for erbium:YAG laser skin resurfacing: Initial pearls from the first 100 patients. Dermatol Surg 1997; 23: 1219–1225.
4. **Goldman MP, Manuskiatti W.** Combined laser resurfacing with the UPCO2 & Er:YAG Lasers. Derm Surg 1999; 25: 160–163.
5. **Goldman MP, Marchell N.** Laser resurfacing of the neck with the combined CO2/Erbium:YAG laser. Dermatol Surg 1999; 25: 923–925.
6. **Goldman MP, Marchell N, Fitzpatrick RE, Tse Y.** Laser resurfacing of the face with the combined CO_2/Er:YAG Laser. Dermatol Surg 2000; 26: 102–104.
7. **Lowe NJ, Lask G, Griffin ME.** Laser skin resurfacing: Pre- and posttreatment guidelines. Dermatol Surg 1995;21: 1017–1019.
8. **Ruiz-Esparza J, Barba Gomez JM, Gomez de la Torre OL, Huerta Franco B, Parga Vazquez EG.** UltraPulse laser skin resurfacing in hispanic patients. A prospective study of 36 individuals. Dermatol Surg 1998; 24: 59–62.
9. **Trelles MA, Mordon S, Benitez V, Levy JL.** Er:YAG laser resurfacing using combined ablation and coagulation modes. Dermatol Surg 2001; 27: 727–734.

2.3.4 Resorbierbare und permanente Filler

Klaus Fritz

Kurzbeschreibung

Hat die Dermis erheblich an Substanz verloren und sind tiefe Falten eingetreten, so reichen Abtragungsmaßnahmen nicht, um eine glatte Haut wiederzuerlangen. Hier muss der Substanzverlust durch Füllmaterialien ausgeglichen werden.

Beispiele für Indikationen sind das Nachlassen der Lippendicke mit zunehmendem Alter, aber auch die Nasolabialfalten, die durch Schwund subdermalen Gewebes bei gleichzeitig mimisch bedingter Vertiefung entstehen.

Füllmaterialien können injiziert oder als feste Substanzen auch implantiert werden.

Ziel der Unterspritzung mit Füllmaterialien, die auch als „Filler" bezeichnet werden, ist ein Ersatz von Gewebe und Kollagen. Manche Produkte haben auch das Ziel, die endogene Biosynthese von Kollagen anzuregen.

Indikationen

Filler eignen sich für folgende Anwendungsbereiche:
- Falten
- Lippenaugmentation
- Hautunebenheiten
- Narben, die durch seitlichen Druck oder Dehnen des Gewebes abgeflacht werden können
- z. T. Augmentation von Wange und Kinn (z. B. Behandlung der Lipatrophie durch Sculptra®)

Substanzen

Als Füllmaterialien stehen abbaubare und nicht abbaubare Substanzen zur Verfügung, die im wesentlichen auf der Grundlage von Kollagen oder Hyaluronsäuren stehen. Diese können wiederum tierischen (Zyderm®, Zyplast®,

Hylaform®) oder biosynthetischen Ursprungs sein (Restylane®, Perlane®). Manche sind mit nicht-resorbierbaren Materialien versetzt, um eine Kollagenneubildung zu induzieren. Neue Polymilchsäureprodukte (Sculptra®) werden gezielt eingesetzt, um die Kollagenneubildung zu induzieren und weniger, um eine Fillerfunktion zu übernehmen. Auf diesem Gedanken basieren auch entsprechende Pflegepräparate (Liftactiv Pro®, Novadiol®), die zur externen Unterstützung nach der Applikation von diesen Fillern geeignet sind.

Weltweit ist eine große Zahl von Fillern erhältlich, davon sind aber nur einige in Europa üblich bzw. zugelassen (Tab. 1).

Die Zulassung wird in Deutschland nur als Medizinprodukt, nicht als Arzneimittel benötigt. Nicht zugelassene Füllmaterialien oder Implantate können aber durchaus auf Verantwortung des verordnenden oder applizierenden Arztes über die internationale Apotheke besorgt werden.

Als Idealanforderungen an Augmentationsmaterialien werden erwartet:

- Sicherheit (keine allergische oder karzinogene Wirkung)
- physiologische und immunologische Inaktivität
- lang anhaltender Effekt
- leichte Applizierbarkeit

Die Behandlung sollte für den Patienten nicht belastend sein und zu keinem Arbeitsausfall führen.

Die einzelnen Produkte unterscheiden sich durch Auffülleffekt, Dauer des Korrekturergebnisses, Nebenwirkungen und Implantationstechnik.

Native Hyaluronsäure (Hyal-System®, Ac Hyal®, Viscontour®) führt initial zu einem vorübergehenden korrektiven Effekt und längerfristig zu einer revitalisierenden Wirkung. Es handelt sich dabei aber um keinen Filler. Näheres s. Kap. 2.3.5, S. 127 ff.

Tabelle 1: Weltweit verfügbare Filler und Implantate (fett = in Deutschland zugelassen als Medizinprodukt bzw. marktüblich).

Abbaubar	Nicht abbaubar
▶ **Kollagene**	▶ **Artecoll (Arteplast)**
• Human placental collagen	▶ **AdatoSil 5000**
• Recombinantes menschl. Kollagen	▶ Silikon 1000
• **Zyderm I & II**	▶ Sil-Skin
• **Zyplast**	▶ PMS 350
• **Resoplast**	▶ Biocell Ultravital (Biopolymer 3)
• Koken Atelocollagen	▶ **Bioplastique**
• Porcine	▶ Metacrill
• Permacol	▶ EPTFE
• Fibroquel	▶ **Softform**
• Cosmoderm	▶ Ultra-Soft
• Cosmoplast	▶ **Gore-Tex**
▶ **Human Tissue Matrix**	▶ Acrylate
• Autologen	▶ **Dermalive, Dermadeep**
• Dermalogen	▶ **Aquamid**
• **Isolagen**	▶ **Advanta**
▶ **Minimal invasive chirurgische Implantate**	▶ **Evolution**
• Cymetra	
• Alloderm	
• Dermaplant	
• Fascian	
▶ **Hochvernetzte Hyaluronsäure-Filler**	
• **Belotero**	
• **Hyalaform Gel**	
• **Hylan Rofilan**	
• **Perlane**	
• **Restylane**	
• **Restylane touch**	
▶ **Unvernetzte, native Hyaluronsäure**	
• **Hyal-System**	
• **AcHyal**	
• **Viscontour**	
▶ **Fett Autolog** – (Profill)	
▶ **Polymilchsäure (Scalpha/New Fill)**	
▶ **Fibrel**	
▶ **Plasmagel**	
▶ **Matridex**	
▶ **Matridur**	
▶ **Outline**	
▶ **Reviderm intra**	

Abbaubare Filler

Präparate auf der Basis von Hyaluronsäure (z. B. Belotero®, Restylane®, Hylaform®, Hydrafill, Matridur®, Juvederm, Rofilan Hylan Gel)

Mit dem Alter nimmt der Hyaluronsäuregehalt der Haut ab. Hyaluronsäure erfüllt im Hautstoffwechsel mehrere wesentliche Aufgaben, sie

- hydratisiert die Haut,
- unterstützt den Nährstoffaustausch,
- gewährt mechanische Widerstandskraft.

» *Injektion von Hyaluronsäure bewirkt eine sofortige Augmentation*

Durch Injektion von Hyaluronsäure wird der verminderte Feuchtigkeitsgehalt der Haut wieder raumfüllend mit viskosem Material gefüllt und bewirkt eine sofortige Augmentation. In der Regel sind Folgeeinspritzungen im Abstand von drei bis zwölf Monaten nötig um das gewünschte Korrekturniveau zu halten.

Die hochgereinigte, injizierbare, quervernetzte Hyaluronsäure wird entweder biosynthetisch mittels Fermentierung durch Streptococcus equinus (Restylane®, Matridur®) oder aus Vogelgewebe (Hylaform®) gewonnen. Die Substanzen sind pyrogenfreie, sterile, viskoelastisch farblos transparente Gele ohne Zusatz eines Anästhetikums. Mehrere Produkte liegen in unterschiedlichem Vernetzungsgrad vor. Sie zeichnen sich durch eine hohe Biokompatibilität und gute viskoelastische Eigenschaften aus. Die Wirkdauer beträgt ca. 2–8 Monate, bei manchen Patienten bis zu einem Jahr.

Das Allergierisiko oder die Gefahr einer Granulombildung ist sehr gering, so dass eine vorherige Testung nicht erforderlich ist.

Man unterscheidet vernetzte (verkettete) Hyaluronsäuren im Gegensatz zu so genannten freien Hyaluronsäuren. Hoch vernetzte unterscheiden sich von den niedriger vernetzten auch durch die Zahl der Gelpartikel pro Volumeneinheit: Je geringer diese Zahl, d. h. je größer die Partikel, desto langsamer werden sie abgebaut und desto tiefer müssen sie injiziert werden. Dadurch eignet sich je nach Indikation eine hochvernetzte oder eine geringradig vernetzte Hyaluronsäure. Dies zeigt Tabelle 2 am Beispiel der nicht-animalischen synthetischen Hyaluronsäure von Q-Med (NASHA).

Tab. 2: Verschiedene Indikationen von hoch vernetzter (Restylane® Perlane) bis zu niedrig vernetzter (Restylane® Touch) Hyaluronsäure.

	Restylane® Perlane	Restylane®	Restylane® Touch
Zusammensetzung	20 mg/ml stabilisierte Hyaluronsäure	20 mg/ml stabilisierte Hyaluronsäure	20 mg/ml stabilisierte Hyaluronsäure
Anzahl von Gelpartikeln pro ml	10 000	100 000	500 000, alle von gleicher Größe
Indikationen	Nasolabiale Falten faziale Konturen Lipppenaugmentation	Glabella, orale Kommissuren, Lippenaugmentation und Lippenrand	Oberflächliche Fältchen und Linien, z.B. periorbital und perioral
Injektionstiefe	Tiefe Dermis und Subkutis	Mittlere Dermis	Obere Dermis
Ausmaß der Korrektur	100% Keine Überkorrektur	100% Keine Überkorrektur	100% Keine Überkorrektur
Volumen der Spritze	0,7 ml	0,7 und 0,4 ml	0,4 ml
Kanülengröße	27 G	30 G	31 G

Belotero® ist ein neuer Filler auf der Basis von Hyaluronsäure, der mittels der „Cohesive Polydensified Matrix"-Technologie (CPM®) hergestellt wird. Hierbei wird die fermentativ gewonnene Hyaluronsäure zunächst chemisch vernetzt und in mehreren Schritten weiter quervernetzt. Durch diese spezielle Herstellung entstehen unterschiedliche Viskositäten innerhalb des Gels, was in Praxi mehrere Vorteile hat:

Aufgrund der unterschiedlichen Viskositätszonen, d. h. flüssigerer und weniger flüssiger Bestandteile, lässt sich das Produkt leichter und damit schmerzfreier in die Dermis injizieren. Durch die – in einer histologischen Studie belegte – bessere und homogenere Verteilung in der Dermis entstehen weiche Übergänge von behandeltem zu nichtbehandeltem Areal. Dadurch werden selbst kleinste Spalträume gefüllt und auch feine Knitterfältchen neben der eigentlich zu behandelnden Falte verstrichen („Lifting-Effekt"). Dies führt zu einem besonders guten und natürlich anmutenden kosmetischen Ergebnis. Die mittels CPM®-Technologie hergestellte Hyaluronsäure ist stärker vernetzt als biphasische Produkte, bei denen hochvisköse HS-Partikel mit nativer Hyaluronsäure vermischt sind.

Deshalb kann das Hyaluronsäure-abbauende Enzym, die Hyaluronidase, schlechter am Molekül angreifen. Dies lässt auf eine längere Haltbarkeit des Fillers schließen, was in einer wissenschaftlichen Studie überprüft wird.

Belotero® steht in zwei Formen zur Verfügung:

- Belotero® basic zur Korrektur mittlerer bis tiefer Falten (z. B. Nasolabialfalten), sowie zur Volumenauffüllung von Lippen
- Belotero® soft zur Korrektur oberflächlicher Fältchen, z. B perioral.

Kollagene (z. B. Zyderm®/Zyplast®/Resoplast®)

Gelöstes injizierbares Kollagen aus Rinderhaut liegt in verschiedenen Konzentrationen vor, z. B. als Zyderm®: 1-ml-Fertigspritze mit 35 mg löslichem Kollagen und 3 mg Lidocain in physiologischer Kochsalzlösung. Oder als Zyplast®: 0,75-ml-Fertigspritze mit 43,75 mg löslichem Kollagen und 2,25 mg Lidocain in physiologischer Kochsalzlösung. Bei bis zu 1% der Patienten können allergische Reaktionen auf das Fremdmaterial auftreten. Um die Allergenität herabzusetzen wurden die Telo- bzw. Endopeptide von der Trippelhelix zwar abgespalten, vor der ersten Behandlung muss dennoch mindestens ein Allergietest (besser zwei) mit einer Wartezeit von je drei Wochen durchgeführt werden.

Das Behandlungsprinzip besteht aus Kollagensubstitution und Kollageninduktion. Für 6–24 Monate wird ein gutes Korrekturergebnis erreicht

Plasmagel

Plasmagel wird aus Blutbestandteilen des Patienten gewonnen, das Patientenblut wird zentrifugiert und das überstehende Plasma aufbereitet.

Aufbereitung:

- Blutentnahme in EDTA-Röhrchen
- Zentrifugieren bei 2500 g
- Überstand dekantieren und Plasma umfüllen insterile 12×75 mm Kulturröhrchen
- 20 µl einer 20%igen wässrigen Vitamin-C-Lösung hinzufügen (Endkonzentration 0,2%)
- 20 µl einer 50%igen wässrigen Lidocain-HCl-Lösung (Endkonzentration 0,5%)

- Mischung in zwei 1-ml-Spritzen aufziehen und verschließen
- im Wasserbad bei 70 °C für 5 min erwärmen
- dann im Wasserbad bei 95 °C für 2 min erwärmen
- auf Raumtemperatur abkühlen lassen
- injizieren

Tiefe Falten werden mit 0,05–0,1 ml im Abstand von 5–10 mm unterspritzt, oberflächliche Fältchen mit 0,02–0,05 ml in 3 mm Abständen. Durchschnittlich werden für Gesichtsfalten 2–3 ml je Sitzung injiziert.

Je oberflächlicher die Injektion erfolgt, desto länger hält das injizierte Material. Die klinischen Erfolge sind vergleichbar mit den resorbierbaren Fillern. Patienten wünschen in der Regel Behandlungen alle drei bis sechs Monate.

» Je oberflächlicher die Injektion von Plasmagel, desto länger hält das injizierte Material

Zur Durchführung der Folgebehandlungen kann das einmal gewonnene Blutserum eingefroren und dann entsprechend zu den Behandlungen zum Plasmagel aufbereitet werden, wofür es inzwischen auch ein Gerät gibt.

Polymilchsäure (Sculptra® Aventis/Dermik)

Polymilchsäure eignet sich besonders zum Auffüllen größerer Hautpartien, z. B. im Wangenbereich. Sculptra®, früher Newfill®, ist ein Polymilchsäure-Hydrogel (P.L.A.), das biologisch abbaubar, immunologisch inaktiv und biokompatibel ist. Das synthetische Polymer ist weder animalischer noch bakterieller Herkunft und kann ohne Hauttest sofort beim Patienten angewendet werden.

Das injizierbare Implantat wird als Kit mit zwei Lyophilisat-Ampullenflaschen, Spritzen und Injektionsnadeln geliefert.

Die Aufbereitung erfolgt zwei bis sechs Stunden vor der Behandlung frisch mit Aqua dest., eventuell unter Zusatz von 1,5–2,5 ml Scandicain oder einem anderen Lokalanästhetikum. Die Verdünnung sollte entgegen früherer Angaben 5 ml nicht unterschreiten, für flächenhafte Infiltrationen sogar bis 10 ml gesteigert werden. Die Auflösung sollte zunächst auf einer reinen Zugabe der flüssigen Medien erfolgen. Das Fläschchen sollte dann ein oder besser zwei Stunden ohne Rüttelprozess stehen. Anschließend durchmischt man über 20–30 Minuten kräftig, d. h. auf dem Rüttler im Labor oder von Hand.

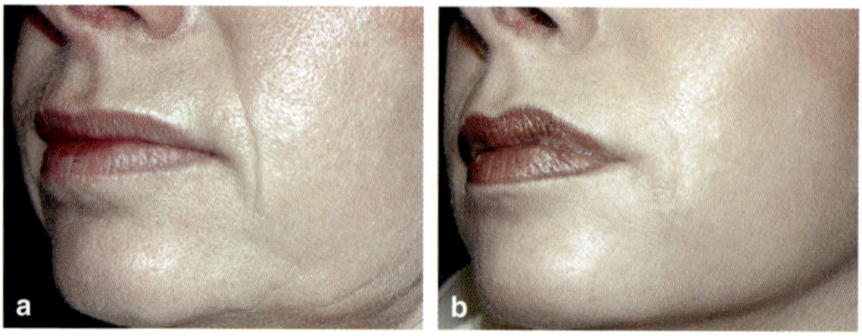

Abb. 1: Patientin vor (a) und nach (b) Behandlung der Nasolabialfalten mit Polymilchsäure. (Mit freundlicher Genehmigung von D. Vleggaar.)

» *Sofortige Wirkung durch Volumenauffüllung, danach Kollagen-Neosynthese*

Sculptra® zeigt eine sofortige Wirkung durch Volumenauffüllung, gefolgt von einem graduellen Korrektureintritt durch Kollagen-Neosynthese. Erst in dieser zweiten Phase kommt es nach 4–24 Wochen durch die Neubildung von Kollagenfasern zu einem ganz allmählichen, natürlichen und weichen Aufbau des Bindegewebes und damit zu einem Ausgleich von Falten und Konturdefekten.

Wird Polylactat zur Faltenaugmentation (Abb. 1) eingesetzt, hält die Wirkung dieses synthetisch hergestellten Gels länger als 18 Monate an.

Allergische Reaktionen sind nicht bekannt, eine vorherige Testung nicht erforderlich.

Im Durchschnitt sind zwei bis drei Behandlungen notwendig. Nur bei sehr regenerationsfreudiger Haut (meist < 40) kann eine einzelne Sitzung ausreichen. Die zweite Behandlung sollte nach vier bis acht Wochen erfolgen, die dritte und ggf. vierte meist erst nach drei Monaten, besser später, weil oft erst dann der Prozess des allmählichen eigenen Gewebeaufbaues sichtbar wird und eine weitere Behandlung einerseits entbehrlich sein kann, andererseits eine Überstimulation vermieden werden sollte.

Bei ausgeprägtem Turgorverlust und fortgeschrittener Hautalterung können vier und (selten) mehr Behandlungen im Abstand mehrerer Monate sinnvoll sein, dies sollte dem Patienten vorher gesagt werden. Unbedingt klar darzustellen ist, dass der Erfolg sich nicht auf den initial sichtbaren, aber nach vier Wochen meist wieder verschwundenen Fülleffekt beschränkt. Vielmehr tritt erst danach und langsam die eigentliche langfristige Verbesserung ein.

Es ist auch möglich, eine Kombinationsbehandlung mit anderen Füllmaterialien durchzuführen. So können spezielle Falten mit Hyaluronsäure unterspritzt werden, um einen rascheren Soforteffekt zu erhalten.

» Kombination mit anderen Füllmaterialien ist möglich

Für die Injektion der Polymilchsäure sollten 26-g-Nadeln verwendet werden, die auch im gelieferten Set enthalten sind, da dünnere die zähflüssige Masse nicht durchlassen. Verklebungen der Kanüle kann mit höheren Verdünnungen und einem Auflösungsprozess von mehr als drei Stunden vorgebeugt werden, sonst muss ggf. einmal die Kanüle gewechselt werden.

Nach der möglichst guten Verteilung schon durch die Injektion sollte die Region massiert werden, um granulomatöse Überreaktionen an einzelnen Stellen vorzubeugen.

Weitere Informationen unter www.sculptra.com.

Fibrel®

Fibrel ist eine Mischung aus Gelatine, Aminocarboxidsäure und 1% Lidocain. Sie wird unter dehiszierende Narben und Falten injiziert und erzielt eine Korrekturdauer von einem Jahr, in einigen Fällen bis zu fünf Jahren. Fibrel® kann bei Patienten mit allergischen Reaktionen auf Zyderm® angewendet werden, ist aber nur aufwendig aus den USA beziehbar und nicht marktüblich in Europa.

Hyaluronsäuren mit abbaubaren Mikropartikeln

Dextranmonomere (z. B. Reviderm intra und Matridex®)

Beide Füllmaterialien bestehen aus quervernetzter Hyaluronsäure und flexiblen Dextranmikropartikeln (Typ Sephadex 40–60 Mikron). Die Produkte sind hochgereinigt, viskoelastisch, biokompatibel und biologisch abbaubar. Sie werden durch Biosynthese gewonnen.

Wirkung. Zunächst entsteht durch Hyaluronsäure ein sofortiger Auffülleffekt und erst nach mehr als vier Wochen reagiert das Bindegewebe auf die injizierten Dextranmikroperlen mit einer nachweisbaren Kollagenfaser-Neubildung, die bei 80% der Patienten auch ein Jahr später noch bestehen soll. Folgeinjektionen sind manchmal zur Erzielung des gewünschten Korrekturergebnisses nötig.

» Dextranmikroperlen bewirken nachweisbare Kollagenfaser-Neubildung

Die Injektion erfolgt analog zu den höher vernetzten Hyaluronsäuren, es wird also tiefer injiziert. An sensiblen Geweben kann es für Stunden bis zu drei Tagen zu Schwellungen kommen, eine Tatsache, die beim Einsatz z. B. an den Lippen mit dem Patienten zuvor besprochen werden muss.

Abbaubare Acrylate (Outline®)
Outline® ist ein synthetisches biodegradierbares Produkt aus Polyacrylamid-Hydrogel. Eine Behandlung kann ohne vorherigen Hauttest erfolgen. Die Wirkungsweise entspricht der von Evolution® (s. S. 114), jedoch ist die Wirkdauer mit 1,5–2 Jahren kürzer.

Human Tissue Matrix (Autologen®, Dermalogen®, Isolagen®)
Autologen® ist eine injizierbare Suspension aus den extrazellulären Bestandteilen der eigenen Haut und ist in 1-ml-Fertigspritzen als 2,5- oder 10%ige Suspension erhältlich.

Dermalogen® ist bezüglich Zusammensetzung und Herstellungsverfahren vergleichbar, die Haut stammt jedoch von Spendern.

Isolagen® ist eine Alternative zur Behandlung mit Kollagenen tierischen Ursprungs. Als Ausgangsmaterial dient die eigene Haut des Patienten, die während einer ästhetischen Operation gewonnen wird. Steril verpackt wird sie zu einem Speziallabor geschickt, dort biosynthetisch Fibroblasten und deren Kollagen hergestellt und als Suspension in zwei verschiedenen Konzentrationen zum behandelnden Arzt zurückgeschickt. Überschüssiges Material kann im Kühlschrank aufbewahrt werden. Die Vorteile liegen in der fehlenden Antigenität und dem geringeren körpereigenen enzymatischen Abbau aufgrund des intakten Kollagens.

Einige Wochen später kann der behandelnde Arzt Patienten mit ihrem eigenen Kollagen behandeln. Ein Allergietest ist nicht nötig.

Isolagen® ist als Weiterentwicklung von Dermalogen® zu sehen und sollte bevorzugt werden, abgesehen davon, dass nur Isolagen® in Europa erhältlich ist.

Weitere Informationen unter http://www.isolagen.com

Permanente Filler mit einer Wirkdauer von fünf bis zehn Jahren

Nachteil aller permanenten Filler können persistierende und oft erst Jahre nach der Implantation auftretende Granulome sein. Wegen des nicht vernachlässigbaren Risikos schwerer Spätfolgen wird der Einsatz permanenter Filler auch von manchen Fachgesellschaften (z. B. Schweizer Bundesamt für Gesundheit und Schweizerische Gesellschaft für Plastisch-rekonstruktive und Ästhetische Chirurgie) ganz abgelehnt. Folgende permanente Filler sind im Einsatz:

» Spätfolge bei permanenten Fillern können Granulome sein

Artecoll®

Artecoll® ist eine Suspension aus Polymethylmethacrylat-(PMMA)-Mikrosphären von 32–40 µ in 3,5%iger Kollagenlösung aus Rinderkalbshäuten (Fa. Derma Search GmbH Dtl.) unter Zugabe von 0,3% Hydrochlorid-Lidocain. Um die antigenen Eigenschaften zu mindern wurden die dafür verantwortlichen endständigen Molekülgruppen („telomere“ Gruppen) entfernt.

Nach der Injektion des Materials in die untere Dermis wird das Kollagen in den ersten Wochen vom Körper vollständig resorbiert. In der Folge werden alle Mikrosphären von einer feinen Bindegewebs-Hülle umgeben. Dieser Prozess ist ca. zwei bis vier Monate nach der Implantation abgeschlossen. Das neugebildete Bindegewebe umfasst ca. 75% des ursprünglichen Volumens. Die Mikrosphären bleiben auf Dauer am Implantationsort.

» Mikroshären bewirken Neubildung von Bindegewebe

Oft ist eine zweite Behandlung erst nach 3–6 Monaten notwendig, da das Implantat durch die anhaltende Mimik etwas in die Tiefe gedrückt wird.

Weitere Informationen unter: http://artecoll.com

Dermalive® und Dermadeep®

Dermalive® und Dermadeep® bestehen aus nicht resorbierbaren Acrylhydrogel-Fragmenten, die in einem viskoelastischen Hyaluronsäuregel eingebettet sind. Die nicht resorbierbaren Partikel sollen dafür sorgen, dass eine über den Abbau der Hyaluronsäure hinausgehende Bindegewebsstimulation erzeugt wird. Die Filler werden tief in die Haut implantiert.

Weitere Informationen unter: www.dermalive.de

Injizierbares Silikon (PMS 350®)
Das sterile farblose Silikonmikroimplantat (Dimeticone) zeichnet sich durch eine hohe Stabilität und niedrige Viskosität aus. Es induziert einen körpereigenen Gewebeaufbau (Histiocyten mit aktiven Fibroblasten und Kapillarneubildung). Ein Allergietest ist nicht nötig. Es werden in „ziehender" Technik subdermal extrem geringe Mengen an Mikroimplantaten (0,01–0,05 ml) injiziert (26 G): die maximale Implantatmenge beträgt 0,5 ml! Es darf auf keinen Fall überkorrigiert werden. Nach der Injektion soll leicht massiert werden, um die endgültige Formgebung zu erreichen. Nach einer Langzeiterfahrung ist mit einem permanenten Resultat von über 20 Jahren zu rechnen.

Evolution®
Evolution® (Menemoy) ist ein synthetischer Filler aus porösen Mikrosphären, die in einem nicht resorbierbaren, viskoelastischen Hydrogel (Polyacrylamid, Polyvenylhydrogel) eingebettet sind. Durch die positive Ionenladung des Implantats werden negativ geladene Moleküle, z. B. Hyaluronsäure und andere Glykosaminoglykane, Kollagen und Elastin angezogen und lagern sich an das Implantat an. Es werden Mikrofibrillen gebildet, die sich mit den Mikrosphären verbinden und ein stabiles plastisches Netzwerk bilden. Dieses Wirkprinzip ist nach Herstellerangaben selbstlimitierend, da sich die Anziehungskraft des positiv geladenen Implantats verliert, wenn sich die negativ geladenen Bestandteile der extrazellulären Matrix anlagern, wodurch die Ladung neutralisiert ist.

» Mikrofibrillen und Mikrosphären bilden ein stabiles plastisches Netzwerk

Das Material wird in „Tunneltechnik" in die tiefe subdermale Haut injiziert und eine Korrektur bis zu 80% empfohlen, Überkorrekturen sollten vermieden werden. Innerhalb der ersten 10–15 Tage entsteht zunächst ein Volumenverlust von 30–35%. Nach vier bis sechs Wochen ist das endgültige Korrekturergebnis erreicht, danach kann eventuell eine Folgeimplantation vorgenommen werden. In der Regel reicht eine einmalige Injektion aus. Das Ergebnis bleibt bis zu vier Jahren konstant.

Da Evolution® anscheinend nicht nach dem Granulationsprinzip mit dem Auslösen von entzündlichen Prozessen und eventuell folgender Fibrose wirkt, sind diese typischen Komplikationen weniger zu erwarten. Ein Allergietest ist nicht erforderlich (synthetisch – immunologisch inaktiv).

Minimalinvasiv-chirurgische Implantate

Alloderm®

Alloderm® ist ein zellfreies Kollagenimplantat, hergestellt aus Spenderhaut in Form kleiner Läppchen. In pysiologischer Kochsalzlösung entfalten sie sich vollständig, werden dann in die gewünschten Formen geschnitten, durch kleine Stichinzisionen subkutan platziert und mit einer nichtresorbierbaren Naht geschlossen. Alloderm bildet sozusagen ein biologisches Gerüst, in das Gefäße, Fibroblasten und Bestandteile der extrazellulären Matrix nach der Implantation einwandern. Nach sechs bis acht Monaten soll das Gewebe nicht mehr vom Bindegewebe des Empfängers zu unterscheiden sein. Korrekturergebnis 18 Monate bis drei Jahre. In Deutschland nicht erhältlich. Weitere Informationen unter www.lifecell.com/healthcare/products/alloderm

Cymetra®

Cymetra ist die mikronisierte Form von Alloderm®, in dem sich alle Gewebebestandteile befinden (Kollagen, Elastin, Proteoglycane). Cymetra® enthält Lidocain und ist als Mikroimplantat injizierbar. Die Substanz soll als Matrix wirken, um die Eigenproduktion von Kollagen zu stimulieren. In Deutschland nicht üblich, zugelassen oder eingeführt. Mehr dazu unter: www.lifecell.com/healthcare/products/cymetra

Softform®

Softform® ist ein Implantat aus Goretex, dessen Oberfläche geglättet wurde, um eventuelle spätere Explantationen zu erleichtern. Das Implantat ähnelt einer kleinen Röhre, die innen hohl ist. Sie wird nach der Implantation durch Einwachsen von körpereigenem Bindegewebe in den Hohlraum stabilisiert. Dennoch zeigt sie an Nasolabialfalten Dislokationstendenz und Neigung zu Entzündungen. Lippenaugmentationen mit diesen Röhrchen fühlen sich nicht weich an, sind also „ wenig kussecht“. Von Vorteil ist, dass das Implantat wieder entfernt werden kann.

Goretex®-Fäden
Dieses Implantationsmaterial wird in Form von Fäden oder Bändern angeboten. Leider muss es häufiger wieder entfernt werden, da es zu den gleichen Problemen kommen kann wie mit Softform®.

Advanta®
Dieses Implantat zum Auffüllen tiefer Falten besteht aus expandiertem Polytetrafluroethylen (expanded polytetrafluoroethylene = ePTFE), einem nicht resorbierbaren Material. Im inneren Anteil findet sich ein porenreiches, weiches Material, außen ummantelt von einem besonders glatten Material, so dass sich das Implantat auch weich anfühlt. Bei Bedarf können die Implantate entfernt werden. Weitere Informationen unter: www.atriummed.com/Products/Plastic_Surgery/advanta.asp

Implantation von Eigenfett, Lipofilling

Beim Lipofilling wird als füllendes Material körpereigenes Fettgewebe verwendet, das zuvor vom Abdomen, den Oberschenkeln und insbesondere der Knieinnenseite gewonnen wird. Nach Aufarbeitung wird das gewonnene Material bei –8 °C in 3-ml-Spritzen gelagert. Zur Injektion sind spezielle Kanülen empfehlenswert. (Entnahme s. Kap. 2.4.4, S. 170).

» *Körpereigenes Fettgewebe wird relativ schnell abgebaut, Nachbehandlungen sind nötig*

Wirkungsweise. Eine Fibroblasten-Aktivierung verursacht eine Gewebekollagen-Neubildung. Allerdings wird das körpereigene Fettgewebe relativ schnell abgebaut, so dass Nachfolgbehandlungen nötig sind, um einen dauerhaften Effekt zu erzielen. Die Wirkungsdauer nimmt mit der Injektionszahl zu. Eine leichte Überkorrektur ist sinnvoll, da in den ersten Wochen etwa 1/3 des eingespritzten Fettes vom Körper wieder abgebaut wird.

Anwendungsgebiete
- Breite, tiefe Narben
- Atrophie, tiefe (posttraumatische) Gewebedefekte von Haut und Fett
- Wangenfettatrophie

- Allergie auf andere Fillersubstanzen
- Subkutanes Filling

Nach Desinfektion, tiefer Infiltration oder Trigeminusanalgesie wird die zuvor markierte, zu behandelnde Stelle mit 1–3 ml in ziehender Technik unterspritzt. Bei tiefen Defekten injiziert man subkutan, zur Gesichtskorrektur subdermal. Die Behandlung wird alle ein bis zwei Monate durchgeführt und sechs- bis zwölfmal wiederholt. Da oft wenig Fett übrigbleibt, andererseits Fibroblasten aktiviert und die Kollagen-Neubildung initiiert wird, nimmt die Wirkungsdauer mit der Anzahl der Injektionen zu. Die Behandlung ist sehr wirkungsvoll, aber kosten- und zeitintensiv. Der Korrektureffekt hält je nach Geschwindigkeit des körpereigene Abbaus über Monate bis zu zwei Jahren an. Da es sich bei Eigenfett um körpereigenes Material handelt, sind die Nebenwirkungen minimal.

» *Durch Fibroblasten-Aktivierung und Kollagen-Neubildung nimmt die Wirkdauer mit der Anzahl der Injektionen zu*

Das gewonnene Fett kann man bis zu zwei Jahre tiefgefrieren. Sterile Lagerung, ein automatisch anspringendes Notstromaggregat für den Kühlschrank und doppelte Sicherung durch genaue Kennzeichnung (welches Fettgewebe von welchem Patienten stammt) und Lagersichtung auf Verfall sind dabei administrativ aufwendige Anforderungen.

FAMI-Technik

Eine besondere Form des Lipotransfers wurde von dem Chirurgen *Fami* beschrieben: Er injizierte Fett nicht subkutan, sondern mit Hilfe von Spezialkanülen intramuskulär. Die Maßnahme kann in Leitungsanästhesie oder Vollnarkose durchgeführt werden und ist vor allem zum Auffüllen tiefer Defekte empfehlenswert. Diese Implantation ist sicher eine der umfangreichsten, aber auch aufwendigsten Methoden. Weitere Informationen im Internet unter: www.fami.us

Praktische Durchführung

Injektionstechnik

Das Ziel besteht darin, die Biomaterialien in unterschiedlicher Tiefe in die Haut einzubringen (Abb. 2), um Einfurchungen anzuheben oder Volumen zu schaffen. Anschlie-

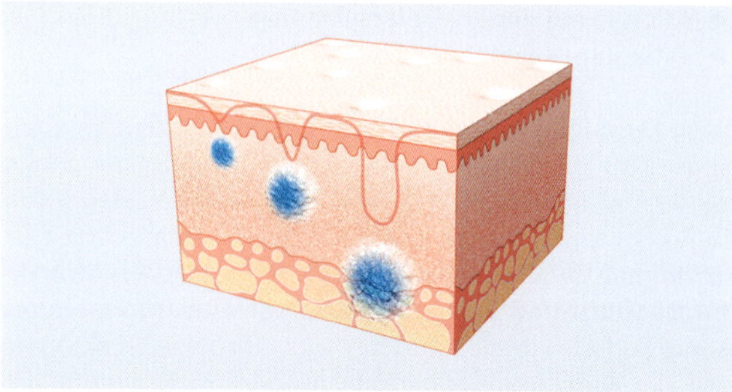

Abb. 2: Die Injektionstiefe von Fillern auf Hyaluronsäurebasis ist abhängig von der Faltentiefe: Je oberflächlicher die Falten, desto oberflächlicher muss implantiert werden. Danach richtet sich auch die Wahl des Materials: je tiefer die Falte desto tiefer die Injektion desto größer sollten die Hyaluronsäurepartikel sein. Oberflächlich: Restylane touch (kleine Partikel = schnellere Resorption, tief: Restylane Perlane = große Partikel).
Quelle Grafik:Q-Med.

ßend können die Implantate durch leichte Massage unter der Haut verteilt werden.

Implantationen erfolgen:

- intrakutan
- hoch subkutan
- tief subkutan
- subdermal – ins Fettgewebe
- intramuskulär

Während native Hyaluronsäure ohne Fillereffekt intrakutan injiziert wird, werden Filler in niedrig vernetztem Zustand (z. B. bei oberflächlichen Falten) in die obere Dermis und hochvernetzte in die tiefere Dermis (bei tiefen Falten, für den Lippenaufbau) injiziert. Besonders tief und weniger lokal, sondern eher flächenhaft infiltrierend wird Sculptra® gegeben (s. unten).

Für die obere Dermis gilt: Am „Blanch Effekt" ist die korrekte Injektionshöhe erkennbar. Mit „Blanch Effekt" bezeichnet man die Aufhellung der Injektionsstelle unter Injektion, die Aufhellung entsteht durch sichtbar oberflächliche Implantation des Materials und geht nach einigen Tagen zurück. Bei solch oberflächlicher Injektion ist außerdem eine Überkorrektur von ca. 40% empfehlenswert, da die applizierte Menge innerhalb weniger Tage durch Wasserabsorption zusammensintert.

» Bei oberflächlicher Injektion ist eine Überkorrektur von ca. 40 % zu empfehlen

Tiefere Injektionen sollten hingegen nicht überkorrigiert werden, hier ist der Schwund nur gering.

Auch der Aufhellungseffekt ist hier nicht erstrebenswert, da kompaktere Materialien diesen Effekt längerfristig zeigen würden. Oberflächliche Injektionen sind bei kompakten Füllsubstanzen, die für tiefe Falten gewählt werden, nicht indiziert.

Kanülenführung. Ob die Applikation nun linear oder in Quaddeln erfolgt (Abb. 3), sollte von den erwünschten Wirkungen und Lokalisationen abhängig gemacht werden.

Einzelquaddeln sind dort angebracht, wo umschriebene Einsenkungen angehoben werden sollen, linear angeordnet können Quaddeln auch zur Anhebung einer Falte dienen, wenn die Substanz durch anschließende Massage homogen verteilt werden kann. Sicherer ist dort die Tunneltechnik, bei der zunächst die Kanüle vorgeschoben und im Zurückziehen das Material appliziert wird.

Sollen tiefe Strukturen aufgefüllt und zusätzlich in gleicher Lokalisation oberflächliche Linien geglättet werden, so kann zunächst die Injektion des Materials oder

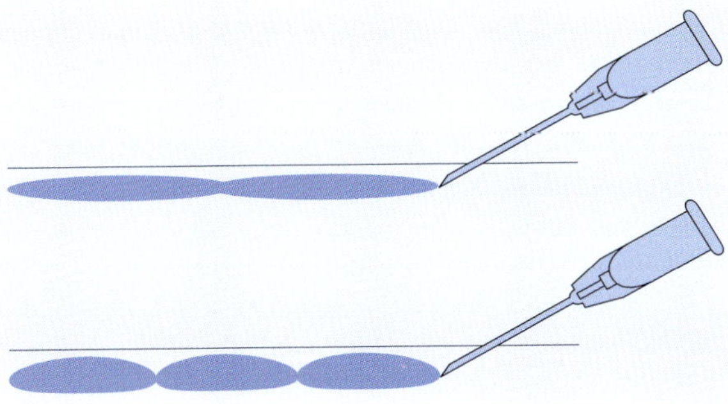

Abb. 3: Tunneltechnik (oben) im Vergleich zu seriellen Punktinjektionen.

der höher vernetzen Form in der Tiefe erfolgen und anschließend die oberflächliche Verfeinerung, bezeichnet als Doppel-Layer-Technik.

Außerdem kann bei Sculptra® die Cross-Link-Technik angewendet werden (s. Kap. 2.3.5, S. 132 f).

Vorbereitung
Die Vorbereitung richtet sich auch danach, welches Material verwendet wird. Einige Materialien müssen vorher angesetzt werden (z. B. Sculptra®).

Anästhesie
Bei der Implantation von Fillern ist in der Regel keine Lokalanästhesie nötig, sollte aber bei den schmerzempfindlichen Lokalisationen (Lippe und perioral) angeboten werden. Bei Bedarf wird ein Oberflächenanästhetikum verwendet. Dessen Effekt wird allerdings subjektiv unterschiedlich empfunden, mehr als 50% der damit behandelten Patienten sehen darin eine Erleichterung.

Folgende Oberflächenanästhetika können eingesetzt werden:

- EMLA ist in deutschsprachigen Ländern derzeit erhältlich und am meisten gebräuchlich. Sein Vorteil besteht in der Kombination eines lokalen Anästhetikums mit vasokonstriktorischen Wirkungen des Adrenalins, das die Gefahr von Blutung und blauen Flecken reduziert. Die Nachteile sind die lange Dauer von zwei Stunden, die für eine maximale Wirkung erforderlich ist, sowie die Applikation von okkludierenden Plastikfolien im Bereich der aufgetragenen Creme.
- Betacaine ist in Europa wenig üblich und muss in Deutschland über die internationale Apotheke bezogen werden. Vorteil: rascher Wirkungseintritt nach ca. 15–30 Minuten. Nachteil: kein Vasokonstriktor, Bezug umständlicher.
- Anestop (Schweden) stellt eine echte Alternative dar. Vorteil: rascher Wirkungseintritt nach ca. 15–30 Minuten, Bezug direkt vom Hersteller in Schweden unproblematisch und ökonomisch vertretbar. Nachteil: kein Vasokonstriktor.
- Elamax (USA) soll stärker wirksam sein als Emla, sonst gilt Ähnliches wie bei Betacaine.

Lokal- und Leitungsanästhesie. Für kleinere Stellen kann eine lokale Anästhesie mit geringen Mengen ausreichend sein. Meistens sind sensible Regionen wie die Lippen zu betäuben. Nachteil der lokalen Injektion von anästhesierender Flüssigkeit ist dort die damit einhergehende Volumenauffüllung, die die eigentlichen Zielstrukturen verschleiern kann. In solchen Fällen sollte eine Leitungsanästhesie (Nervenaustrittspunkt) wie bei zahnärztlichen Eingriffen im vorderen Mund bevorzugt werden.

Um die Oberlippe zu betäuben, kann folgendermaßen vorgegangen werden: Im Zahnfleisch die Vorwölbung der Eckzahnbasis ertasten, lateral davon zwischen dem dritten und vierten Zahn an der Schleimhautumschlagsfalte 0,5–1 ml Lidocain (10–20 mg/ml) injizieren. Zur Betäubung der Unterlippe wird an der Umschlagsfalte zwischen viertem und fünftem Zahn injiziert.

Allerdings führt die Injektion der Nervenaustrittspunkte zu einer extremen Betäubung über zwei bis drei Stunden, die eventuell als unangenehmer empfunden wird als wenige kurze Injektionen, was mit dem Patienten zu besprechen ist.

Meist reicht sogar die ablenkende und effektive Besprühung mit einem Kaltluftgerät (Cryo5, Fa. Zimmer, Deutschland) oder eine Kältekontaktkühlung wie in Lasersystemen (Mobiles Gerät: Dermachiller, Fa. Zimmer, USA). Auch ein gutes Vorkühlen mit Kühlpads verringert Schmerzreaktionen.

Allergietest

Wird mit Fillern gearbeitet, die Kollagene enthalten, ist vor der Behandlung ein Allergietest indiziert. Für die anderen Substanzen ist ein Vorteil nicht belegt.

Patientenaufklärung

- Patient informieren, Erwartungen klären und passende Möglichkeiten dazu darstellen
- Schriftlich und mündlich aufklären, Zeit nehmen
- Fotodokumentation
- Zu erwartende Hämatome und andere unerwünschte Möglichkeiten erklären, sowie die mögliche Wirkdauer
- Patient nach zwei Wochen zur Kontrolle wieder einbestellen, ggf. auch früher

- Darauf hinweisen, das zum Erreichen des optimalen Resultates evtl. mehr Material notwendig ist und dieses zusätzlich bezahlt werden muss (es empfiehlt sich dann ein reduziertes Honorar für Ergänzung gleich oder bis 6 Wochen nach Termin)
- Aufklärung über nötige Folgeinjektionen und begrenzte Wirkdauer

Nachbehandlung

» Schmerzen und Hämatome durch Kühlen verhindern

Durch das Kühlen vor, während und nach der Behandlung können Schmerzen und die Entwicklung von Hämatomen reduziert werden.

Bei kleinen Hämatomen eignen sich Vitamin-K-haltige Salben (z. B. Auriderm K), bei Schwellungen Ibuprofen und ähnliche entzündungshemmende nichtsteroidale Antiphlogistika, die allerdings in der Regel nicht notwendig sind.

Kontraindikationen

Unterspritzungsmaterialien sollten nicht angewendet werden bei:

- positiver Reaktion auf Testimplantation
- bekannter Autoimmunerkrankung
- bekannter Neigung zu Keloidbildung oder Granulomen
- gleichzeitiger Behandlung mit Kortikosteroiden
- bekannter Allergie (z. B. auf Kollagen oder Hyaluronsäure)

Nebenwirkungen und Komplikationen

Nach der Implantation treten meistens für ein bis zwei Tage leichte Schwellungen und Rötungen auf. Bei zu oberflächlicher Implantation kann eine anhaltende Rötung oder ein heller Fleck, vor allem bei sehr dünner Haut, zurückbleiben.

In einigen Fällen kann vor allem bei Patienten mit unterdurchschnittlicher Bindegewebs-Neubildung die behandelte Falte erneut auftreten. Hier kann die Implantation wiederholt werden.

Selten kommt es zu Abszessen oder der unspezifischen Auslösung eines Herpes simplex. Therapien hierfür entsprechen den dermatologisch üblichen.

Selten kann es zu systemischen allergischen Reaktionen vom Typ 3 kommen, die sich 48 bis 72 Stunden nach

Injektion in Fieber, Krankheitsgefühl und Urticaria manifestieren. In diesem Fall müssen drei bis sechs Wochen lang systemische Steroide gegeben werden.

Die Auslösung von Kollagenosen ist nicht belegt.

Granulome

In sehr seltenen Fällen kann es zu Fremdkörpergranulomen kommen. Dies ist grundsätzlich bei allen Fillern möglich, jedoch wahrscheinlicher bei solchen, die nicht resorbierbare Bestandteile enthalten. Sie entstehen – manchmal auch ohne positive Hauttests – bei ca. 4 von 10000 behandelten Patienten nach acht bis zwölf Wochen, manchmal erst nach Jahren. Ursache ist vermutlich eine Typ-4-Reaktion.

» *Fremdkörpergranulome entstehen bei 4 von 10000 Behandelten*

Behandlung von Granulomen. Ist es einmal zu Granulombildung gekommen, muss damit gerechnet werden, dass diese größer werden und weitere Granulome auftreten. Als Behandlung kommen Maßnahmen in Frage, die auch gegen hypertrophe Narben und Keloide eingesetzt werden, sie sind aber leider nicht immer erfolgreich.

Als erste Maßnahmen können kortikosteroidhaltige Externa und Injektionen von 0,1 ml Triamcinolonacetonid-Kristallsuspension pro Injektionsstelle eingesetzt werden (Abstand von ca 0,5–1 cm). Über eine positive Wirkung von systemisch verabreichtem Allopurinol wurde fallweise berichtet.

Reicht dieses Vorgehen nicht aus, so kann eine intensivere Behandlung nach *Fitzpatrick* [3] durchgeführt werden. 45 mg 5-FU werden in 0,9 ml Kochsalzlösung aufgelöst und mit 0,1 ml einer Triamcinolonkristallsuspension von 10 mg/1 ml (also 1 mg pro 0,1 ml) in einer Spritze gemischt.

Rp.	Triamcinolon-Kristallsuspension	1 mg/0,1 ml
	5-FU (45 mg)	0,9 ml
	M.f. 1 ml Injektionslösung	

Diese Dosis wird einmal wöchentlich, in ausgeprägten Fällen bis zu dreimal wöchentlich in die Granulome im Abstand von ca. 1 cm injiziert. Dies führt in der überwiegenden Zahl der Fälle zur Befundbesserung, nicht aber in allen Fällen zur vollständigen Abheilung. Die Gesamtmenge sollte 50 mg 5-FU nicht überschreiten.

Noch weiter verbessert werden kann das Ergebnis durch Behandlung mit einem gepulsten Farbstofflaser (6,5 J/cm²), die viermal im Abstand von vier Wochen durchgeführt wird. Dadurch wird das Erythem reduziert und die Hauttextur verbessert.

Notwendige Praxisausstattung

Die Therapie erfordert keine besondere Ausstattung und kann in einem einfachen Behandlungsraum mit entsprechender Lichtquelle durchgeführt werden. Erforderlich sind eine Behandlungsliege, sowie Kühlkissen zur Vor- und Nachkühlung, sterile Tupfer, die benötigte Anzahl an Spritzen und Kanülen, eine Lösung zur Reinigung, Alkohol oder Hautdesinfektionslösung sowie eine desinfizierende Creme zum Auftragen nach der Behandlung. Dazu kommen Materialien, die zur Anästhesie erforderlich sind.

Zur Injektion verwendet werden 27- bis 30-g-Kanülen, die oft in den Originalpackungen bereits enthalten sind. Zähflüssige Materialien wie Sculptra® erfordern 26- bis 28-g-Kanülen. Die bei Botulinumtoxin und Hyal-System® vorteilhaften und einsetzbaren 32-g-Kanülen sind für Filler zu dünn. Auf einen sehr festen Sitz der Kanüle an der Spritze ist zu achten, da manche Substanzen nur unter einem gewissen Druck inijzierbar sind und die Kanüle abspringt.

Fazit

Filler sind gut geeignet, um umschriebene Falten zu behandeln oder bestimmte Bereiche, z. B. die Lippen oder den Wangenbereich, zu augmentieren. Die Anwendung der resorbierbaren Substanzen kann beliebig oft wiederholt werden.

Problematisch ist die Verwendung von nicht-resorbierbaren Fillern oder von Präparaten, die auch nicht resorbierbare Komponenten enthalten. Auch das Schweizer Bundesamt für Gesundheit und die Schweizerische Gesellschaft für Plastisch-rekonstruktive und Ästhetische Chirurgie raten in einer Stellungnahme von 2001 aufgrund des nicht vernachlässigbaren Risikos schwerer Spätfolgen von deren Einsatz ab. Auch viele Kollegen in Deutschland vertreten diese Meinung.

Aus persönlicher Erfahrung sehe ich die Stellungnahme der schweizerischen Behörde als gerechtfertigt an. Patienten, die eine dauerhafte Implantation haben wollen, können diese im Einzelfall nach extrem ausführlicher Aufklärung und Dokumentation unter Zeugen erhalten. Sicherer ist es jedoch für den Therapeuten, zu überdenken, ob er diese überhaupt anbieten möchte. Schließlich erwartet der Verbraucher bei einer kosmetischen Indikation ein weit höheres Sicherheitsprofil als bei einer unaufschiebbaren kurativen Behandlung, und es stellt sich die Frage, ob diese Entscheidung dem Patienten allein überlassen werden soll.

Zum Einstieg in die Fillerbehandlung sind solche Substanzen jedenfalls gänzlich ungeeignet – Einstieg sowohl in Bezug auf den Patienten als auch auf den Arzt.

Weniger problematisch sind nicht resorbierbare Implantate, die wieder ganz entfernt werden können. Allerdings ist hier die operative Einbringung sowie eine höhere Rate an Dislokation und Entzündung zu bedenken, die gegen die Verwendung dieser Materialien sprechen.

Literatur

1. **Cantisano-Zilkha M, Bosniak S.** Hyaluronic acid gel injections for facial rejuvenation: A 3-year clinical experience. Operative Techn in Oculoplastic, Orbital and Reconstr Surg 1999; 2 (4): 177–181.
2. **Duranti F, Salti G, Bovani B, Calandra M, Rosati ML.** Injectable hyaluronic acid gel for soft tissue augmentation. A clinical and histological study. Dermatol Surg 1998; 24(12) 1317–1325
3. **Fitzpatrick RE.** Treatment of inflamed hypertrophic scars using intralesional 5-FU. Dermatol Surg 1999; 25: 224–232.
4. **Friedman PM, Mafong EA, Kauvar ANB, Geronemus RG.** Safety data of injectable nonanimal stabilized hyaluronic acid gel for soft tissue augmentation. Dermatol Surg 2002; 28 (6): 491–494.
5. **Krajcik R, Orentreich D,Orentreich N.** Plasmagel: a novel injectible autologous material for soft tissue augmentation. J Aest Derm and Cosm Surg,1999; 1 (2): 109–115.

6. **Lowe NJ, Maxwell CA, Lowe P, Duick MG, Shah KJ.** Hyaluronic acid skin fillers: Adverse reactions and skin testing. Am Acad Dermatol 2001; 45: 930–933.
7. **Narins RS, Brandt F, Leyden J, Lorenc P, Rubin M, Smith S.** A randomised, double-blind multicenter comparison of the efficacy and tolerability of Restylane® versus Zyplast® for the correction of nasolabial folds. Dermatol Surg 2003; 29 (6): 588–595.
8. **Shelton V, Pollack MD.** Silicone, Fibrel and Collagen Implantation for facial lines and wrinkles. Elseviers Science Publishing Co., Inc 01480812/90/5350
9. **Troilius, C.** Soft-tissue fillers: What options are available today? Aesth Surg J; 1999: 19 (6): 502–505.

2.3.5 Hyal-System®: Biorevitalisierung mit nativer Hyaluronsäure

Klaus Fritz

Kurzbeschreibung

Bei diesem Verfahren wird durch wiederholte Injektionen mit nativer Hyaluronsäure eine Rejuvenation behandelter Hautareale erreicht. Durch die besonderen Eigenschaften nativer Hyaluronsäure gewinnen behandelte Flächen wieder an Straffheit und Elastizität.

Indikationen

Geeignet für die Behandlung sind horizontale Stirnfalten, die Wangen- und Kinnregion, der Augenseitenbereich („Krähenfüße") und periorale Fältchen, ein schmaler Lippensaum sowie die Haut an Hals, Dekolleté (Abb. 1) und an den Handrücken. Die Injektionen eignen sich auch zur Behandlung von Haut, die durch Sonnenbäder oder Nikotinabusus vorgealtert ist.

Die Injektionstherapie mit nativer Hyaluronsäure empfiehlt sich vor allem für Patienten mit trockener Haut, die wenig Elastizität, geringe Spannkraft sowie feine Knitterfältchen aufweist.

» *Native Hyaluronsäure: Ideal für feine Knitterfältchen*

Die Behandlung kann auch zur Prävention von Alterserscheinungen der Gesichtshaut eingesetzt werden.

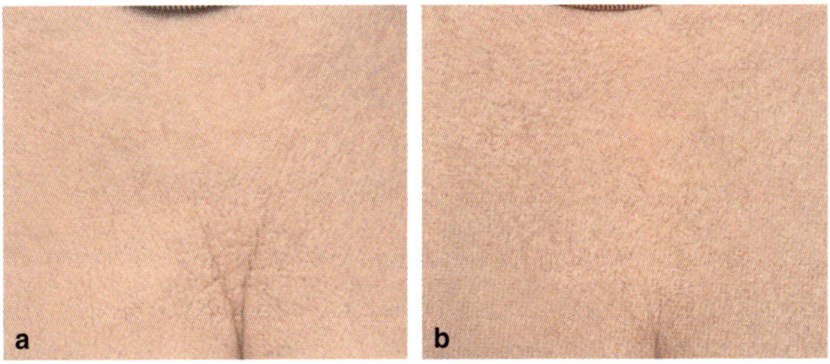

Abb. 1: Dekolletéregion a) vor und b) nach der Initialbehandlung.

Grundlagen

Die revitalisierende, bzw. verjüngende Wirkung beruht auf den besonderen Eigenschaften der naturidentischen Hyaluronsäure. Es handelt sich dabei um ein Kettenmolekül aus den Doppelzucker-Grundbausteinen D-Glukuronsäure und N-Acetylglucosamin mit bis zu über 10000 Grundbausteinen. Dieser Aufbau ist bei Tier und Mensch identisch. Eine Verbesserung des Hautbildes wird dadurch erreicht, dass die Hyaluronsäure sowohl strukturelle als auch biologische Aufgaben im Hautstoffwechsel erfüllt.

Hyaluronsäure führt zu

- hoher Wasserbindung und Aufbau der extrazellulären Matrix, dient somit der Korrektur von Hautkonturmängeln;
- einer gesteigerten Fibroblastenproliferation und Migration,
- damit zur Neubildung von endogener Hyaluronsäure, Kollagen und Elastin.

Aufgrund des hohen spezifischen Molekülgewichtes schützt Hyaluronsäure die Fibroblasten vor freien Radikalen und beugt so auch der Zellalterung vor.

» *Hyaluronsäure: Ein potenter Radikalfänger*

Die Radikalfängerfunktion ist in zahlreichen Arbeiten beschrieben. Hyaluronsäure wirkt nicht nur als Radikalfänger protektiv, sondern ist andererseits auch ein Ziel des Angriffs freier Radikale. Infolgedessen geht im Laufe der Zeit funktionstüchtige Hyaluronsäure verloren und es entstehen Hyaluronsäure-Fragmente, die nicht zur Hydratation fähig sind und proentzündlich und angiogenetisch wirken. Dies äußert sich klinisch in der im Alter trocken werdenden Haut.

Die dramatischste histochemische Veränderung, die in älterer Haut beobachtet wird, ist der ausgeprägte Abfall der epidermalen Hyaluronsäure-Konzentration.

Behandlungsergebnisse

Durch die Injektionen mit nativer Hyaluronsäure werden in der Haut die Hyaluronsäurespiegel wieder auf Werte angehoben, wie sie im jungen Erwachsenenalter vorliegen.

Die Substitution ermöglicht damit eine erhöhte Wasserbindung, dient dem Aufbau einer extrazellulären Matrix und optimiert die Zellaktivität ähnlich einer verbesserten Matrix bei jüngeren Erwachsenen. Als Folge dieser Wirkung kommt es zu einer Verbesserung der Hauttextur, der Spannkraft und Elastizität und möglicherweise zu einem positiven Einfluss auf die Zellalterung. Bedeutung hat ein solcher Aufbau der Haut dort, wo der Turgor verloren gegangen ist und sich feine Fältchen einstellen, wie an den Wangen.

Eine objektive Zunahme an Turgor und Elastizität zeigte sich auch in einer klinischen Studie an 20 Patienten.

Präparate und Eigenschaften

Hyal-System® (Merz Pharmaceuticals GmbH), Ac-Hyal (Medicos), Restylane Vital(Q-Med), Viscontour® (Aventis). Für alle genannten Präparate gilt, dass sie nicht hochvernetzt sind, wie Dermalfiller auf der Basis von Hyaluronsäure, sondern im nativen Zustand vorliegen. Daher können sie auch nicht zum Volumenersatz und zum Auffüllen einzelner Falten eingesetzt werden (s. Kap. 2.3.4, S. 111), sondern zur hier beschriebenen Biorevitalisierung, bei der native Hyaluronsäure flächig in bestimmte Gesichtsareale verbracht wird.

Die Produktsicherheit ist sehr hoch: Da es sich um native, unvernetzte Hyaluronsäure handelt, die in gleicher Form bei Mensch und Tier vorkommt, besteht keine Gefahr von Allergien oder Granulombildungen. Allerdings diffundieren nur Hyal-System® und Ac-Hyal, ohne bleibende Quaddeln bei oberflächlicher epidermaler Injektion zu hinterlassen. Die anderen Produkte sollten in die obere bis mittlere Dermis in ca. 1 cm Abstand punktweise injiziert werden.

» *Keine Gefahr von Allergien oder Granulomen*

Praktische Durchführung

Injektionstechnik

In der Regel wird native Hyaluronsäure intrakutan appliziert. Das Material ist bezüglich der Anwendungsmöglichkeiten äußerst vielseitig und kann durch Setzen einzelner Quaddeln, mehrerer Quaddeln in Folge, mit linearen Infiltrationen, oder mit der Criss-Cross-Technik eingesetzt werden.

Für welches Verfahren man sich entscheidet, hängt zum einen von dem jeweiligen Hautareal ab, zum anderen von den Alterserscheinungen der Haut, gemessen anhand der Glogau-Klassifikation (Tab. 1).

» *Quaddeltechnik eignet sich bei oberflächlicher Faltenbildung*

Quaddeltechnik. Diese Technik eignet sich bei oberflächlicher Faltenbildung (Hautalterungstypen Glogau 1–2), perioralen (Abb. 2) und periorbitalen Falten (Abb. 3). Hierzu werden oberflächliche Quaddeln mit einer 32 g-Injektionskanüle gesetzt. Je feiner die Fältchen, desto weiter können die Abstände zwischen den Quaddeln gesetzt werden (0,5 bis 2 cm). Sind die Alterserscheinungen stärker ausgeprägt, werden die Quaddeln in zunehmend geringerem Abstand über das Behandlungsareal verteilt.

Serielle Punkttechnik. Werden die oben beschriebenen Quaddeln dicht nebeneinander linear gesetzt, wird die

Tab. 1: Injektionsverfahren, abhängig vom Glogau-Hauttyp.

Glogau-Typ der Hautalterung			Injektionstechnik
Gruppe	**Alter**	**Zustand der Haut**	
Gruppe 1 mild	28–35 Jahre	keine Keratosen, feine Fältchen	einzelne Quaddeln mit größerem Abstand
Gruppe 2 moderat	36–50 Jahre	erste aktinische Keratosen, gelbliche Hautverfärbung, frühe Faltenbildung, parallele Lachfalten	Quaddeln mit dichterem Abstand, sowie einzelne lineare Injektionen
Gruppe 3 fortgeschritten	51–65 Jahre	aktinische Keratosen, gelbliche Hautverfärbung, deutlichere Aknenarben, Teleangiektasien, Faltenbildung in Ruhe	lineare und auch tiefere Infiltrationen, dichte Quaddeln oder vereinzelt beginnend Criss-Cross

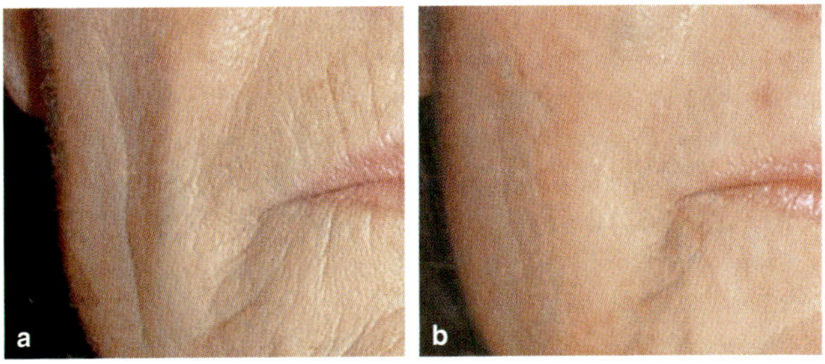

Abb. 2: Perioraler Bereich a) vor und b) nach der Initialbehandlung.

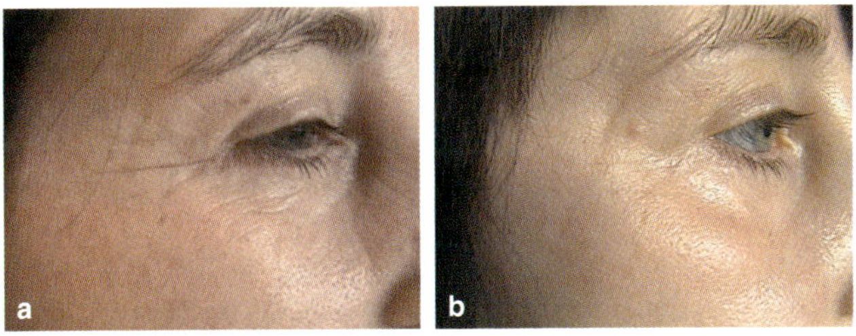

Abb. 3: Periorbitaler Bereich a) vor und b) nach der Initialbehandlung

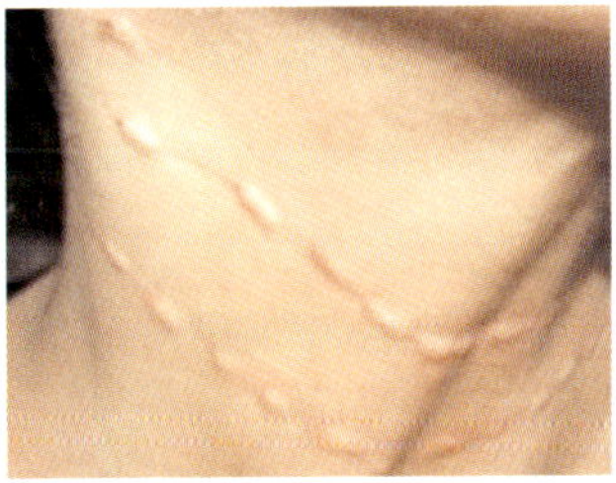

Abb. 4: Behandlung der Halsregion in serieller Punkttechnik.

Technik als serielle Punkttechnik bezeichnet. Sie eignet sich sehr gut zur Behandlung der Halsregion (Abb. 4). Über Injektionen im Bereich des Jochbogens wird auch der Augenseitenbereich erreicht, da sich das Material flächig verteilt.

» *Für die Halsregion serielle Punkttechnik*

Bei der seriellen Punkttechnik wird das Material über die ganze zu behandelnde Fläche im Abstand von 0,5 cm bis höchstens 1 cm in die obere Dermis gequaddelt.

Lineare Technik. Bei der linearen Technik punktiert man die Haut im Winkel von 30 Grad und schiebt die Nadel parallel zur Hautoberfläche vor. Dann wird unter leichter

Vor- und Zurückbewegung der Nadel beim Zurückziehen derselben das Material eingespritzt. Lineare Infiltrationen sind sozusagen eine Steigerung zur seriellen Punkttechnik, da hier durch das fehlende Absetzen noch etwas mehr Material im Behandlungsareal appliziert wird als bei der seriellen Punkttechnik.

Die lineare Technik eignet sich vor allem bei deutlich sichtbaren feinen Linien, wie den Halslinien, oder bei streifenförmigen Linien an den Wangen.

Fächer-Technik. Werden die mittels linearer Technik erzeugten Linien fächerförmig von einem zentralen Punkt aus oder auf einen zentralen Punkt hinlaufend injiziert, wird dies auch als Fächertechnik bezeichnet. Diese Vorgehensweise bietet sich insbesondere an den seitlichen Augenpartien an, oder wenn nur kleinere Wangenpartien zu behandeln sind.

» *Criss-Cross-Technik bei größeren Mengen an Material, z. B. für die gesamte Wangenregion*

Criss-Cross-Technik oder Cross-Link-Technik. Die Criss-Cross-Technik sollte dann zum Einsatz kommen, wenn eine größere Menge an Material notwendig ist, um ein intensiveres Aufbauergebnis zu erreichen, oder wenn größere Flächen, z. B. die gesamte Wangenregion (Abb. 5) behandelt werden sollen.

Hierzu wird wie bei der linearen Technik zunächst im Abstand von ca. 1 cm streifenförmig Hyaluronsäure intrakutan appliziert. Dann wird die Nadel vertikal in die obere Dermis eingeführt, so dass die Infiltrationen sich im Abstand von ca. 0,5–1 cm kreuzen. Das Material wird dann

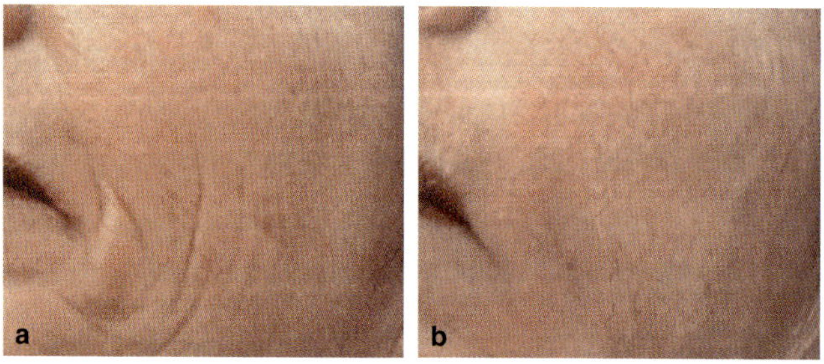

Abb. 5: Zustand a) vor und b) nach der Behandlung der Wangenregion in Criss-Cross-Technik.

möglichst parallel zur Hautoberfläche – um eine zu tiefe Applikation zu vermeiden – infiltriert. Auf diese Weise wird ein intradermales Netz geschaffen, das der Haut Spannung verleiht und der Hyaluronsäure ermöglicht, sich über eine große Fläche des Gesichts zu verteilen und ihren Effekt zu entfalten. Die Criss-Cross-Technik bietet die effektivste Möglichkeit der Verteilung von nativer Hyaluronsäure in der Haut. Für den Patient hat sie den Vorteil, dass weniger Einstiche erforderlich sind. Dem steht allerdings gegenüber, dass die Gefahr einer Hämatombildung und einer zu tiefen Applikation größer ist als bei der seriellen Punkttechnik. Die Technik stellt etwas höhere Ansprüche an den Therapeuten als die serielle Punkttechnik.

» *Effektivste Verteilung durch Criss-Cross-Technik*

Vorbehandlung

Vor der Behandlung sollte die Behandlungsregion ausgiebig gekühlt werden, um Schmerzen beim Einstich sowie mögliche Hämatome und Schwellungen zu verringern.

Native Hyaluronsäurepräparate werden in Fertigspritzen geliefert. Diese werden üblicherweise im Kühlschrank gelagert und sollten eine halbe Stunde vor Behandlung aus dem Kühlschrank genommen werden.

Vor der Behandlung muss das Gesicht von Make-up-Resten gereinigt und mit einem Oberflächendesinfiziens desinfiziert werden. Bei Bedarf kann eine halbe bis eine Stunde vor dem Eingriff ein lokalanästhetikahaltiges Gel unter Okklusion aufgetragen werden (z. B. Emla®).

Dies ist empfehlenswert bei:

- ängstlichen und besonders sensitiven Patienten
- der Behandlung der eher schmerzempfindlichen perioralen Region
- wenn die Gefahr für Hämatome erhöht ist, z. B. bei Einnahme von Medikamenten, die Einfluss auf das Gerinnungssystem aufweisen

Behandlungsprogramm

Bei atonischer und deutlich gealterter Haut ist eine Anfangsphase mit ca. drei bis vier Sitzungen im Abstand von zwei Wochen empfehlenswert.

» *Mindestens drei Initialbehandlungen bei atonischer Haut*

Bei lediglich geringgradigen Alterserscheinungen der Haut ist in der Anfangsphase eine ein- bis zweimalige Wiederholung nach zwei bis drei Wochen sinnvoll.

Die Erhaltungstherapie wird dann in der Regel abhängig vom klinischen Bild alle zwei Monate, gegebenenfalls – vor allem bei jüngeren Patienten nach mehreren Injektionen – auch alle drei Monate durchgeführt.

Der Verbrauch der Fertigspritzen richtet sich nach Ausprägung der Alterserscheinungen und der Fläche. Für das Gesicht muss mit ein bis zwei Fertigspritzen gerechnet werden. Je mehr Material infiltriert wird, desto intensiver ist das Aufbauergebnis.

Nachbehandlung

Nach den Injektionen sollten die behandelten Flächen mit desinfizierenden Cremes eingecremt und nachgekühlt werden.

Die unmittelbar nach der Applikation als weiße Punkte sichtbaren Quaddeln können unterschiedlich lange sichtbar sein. Dies variiert zwischen einigen Stunden und maximal zwei bis drei Tagen nach dem Eingriff.

Einstichpunkte und eventuell auftretende Hämatome können gleich nach der Behandlung mit einem medizinischen Make-up abgedeckt werden (z. B. Dermablend®, Dermacolor®, Unifiance®). Als nachfolgende Pflege empfiehlt sich die Anwendung von aufbaufördernden Externa, die die Kollagen- und Elastinsynthese stimulieren, sowie deren Abbau hemmen (z. B. Liftactiv Pro®, Novadiol®).

Kontraindikationen

Die Behandlung mit nativer Hyaluronsäure sollte nicht durchgeführt werden bei

- bekannter Allergie gegen Gelatine/Kollagen (insgesamt aber unbedeutend, kein Test nötig)
- bekannten Autoimmunerkrankungen
- bekannter Keloidneigung
- gleichzeitiger Kortisonbehandlung
- bakteriellen und viralen Hauterkrankungen
- Mykosen der Haut
- Abszessen
- akut entzündlicher Akne
- floriden Herpesinfektionen

Müssen Arzneimittel mit Einfluss auf die Gerinnungsfunktion eingenommen werden (z. B. Aspirin® oder Marcumar®), ist die Gefahr von oberflächlichen Hämatomen an der Einstichstelle erhöht, worüber Patienten aufgeklärt werden sollten.

Durch gute Kühlung sowie das Auftragen einer lokalanästhetikahaltigen Creme (wegen der vasokonstriktorischen Wirkung) kann die Wahrscheinlichkeit von Hämatomen reduziert werden. Dies ist auch bei Regionen wichtig, bei denen es leicht zu Hämatomen kommt, wie der periorbitalen Region.

» *Gute Kühlung reduziert Hämatome*

Nebenwirkungen

Nach der Implantation kommt es für ein bis zwei Tage zu einer Schwellung und Rötung mit gelegentlichem Hautjucken. In fünf von 100 Fällen kommt es innerhalb von zwei Monaten zu akneähnlichen Hautveränderungen, die sich nach Tagen bis Wochen von selbst zurückbilden.

Notwendige Praxisausstattung

Die Therapie erfordert keine besondere Ausstattung und kann in einem einfachen Behandlungsraum mit entsprechender Lichtquelle durchgeführt werden. Erforderlich sind eine Behandlungsliege sowie Kühlkissen zur Vor- und Nachkühlung, sterile Tupfer, die benötigte Anzahl an Fertigspritzen mit nativer Hyaluronsäure, Kanülen der Größe 30 g, besser 32 g, eine Lösung zur Reinigung, Alkohol oder Hautdesinfektionslösung sowie eine desinfizierende Creme zum Auftragen nach der Behandlung.

Für den Fall dass eine Schmerzausschaltung beabsichtigt ist, ist ein Lokalanästhetika-haltiges Gel sowie Folie zum Abdecken nötig.

Fazit für die Praxis

Die Injektionstherapie mit nativer Hyaluronsäure ist eine einfach zu erlernende und risikoarme Methode, die mit geringem Aufwand in jeder Praxis durchgeführt werden kann. Sie eignet sich besonders zur Behandlung atonischer, schlaffer Haut mit feinen Knitterfältchen. Durch die Behandlung nehmen Hautturgor und Elastizität zu, auch der Teint verbessert sich. Wichtig ist es jedoch zu beachten, dass nur Hyal-System® epidermal injiziert werden soll, die anderen Produkte hingegen tiefer, ohne eine Quaddelbildung zu erzeugen.

» *Hautturgor und Elastizität nehmen zu*

Dagegen sind die Injektionen bei tiefen mimischen Falten mit Substanzverlust oder bei Schwerkraftfalten nicht geeignet.

Injektionen mit nativer Hyaluronsäure können jedoch mit jeder anderen Methode kombiniert werden, z. B. mit einem Dermalfiller, wenn zusätzlich Falten aufgefüllt werden sollen.

Durch die Kombinationsmöglichkeit sind die Injektionen mit nativer Hyaluronsäure sehr breit einsetzbar und eine Basistherapie der alternden Gesichtshaut.

Patienten sollten gut über die Methode aufgeklärt werden, damit die für einen guten Behandlungseffekt notwendigen Wiederholungen akzeptiert werden.

2.4 Subdermal – Muskel- und Fettgewebe

2.4.1 Injektionen von Botulinumtoxin zur Faltentherapie

Klaus Fritz

Kurzbeschreibung

Botulinumtoxin (BTX) wird als hochpotentes Exotoxin des anareoben Bakteriums Clostridium botulinum zur Behandlung mimisch bedingter Falten verwendet. Durch die Aktivität der mimischen Muskulatur wird das Bindegewebe stets an der gleichen Stelle „geknickt“ oder mechanisch belastet. So hinterlassen spezifische mimische Muskelaktivitäten der Stirn und Mundregion, z. B. das Stirnrunzeln oder Zusammenziehen der Augenbrauen, mit der Zeit sichtbare Spuren in Form mimischer Falten. An der Stirn können die Muskeln am deutlichsten mimisch bedingt Hautfalten aufwerfen.

BTX blockiert innerhalb der Nervenendigungen die Freisetzung von Acetylcholin. Es verursacht eine funktionelle chemische Muskeldenervierung durch spezifische Bindung an extrazellulären Rezeptoren. Mimische Falten werden durch temporären Wegfall des Zuges der mimischen Muskulatur deutlich vermindert. Der Wirkungseintritt erfolgt in der Regel nach zwei bis sieben Tagen, mit einem Maximum nach 15 Tagen. Die Wirkdauer ist individuell sehr unterschiedlich und reicht von drei bis zu neun Monaten.

» *BTX verursacht eine funktionelle chemische Muskeldenervierung*

Von Botulinumtoxin existieren mehrere Serotypen, wobei therapeutisch Botulinumtoxin Typ A (BTX-A) und Typ B (BTX-B) eingesetzt werden.

Neben dem hier beschriebenen Einsatz zur Faltentherapie wird BTX inzwischen in vielen anderen Bereichen eingesetzt, z. B. bei neuromuskulären Störungen, zur Behandlung der Hyperhidrose und der Migräne.

Indikationen

BTX ist Mittel der Wahl bei tiefen dynamischen Gesichtsfalten, insbesondere der oberen Gesichtshälfte, z. B. Stirnfalten, Glabellafalten, Querfalten im Bereich der Nasenwurzel, radiäre Falten im Bereich des lateralen Lidwinkels („Krähenfüße"), periorale und infraorbitale Fältchen, Platysma und Dekolleté.

Präparate und Eigenschaften

» Von Botulinumtoxin A sind drei Zubereitungen erhältlich

Mittlerweile sind drei Zubereitungen von Botulinumtoxin Typ A sowie eine vom Typ B erhältlich:

- BTX Typ A: Botox®: Eine Durchstechflasche Botox® mit 1,4 mg Trockensubstanz enthält 100 Einheiten (MU).
- BTX Typ A: Dysport®: Eine Flasche enthält lyophilisiertes Pulver mit 500 Units.
- BTX Typ A: Xeomin®: Eine Durchstechflasche enthält Pulver mit 100 Einheiten (150 kD), frei von Komplexproteinen.
- BTX Typ B: Neurobloc®.

Alle Präparate sind in Deutschland nur für bestimmte neurologische Indikationen zugelassen, Botox® auch zur Behandlung der Hyperhidrose. Zur Behandlung von mimischen Falten ist Botox® in vielen Ländern zugelassen (z. B. Schweiz, Italien, Frankreich, USA, Kanada).

Eine Einheit Botox® sowie Xeomin® entspricht hierbei 3 bis 5 Einheiten Dysport®, exakte Vergleichswerte sind nicht publiziert. Die Angaben von Units oder Einheiten in diesem Kapitel sind immer in Botox®-Units angegeben.

Botox® und Dysport® sollten bei +2 bis +8 °C im Kühlschrank gelagert werden und sind nach Zubereitung offiziell vier Stunden, laut Angabe einiger Therapeuten aber auch eine Woche im Kühlschrank ohne nennenswerten Aktivitätsverlust haltbar. Xeomin® ist drei Jahre haltbar und bei Raumtemperatur stabil. Nach der Zubereitung kann die gebrauchsfertige Lösung bis zu 24 Stunden bei +2 bis +8 °C aufbewahrt werden. Neurobloc® ist bei Raumtemperatur 8 Stunden stabil.

Die Anwendung von Botulinumtoxin A ist aufgrund seiner großen therapeutischen Breite relativ sicher.

Praktische Durchführung

Injektionstechnik

Injektionen können entweder schräg verlaufend in die Muskulatur erfolgen, oder es wird senkrecht punktiert. Es kann eventuell auch eine Spritze pro Injektionspunkt verwendet werden

Die schräg verlaufende intramuskuläre Injektion ist schmerzärmer als eine senkrechte Punktion bis zum Periost. Je weniger Injektionspunkte und je oberflächlicher die Injektion, desto weniger Hämatome entstehen. An den Lidern (Krähenfüße) kann intradermal injiziert werden, um Hämatome zu vermeiden.

» *Schräg verlaufende Injektion ist schmerzärmer*

Es sollte frühestens nach zwei Wochen nachinjiziert werden. Bei Asymmetrie können geringe Mengen (z. B. 2 Units) gezielt zur einseitigen Korrektur auf der mimisch noch aktiven Seite appliziert werden.

Herstellen der Injektionslösung

Eine Verdünnung von 2,5 ml pro 100 Units entspricht 40 Units pro ml und ermöglicht die Benutzung von bereits in Units markierten Insulinspritzen. Dies erleichtert die Kontrolle der Injektion und die Berechnung der Dosis pro Injektionspunkt. Nicht das applizierte Volumen, sondern die von der Verdünnung unabhängige Anzahl der applizierten Units entscheidet über die Wirkung am Zielmuskel.

» *Die Anzahl der applizierten Units entscheidet über die Wirkung*

Höhere Verdünnungen können zu einer übermäßigen unerwünschten Diffusion des Präparates und außerdem zu unangenehmen Druckgefühl führen. Niedrigere Verdünnungen sind aufgrund der winzigen Menge pro Punkt schwieriger zu applizieren.

Patientenaufklärung und Dokumentation

- Photodokumentation mimischer Bewegungen und Falten
- schriftliche Aufklärung des Patienten
- Dokumentation des Aufklärungsgespräches
- Honorarvereinbarung unterschreiben lassen
- prüfen, ob bereits eine Dosis- und Injektionspunkteplanung vorliegt
- graphischen Dokumentationsbogen mit den Eintragungen versehen (Personalien, Charge)

Vorbereitungen zur Injektion

- Eventuell Anwendung von Anästhetika-Salben
- Auflage von eisgekühlten Kochsalzkompressen
- Desinfektion der Injektionsstellen mit alkoholfreiem Antiseptikum (Alkohol inaktiviert BTX)
- Einzeichnen der Injektionspunkte mit abwaschbarem Stift (zum Beispiel Kajalstift)
- auf Vial notieren: Datum, Uhrzeit der Auflösung

Schmerzen bei der Injektion vermeiden
Leichte Schmerzen bei der Injektion von Botulinumtoxin können durch drei Strategien vermieden werden:

Modifizierte Injektionstechnik. Schmerzen treten eher bei jener Technik auf, bei der die Kanüle bis zum Periost vorgeschoben und dann leicht zurückgezogen wird. Der Erfahrene testet nicht erst die Tiefe bis er das Periost berührt und vermeidet dadurch Schmerzhaftigkeit. Am leichtesten fällt dies, wenn die Injektion nicht im rechten Winkel zur Hautoberfläche (pfeilartig) sondern leicht angeschrägt gegeben wird. An der Stirn reicht aufgrund der Diffusion eine eher oberflächliche Injektion, periorbital sogar eine intrakutane.

32-g-Kanülen statt 30 g. Der Patient spürt den kleinen Unterschied zur 30-g-Nadel deutlich (feine Kanülen sind zu beziehen bei: Medicos Cosmetic, Telgte, E-Mail: info@aesthetico.de).

» *Injektion mit konservierter Lösung ist weniger schmerzhaft*

Verdünnung mit konservierter statt unkonservierter Kochsalzlösung. Einer Studie aus den USA [7] zufolge ist die Injektion mit konservierter Lösung weniger schmerzhaft und diese kann außerdem länger aufbewahrt werden.

Da physiologische Natriumchlorid-Lösung zur Injektion, konserviert mit Benzylalkohol in 0,9-prozentiger Konzentration (m/V) nach Kenntnis der Autoren nicht auf dem deutschen Markt erhältlich ist, kann ein 50-ml-Ansatz dieser Lösung nach folgender Rezeptur von der Apotheke hergestellt werden:

- Injektionsflasche mit steriler isotonischer Natriumchlorid-Lösung öffnen
- 0,45 g Benzylalkohol darin lösen

- den Ansatz mit Einmalspritze geeigneter Größe aufnehmen
- die Lösung über sterilen Membranfilter (Porengröße 0,2 µm) mit aufgesteckter steriler Injektionsnadel, in eine in Schutzfolie vorsterilisierte Ampullenflasche filtrieren
- Ampullenflasche unter Standardbedingungen sterilisieren (121 °C/20 min)
- Flasche etikettieren

Durchführung der Behandlung

Die Injektionen richten sich danach, welche mimischen Muskeln an welcher Stelle inaktiviert werden sollen. Tabelle 1 zeigt die bei den häufigsten Indikationen stillgelegten Muskeln sowie die Wirkungen durch die Injektionen mit BTX.

Glabella/Zornesfalte

Zur Behandlung der Zornesfalte sind fünf Injektionspunkte zu empfehlen, angeordnet in der Form eines V (Abb. 1). Die erste Injektion erfolgt zwischen den Augen, exakt an der Nasenwurzel etwa an der Kreuzungsstelle der horizontalen Verbindungslinie zwischen den medialen Augenbrauenenden und dem kontralateralen inneren Augenwinkel und erfolgt tief in den M. procerus (ca. 3–5 Units/14–25 Units Dysport®).

» *Fünf Injektionspunkte zur Behandlung der Zornesfalte*

Tab. 1: Wirkungen und unerwünschte Wirkungen von Botulinumtoxin bei den häufigsten Indikationen (variiert nach [10]).

Muskel	Mimikfalte	Erwünschte Wirkung	Mögliche unerwünschte Wirkungen
M. corrugator, M. procerus	Querfalte im Glabellabereich und über der Nasenwurzel („Zornesfalte“)	Glättung der Zornesfalte, diskrete Anhebung des medialen Brauenanteils	
M. frontalis	Horizontale Stirnfalte („Stirnrunzeln“)	Glättung der Stirn	Ptosis der Augenbraue
M. orbicularis oculi, pars orbicularis	Seitliche Lachfalten („Krähenfüße“), Fältelung des Unterlids	Glättung der lateralen Periorbital- und Unterlidregion, Vergrößerung der Augenrundung	Lidptosis, Keratoconjunctivitis sicca

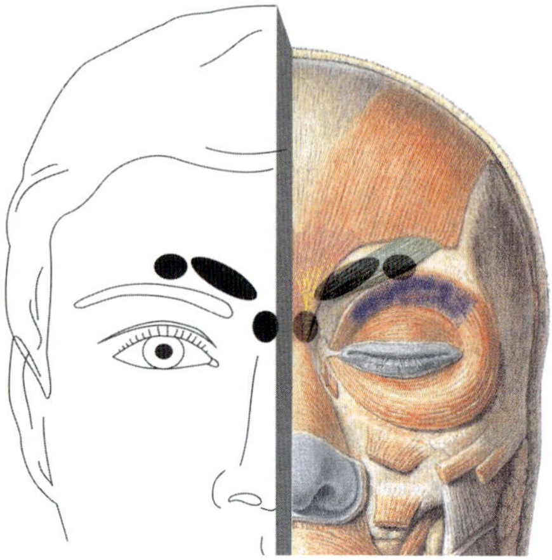

Abb. 1: Injektionsareale für die Glabellaregion (aus [10]).

Der zweite Injektionspunkt liegt einige Millimeter oberhalb der knöchernen Orbita in einer senkrecht durch das mediale Augenbrauenende gedachten Linie (M. corrugator supercilii, M. corrugator und z. T. M. procerus). Der dritte Injektionspunkt liegt in der Pupillarlinie jeweils ca. 1–2 cm über der knöchernen Orbita und gilt gleichfalls dem Corrugator und dem M. supercilii (3–6 Units).

Lateral kann es danach zu einer Anhebung der Brauen kommen.

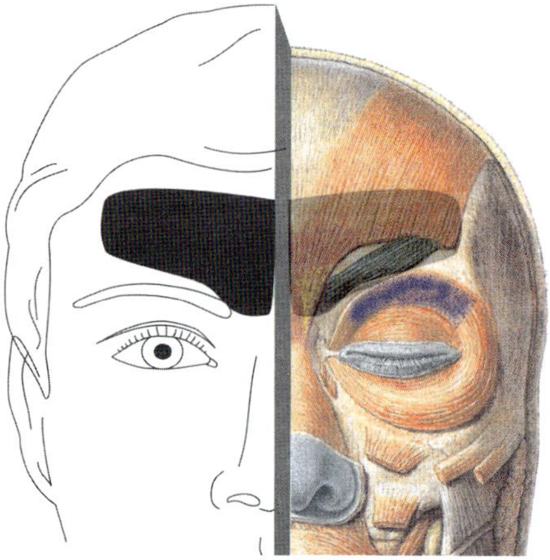

Abb. 2: Injektionsareal zur Korrektur horizontaler Stirnfalten (aus [10]).

Horizontale Stirnfalten

Bei einer leichten Faltenbildung und niedriger Stirn genügt eine Dosierung von 4-mal 2 Units entlang einer Mittellinie zwischen Haaransatz und Augenbrauen. (Bei kräftigem M. frontalis pro Punkt bis zu 4 Units.) Danach wird weiterhin die Möglichkeit bleiben, die Brauen zu heben.

In der Regel reicht es aus, je nach Breite der Stirn fünf Injektionspunkte à 2 Units zu wählen; ist sie breiter, dann 2-mal 3 pro Seite oder gar zusätzlich ein 7. Punkt in der Stirnmitte (Abb. 2).

Menschen mit Schlupflidern haben sich angewöhnt, ihre Brauen hoch zu ziehen. Können sie dies nicht mehr, so empfinden sie ihre erschlafften Oberlider gerne als Ptose, obwohl es keine ist. Im Zweifel sollte die Injektionslinie im oberen Stirndrittel liegen, um den brauennahen Muskeln noch Aktivität zu belassen.

» Triggerpunkte von Spannungskopfschmerz oft mit ausgeschaltet

Zu empfehlen ist in jedem Falle eine gleichzeitige Mitbehandlung der Glabella, um die Brauensenker zu inaktivieren. Triggerpunkte von Spannungskopfschmerzen und Migräne werden hierbei oft ausgeschaltet. Für Patienten mit Spannungskopfschmerzen ist die Tatsache sehr angenehm, dass diese in den meisten Fällen verschwinden.

Die Therapie mit Botulinumtoxin dient zur Beseitigung des Stirnrunzelns und auch zum Positionieren der Augenbrauen, ersetzt aber nicht das endoskopische Stirnlifting bei erschlaffter Haut. Bleiben die Heber (M. frontalis) unbehandelt, kann nach Ausschalten der Senker (M. procerus, corrugator, orbicularis) ein „chemisches Brauen-Lifting" resultieren. Wünscht man einen Rundbogen, muss man in der Mitte die Braue anheben, darf also dort den Heber nicht ausschalten.

Eine Ptose als Nebenwirkung ist eine Rarität, wenn man > 1 cm oberhalb des knöchernen Orbitarandes und innerhalb der beiden Pupillarlinien bleibt. Schon am Telefon gibt es eine einfache Frage, um zu differenzieren, ob eine Ptose oder nur eine Pseudoptose durch Augenbrauensenken vorliegt: Ist es schwieriger oder leichter, das Lid zu schminken? Wenn es leichter ist, liegt eine echte Ptose vor, dann ist die Fläche größer, weil das Lid hängt und die Braue weit oben ist. Ist es schwieriger zu schminken, dann hängt die Braue und verkleinert die Fläche. Sollte doch einmal eine Ptose auftreten, helfen Iopidine® Augentropfen, ein Alpha-2-Agonist, um den M. tarsalis zu heben.

Die Nebenwirkung ist wie die Wirkung von Botulinumtoxin innerhalb von drei bis sechs Monaten reversibel.

» *„Pseudoptose" der Brauen durch zu starke Paralyse des M. frontalis*

Die Funktion des M. frontalis besteht im Heben der Augenbrauen. Wird er zu stark paralysiert, kann es zum Überwiegen seiner Antagonisten, des M. depressor supercilii und M. procerus, und somit zu einer leichten Senkung der Augenbrauen, einer „Pseudoptose" kommen.

Durch eine vorsichtige Injektion in der medialen und lateralen Augenbrauenlinie knapp oberhalb der knöchernen Orbita kann man den M. depressor supercilii schwächen.

Krähenfüße

Der M. orbicularis ist ein stark ausgeprägter Sphinctermuskel, der im Augenbereich nach unten und zentral in Richtung der Longitudinalachse der Orbita zieht.

Zur Behandlung der Krähenfüße sind 2-mal 6 Einheiten in der Literatur beschrieben, viele wählen drei Injektionsstellen à 3–5 Units, die in der Regel 1,5 cm vom lateralen Augenrand entfernt bleiben sollen, mit Stichrichtung eher nach außen oder zumindest nach unten in Richtung der anderen Punkte, nicht zum Auge hin. Höhere Dosierungen von insgesamt 12–18 Units pro Seite haben eine länger anhaltende Wirkung (Abb. 3).

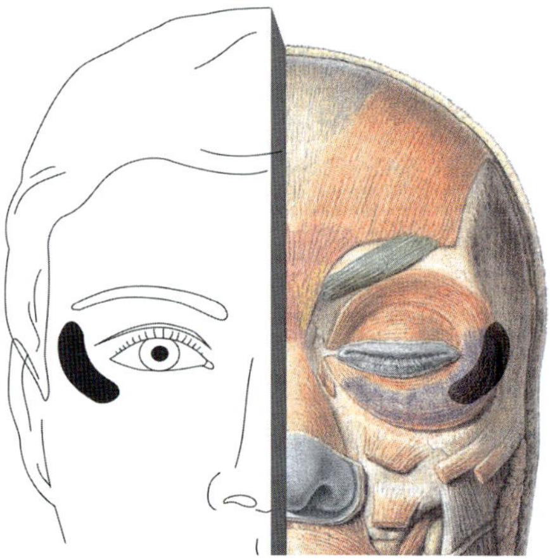

Abb. 3: Injektionspunkte zur Korrektur von Krähenfüßen (aus [10]).

Krähenfüße, die sehr weit nach außen reichen, können in einer zweiten Linie mit zusätzlich 3-mal 2 Units ergänzt werden. Sind die Krähenfüße, bei denen man obere, mittlere und untere Anteile unterscheiden kann, nicht in der vollen Fächerform vorhanden, reichen auch zwei Injektionspunkte an die relevanten Stellen. Krähenfüße können in ein oberes, mittleres und unteres Drittel gegliedert werden. Nicht immer treten alle drei Anteile auf.

Nach Wiederholung der Injektionen lässt die Muskelkraft jedesmal ein wenig nach, so dass man entweder mit weniger Units auskommt oder einfach ein besseres und länger anhaltendes Ergebnis erreicht.

Manche Patienten haben den Wunsch, schmale Augen „zu öffnen" und runder erscheinen zu lassen. Für diese Indikation sollten die lateralen Krähenfüße und der M. procerus behandelt sowie am Unterlid 2 Units am Lidrand suborbital gegeben werden, die erste unter der Pupille, die zweite in der Mitte zwischen Pupille und lateralem Kanthus.

Je näher man an den Lidrand geht, um so eher kann es zu einem Ektropium des Unterlides und Tränenträufeln kommen. Besteht ein schlaffes ptotisches Unterlid, so sollte dort keine Injektion erfolgen, da sonst unterhalb des Unterlides eine Trauerringfalte entsteht.

Bei der Behandlung nach operativen Eingriffen im Gesicht, z. B. Blepharoplastik, und nach Laser-Resurfacing muss individuell und vorsichtig dosiert werden.

Die „Bunnyfalte" ist eine Art Krähenfuß an der Nasenwurzel, bedingt durch mediale Anteile des M. orbicularis. Mit 2 Units beidseits 1 cm unter der Nasenwurzel am Nasenrücken ist dies zu behandeln.

Zu weit lateral und zu tief sollte man hierbei nicht injizieren, da sonst die hier inserierenden Lippenheber bereits geschwächt werden können.

Lippen und Mund

Verantwortlich für die hängenden Mundwinkel, die nach unten ziehen und dem Gesicht einen traurigen, griesgrämigen Eindruck verleihen, ist die Aktivität des M. depressor anguli oris, der an der Mandibulakante entspringt und an der lateralen Unterlippe inseriert. Schwächt man diesen Muskel durch vorsichtige Injektion, kommt es zu einem

» *Hebung der Mundwinkel durch Schwächung des M. depressor anguli oris*

Überwiegen der Mundwinkelelevatoren und damit einer Hebung der Mundwinkel.

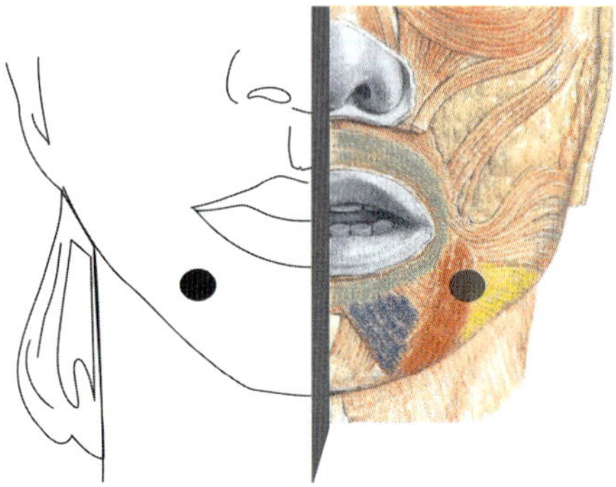

Abb. 4: Injektionsareal zur Behandlung von hängenden Mundwinkeln (aus [10]).

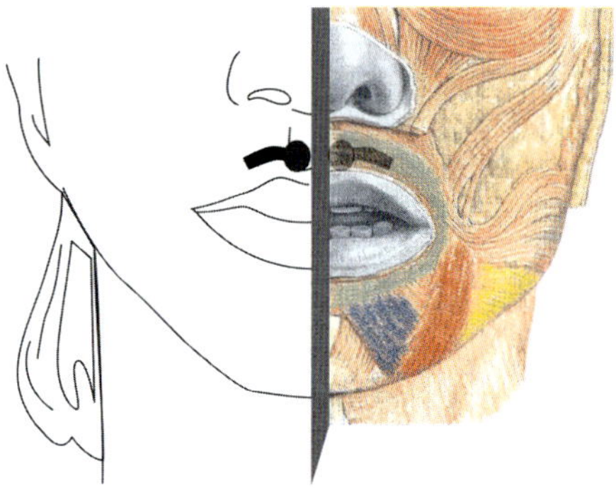

Abb. 5: Injektionsareal zur Behandlung von perioralen Fältchen (aus [10]).

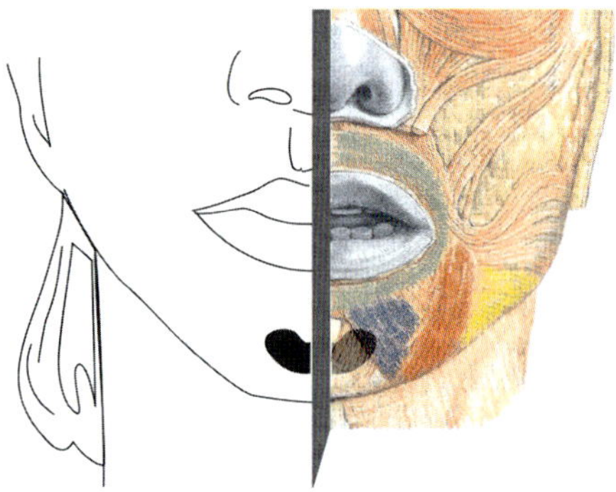

Abb. 6: Injektionsareal zur Behandlung von Kinngrübchen (aus [10]).

Zur Behandlung des M. depressor anguli oris wird der Patient aufgefordert, die Mundwinkel so stark wie möglich nach unten zu ziehen. So kann der Muskel gut ertastet werden, eventuell auch mit einem Finger aus dem Mundraum von innen. Knapp 1–2 cm unterhalb und 0,5–0,75 cm seitlich des Mundwinkels werden nun 2–3 Units subkutan auf jeder Seite injiziert, ggf. beidseits zusätzliche 2–3 Units zwischen Kinnspitze und diesem Punkt (Abb. 4).

Bei zu starker Schwächung des M. depressor anguli oris können beim Lächeln Asymmetrien auftreten.

Im Bereich der Oberlippe entstehen mit zunehmendem Alter aktinisch, durch Mimik und meist durch Nikotinabusus radiäre Fältchen. Bei der Behandlung von Oberlippenfältchen wird die Funktion des M. orbicularis oris geschwächt, d. h. das Spitzen der Lippen wird beeinträchtigt und Bewegungen wie Pfeifen oder das Trinken mit einem Strohhalm werden erschwert. Das „P" kann schlechter gesprochen werden.

» Mögliche Einschränkung der Feinmotorik

Über die mögliche Einschränkung der Feinmotorik muss aufgeklärt werden, der Patient sollte nicht gerade ein Blasinstrument spielen oder beruflich viel sprechen müssen.

Hier sollte zunächst mit 1–2 Units pro Lippenhälfte subkutan niedrig dosiert werden (Abb. 5). An der Unterlippe reichen oft 2–3 Units am Lippenrand entlang verteilt, nach zwei Wochen kann ggf. nachinjiziert werden.

Bei der Behandlung des oromandibulären Muskels kann beim Zähneputzen seitlich die Flüssigkeit aus den Mundwinkeln laufen, dies wird aber meist nach vier Wochen durch andere Bewegungsmuster kompensiert.

Kinngrübchen

Sie entstehen durch eine Überaktivität des M. mentalis. 3 Units werden beidseits gut unterhalb der Kinnfalte injiziert. Der Patient soll sein Kinn während der Injektion in Grübchen legen. Bei ausgeprägter oromandibulärer Faltenbildung kann das Kinn unterstützend mitbehandelt werden (Abb. 6).

Hals

Die Faltenbildung im Halsbereich resultiert unter anderem aus der Anspannung der Plathysmamuskulatur, die an der Fascia pectoralis inseriert und bis zur Mandibula reicht.

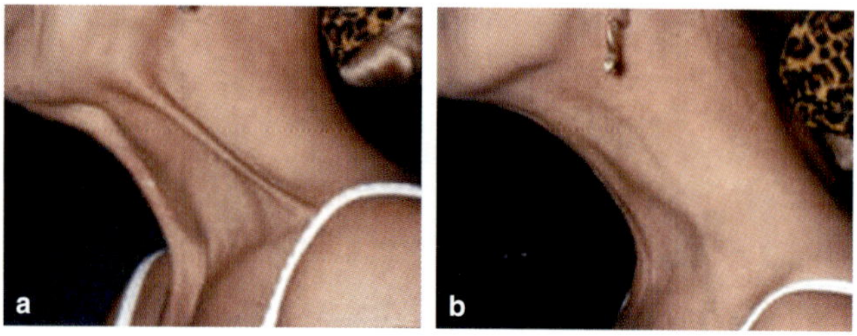

Abb. 7: Behandlung der Platysmamuskulatur. a) bei Anspannung vor der Behandlung, b) 2 Wochen nach der Behandlung (aus [10]).

Das Plathysma kann durch Inaktivierung entlang der Muskelstränge oder auch nur durch Quaddelung entlang der horizontalen Faltenbildung deutlich geglättet werden.

Horizontale Halslinien benötigen 1–2 Units in 1,5 cm Abstand entlang der zwei bis vier Linien in gleich großen Tropfen. In jede Linie werden so z. B. 6 Units intrakutan injiziert.

Vertikale Plathysmastränge können in 2 cm Abstand vertikal mit je 2 Units tief intramuskulär injiziert werden. Eine Gesamtmenge von 50 Units sollte dabei anfangs reichen (Abb. 7).

» *Keine tiefen subkutanen Injektionen in der Nähe des Kehlkopfes*

Tiefe subkutane Injektionen, insbesondere nahe des Kehlkopfes, sollten vermieden werden, da die Sprachmuskulatur am sensibelsten auf Botulinumtoxin reagiert. Halsheber würden geschwächt, die Tonhöhe verändert und eine Dysphagie könnte auftreten.

Werden nur die Halsstränge behandelt und nicht die oromandibulären, so kann es zu einem Überwiegen der Elevatoren des Mittelgesichtes kommen, die Kinn und Perioralfalten schärfer hervortreten lassen.

Dekolleté

Nur wenige Berichte beschreiben den Einsatz von Botulinumtoxin Typ A im Dekolletébereich. Eine Quaddelung alle 2 cm mit 2 Units entlang der Spannungslinien und je nach Zugrichtung der Plathysmastränge, die auch bis in den oberen Brustkorb inserieren, kann zur Entspannung und damit Faltenglättung führen, ähnlich wie am Hals.

Nachbehandlung

Nach der Injektion sollten erneut eisgekühlte Kompressen aufgelegt werden. Vier Stunden lang sollte der Patient eine aufrechte Körperhaltung beibehalten. Injektionsstellen werden nicht massiert, viel Mimik ist empfehlenswert.

Nach 14 Tagen erneute Fotodokumentation und gegebenenfalls Nachkorrektur.

» *Nach Injektionen aufrechte Haltung und viel Mimik*

Kontraindikationen

- Erkrankungen der neuromuskulären Übertragung
- Myopathien
- Motoneuronenerkrankungen
- Schwangerschaft, Stillzeit
- Allergien gegen Bestandteile der Lösung (zum Beispiel Albumin)
- lokale Infekte
- Einnahme von Aminoglykosiden oder Spectinomycin
- erhöhte Blutungsneigung

Nebenwirkungen/Komplikationen

Häufig treten auf:

- Blutergüsse und Schwellungen an der Injektionsstelle
- Druckschmerz an Injektionsstelle
- Kopfschmerz 1 7 Tage nach Injektion

Seltene Nebenwirkungen sind:

- vorübergehendes Herabhängen der Augenbraue oder des Oberlides
- kurzfristige Sehstörungen
- trockenes Auge

Sehr selten kommen vor:

- leichtes Unwohlsein
- Müdigkeit, Gliederschmerzen
- Hautausschlag
- Pruritus
- Mundtrockenheit

Hämatome nach der Injektion können mit eisgekühlten Kompressen, Kompression, Luftkühlung unter Injektion (Cryo 5, Fa. Zimmer) und der vorherigen Applikation des Lokalanästhetikums mit Vasokonstriktion (Emla) teilweise vermieden werden.

Über Symptome einer Intoxikation wie generalisierte Schwäche, Augenmuskelparesen, Schluck- und Sprechstörungen wurde bisher bei ästhetischen Behandlungen nicht berichtet.

» *Resistenz oder Anikörperbildung führt nur zur Unwirksamkeit*

Es ist belegt, dass keinerlei Zeichen von permanenter Muskeldegeneration entstehen. Sollten Patienten nicht auf die Behandlung ansprechen, könnte eine Resistenz oder Antikörperbildung vorliegen, die jedoch nicht zu Allergien, sondern nur zur Unwirksamkeit führt.

Kombination mit anderen Verfahren

Eine Kombination mit anderen ästhetischen Verfahren, insbesondere mitteltiefen Peelings mit Fruchtsäuren oder Trichloressigsäure, Laserresurfacing oder Augmentation mit Kollagen, Polymilchsäure oder Hyaluronsäure ist zu empfehlen. Die Kombination aus Schwächung des Muskeltonus und Bindegewebsneubildung ist sicherlich effektiver als eine reine Monotherapie.

Grundsätzlich ist es empfehlenswert, vor anderen Maßnahmen mit Botulinumtoxin zu beginnen, um z. B. vor Fillern oder Laserablationen – aber auch Peelings – das Areal motorisch ruhig zu stellen. Es sollte eventuell eine Woche Abstand zwischen beiden Behandlungen liegen.

Es gibt Regionen, in denen die operative Entfernung überschüssiger Haut nicht umgangen werden kann, wie die Lidplastik bei Schlupflidern, S-Lift und andere plastische Verfahren für Kinn und Halspartie. Treten die Brauen nur gering nach unten, kann mit Botulinumtoxin ein „chemical brow lift" durchgeführt werden (Augenöffnen). Treten die Brauen jedoch sehr tief, ist ein endoskopisches Stirnlift die einzige Möglichkeit, die Stirn wieder nach oben zu positionieren.

Die Muskeln bedürfen als zusätzlicher Maßnahme dann trotzdem einer Behandlung mit Botulinumtoxin, denn das Stirnlifting dient zum Positionieren der Augenbrauen, Botulinumtoxin dient zur Beseitigung des Stirnrunzelns und die Behandlung der Glabella nach der OP verhindert ein Rezidiv, da das Resultat von Stirnlifts oft durch die senkenden Muskeln eingeschränkt wird.

» Behandlung mit BTX nach Stirnlift

Gerade im Fall der feinen Oberlippenfältchen sollten an eine Therapie mit Botulinumtoxin keine zu hohen Erwartungen gestellt werden. Es lässt sich eine Reduktion der Faltentiefe erzielen, besonders der tieferen Fältchen, jedoch keine vollständige Glättung.

Bei den oromandibulären Falten stellt sich oft die Frage, ob zunächst ein S-Lift, eine Mundwinkel-Anhebungsplastik oder sogar große plastische Eingriffe erfolgen sollten oder ob es nicht reichen könnte, die Muskulatur seitlich der Mundwinkel zu inaktivieren.

Notwendige Praxisausstattung

Die Therapie erfordert keine besondere Ausstattung und kann in einem einfachen Behandlungsraum mit der entsprechenden Lichtquelle durchgeführt werden. Erforderlich sind eine Behandlungsliege mit Sitzposition, Tupfer/Kompressen, ein Lineal, Alkoholspender/Hautdesinfektion farblos, Botulinumtoxin, verdünnte Hypochloritlösung zur Neutralisierung verschütteter Substanz, 1- und 2-ml-Spritzen, Kanülen der Größe 12, isotonische Kochsalzlösung, zum Spritzen Kanülen mit 30 und 32 G.

Fazit für die Praxis

Bei richtiger Indikationsstellung, genauer Kenntnis der Muskelfunktion und fachgerechter Applikation ist die Anwendung von Botulinumtoxin A ein effektives und sicheres Verfahren in der Behandlung von dynamischen Falten, insbesondere im Bereich der oberen Gesichtshälfte, die sowohl als Monotherapie bei rechtzeitiger Indikationsstellung, als auch als Ergänzung zu den dargestellten therapeutischen Alternativen bei sehr tiefen, lange bestehenden, dynamischen Falten zu sehen ist.

» Effektives und sicheres Verfahren gegen dynamische Falten

Literatur

1. **Alam M, Dover J, Klein A, Arndt K.** Botulinumtoxin A exotoxin for hyperfunctional facial lines, where not to inject. Arch Dermatol 2002; 138: 1180–1185.
2. **Becker-Wegerich P, Ruzicka T, et al.** Botulinumtoxin A in der Therapie mimischer Gesichtsfalten. Z H+G 2001; 76; 659–669.
3. **Carruthers A, Carruthers J**. Clinical indications and injection technique for the cosmetic use of botulinum A exotoxin. Dermatol Surg 1998; 24: 1189–1194.
4. **Carruthers A, Carruthers J.** The treatment of glabellar furrows with botulinum A exotoxin. J Dermatol Surg Oncol 1990; 16: 83.
5. **Carruthers A, Carruthers J.** The use of botulinum toxin in the treatment of glabellar frown lines and other facial wrinkels. In: Jancovic J, Halett M, eds.: Therapy with botulinum toxin. New York: Marcel Decker, 1994.
6. **CarruthersJ, Carruthers, A.** Aesthetic botulinum A toxin in the mid and lower face and neck. Dermatol Surg 2003; 29 (5): 468.
7. **Dover A, Arndt J.** Pain associated with injection of botulinum A exotoxin reconstituted using isotonic sodium chloride with and without preservative; Arch Dermatol 2002; 138: 510–514.
8. **Fritz K, Eifler-Bollen R.** Schmerzfreie Botulinum-Behandlung. Dt Derm 2003; 51: 620.
9. **Fritz K.** Botulinumtoxin in der Behandlung mimischer Falten. Akt Dermatol 2003; 29: 33–42.
10. **Heckmann M, Rzany B.** Botulinumtoxin in der Dermatologie. München: Urban & Vogel, 2002.
11. **Kerscher M, Weidmann MJ, Gottlöber P, Peter RU.** Botulinumtoxin A in der Faltenbehandlung: Übersicht und Abgrenzung zu alternativen Verfahren. Dt Ärztebl 2002; 98: A-175–178.
12. **Sommer B, Sattler G.** Botulinumtoxin in der ästhetischen Medizin. Berlin: Blackwell, 2000.

2.4.2 Störungen des Haarwuchses

Klaus Fritz, Thomas Rabe

Haarausfall und Hirsutismus bei der Frau

Zu den altersbedingten Störungen der Behaarung gehören bei der Frau der Hirsutismus und (zumindest teilweise) der Haarausfall. Auslöser kann bei beiden Erkrankungsbildern eine relative Androgenämie sein: Mit Eintritt ins Klimakterium nehmen die Androgenspiegel nämlich nicht in dem gleichen Maße wie die Östrogenspiegel ab. Im Gegenteil, bei vielen Frauen kommt es zu einer Abnahme des Sexualhormon-bindenden Globulins (SHBG), wodurch die Konzentration von freien Androgenen noch zunimmt, sich also eine relative Androgenämie einstellt.

Haarausfall

Bei der Alopezie der Frau werden die Alopezia diffusa („Female-pattern-Alopezie") und die „Male-pattern-Alopezie" (androgenetisches Effluvium der Frau) unterschieden. Bei der Male-pattern-Alopezie gleicht der Haarausfall in abgeschwächter Form der des Mannes, es kommt zu vermehrter Geheimratsecken-Bildung, wobei die frontale Haaransatzlinie aber zumindest angedeutet erhalten bleibt.

» *Bei Frauen unterscheidet man Male-pattern- und Female-pattern-Alopezie*

Die diffuse Alopezie kann dem „normalen" Alterungsvorgang zugeschrieben werden. Häufig wird sic abcr auch durch Funktionsstörungen des älteren Menschen hervorgerufen: Eisenmangel, Anämien, Zinkmangel, Schilddrüsenfunktionsstörungen, Hypoöstrogenämie oder toxische Haarschäden (z. B. schädliche Dauerwellenlösungen). Die Alopezia areata ist dagegen eher eine Störung, die in jüngeren Jahren auftritt.

Hirsutismus

Hirsutismus kann bereits nach der Pubertät auftreten und sollte dann immer endokrinologisch abgeklärt werden. Meist tritt Hirsutismus aber erst im Klimakterium im Rahmen einer relativen Hyperandrogenämie auf. Der unerwünschte Haarwuchs zeigt sich an den Prädilektionsstellen der männlichen Geschlechtshormone: Oberlippe, Kinn und Wangen, bei genetischer Veranlagung können auch Teile der Körperbehaarung betroffen sein.

» *1,1 Millionen Frauen entfernen sich mindestens einmal pro Woche störende Gesichtshaare*

Laut einer Umfrage (Emnid-Umfrage an 667 Frauen) leiden hochgerechnet 3,7 Millionen Frauen in Deutschland an übermäßiger Gesichtsbehaarung. Davon entfernen ca. 1,1 Millionen Frauen mindestens einmal pro Woche störende Gesichtshaare.

Labordiagnostik: Testosteron- und DHEAS-Bestimmung
Bei massiver Alopezie und/oder Hirsutismus und Verdacht auf eine relative Androgenämie ist daher die Bestimmung von freiem Testosteron und Dihydroepiandrosteron (DHEAS) empfehlenswert.

Liegen die Testosteronwerte über 1,5 ng/ml und/oder die DHEAS-Spiegel über 7,5 µg/100 ml, ist eine weitergehende Abklärung notwendig. Ursachen können Androgen-produzierende Tumoren, Nebennierentumoren, Cushing-Syndrom oder das Syndrom der polyzystischen Ovarien (PCO) sein.

Lokaltherapie des Haarausfalls
Östrogenderivate in Haarwässern entfalten ihre Wirkung gegen Haarausfall überwiegend über antiandrogene Effekte. Aufgrund weitgehend fehlender systemischer Wirkungen sind die Lokaltherapeutika auch bei Männern einsetzbar. Die Wirksamkeit von Präparaten mit 17-alpha-Östradiol wie Ell-Cranell®, Ell-Cranell® alpha oder Pantostin® wurde in Studien gezeigt. Die Präparate sind in Apotheken ohne Rezept erhältlich, eine Verordnung zu Lasten der gesetzlichen Krankenkassen ist nicht mehr möglich, auch nicht als Kombinationspräparat mit Kortikosteroiden wie z. B. als Ell-Cranell® dexa.

Minoxidil wurde zunächst als orales Antihypertonikum entwickelt. Als es bei einigen Anwendern unter der Behandlung zu einer ausgeprägten Hypertrichose kam, wurden eine Reihe von klinischen Studien initiiert, die die Wirksamkeit einer äußerlich anzuwendenden Minoxidil-Lösung bei der androgenetischen Alopezie untersuchen sollten. Die Ergebnisse führten zu einer weltweiten Zulassung von Minoxidil zur topischen Applikation bei Haarausfall. Bei uns sind die Präparate (z. B. Regaine®)

verschreibungspflichtig, in Frankreich und England ist das Medikament rezeptfrei in Drogerien erhältlich.

Die Wirkung besteht in erster Linie in einer Beschleunigung und Kräftigung des terminalen Haarwuchses. Im Handel sind 5%ige Lösungen für Männer und seit 2004 in Deutschland 2%ige Lösungen für Frauen. Der Wirkeintritt unter der 2%igen Lösung ist nur unwesentlich langsamer als bei der höher konzentrierten Lösung, langfristig sind die Erfolgsquoten bei beiden Konzentrationen vergleichbar.

» *Minoxidil-Lösung – geeignet für Männer und Frauen*

Dercap Aminexil SP94: Der patentierte dermokosmetische Wirkstoff Aminexil wirkt bei Männern und Frauen der Verhärtung der Kollagenfasern entgegen und stoppt die Umbauprozesse in der Umgebung der Haarwurzel. Der Zusatz SP 94 setzt sich aus einer essenziellen Fettsäure (Linolsäure) und einem Zuckermolekül zusammen. Beide Moleküle fördern die Ernährungssituation der Haarwurzel sowie den Ceramidaufbau des Haarschafts, was zu einer Kräftigung des Haares führt.

Die Ampullenkur sollte frühzeitig begonnen werden, dann kann sie als Adjuvans, zusammen mit z. B. Finasterid oder Östradiol, der Atrophie der Haarfollikel entgegenwirken und so helfen, die Haardichte zu stabilisieren. Eine Ampullenkur sollte zweimal im Jahr als zweimonatige Kurbehandlung durchgeführt werden, wobei eine Ampulle pro Tag oder mindestens drei Ampullen pro Woche eingesetzt werden.

Lokaltherapie des Hirsutismus

Eflornithin (alpha-Difluoromethylornithin) wird zur lokalen Behandlung des Hirsutismus eingesetzt hemmt spezifisch und irreversibel die Ornithindecarboxylase. Das Enzym führt durch Decarboxylierung der Aminosäure Ornithin zur Bildung von Polyaminen wie Putrescin, Spermidin und Spermin. Diese Polyamine kommen ubiquitär in allen lebenden Zellen vor und sind u. a. wesentlich am Wachstum durch Zellteilung und Zelldifferenzierung beteiligt. Die Aktivität von Ornithindecarboxylase in den Haarfollikeln ist in der Wachstumsphase gesteigert. Eine Hemmung dieses Enzyms durch topisches Eflornithin führt zur Reduktion des Haarwachstums.

Eflornithin als 11,5%ige Cremezubereitung (Vaniqa®) ist eine von der FDA (US-amerikanische Arzneimittelbehörde) und EMEA (europäische Arzneimittelbehörde) zugelassene Substanz zur Behandlung von übermäßiger Gesichtsbehaarung, die Ansprechrate lag in Studien bei 70%.

Systemische Therapie von Haarausfall und Hirsutismus
Antiandrogene sind Substanzen, die kompetitiv die Wirkung der körpereigenen Androgene am Androgenrezeptor u. a. der Haarfollikel aufheben. Zu dieser Substanzgruppe gehören z. B. Cyproteronacetat, Norgestimat, Dienogest und Chlormadinonacetat. Gegeben werden sie meist in Dosierungen von 2 mg pro Tag (in Kombination mit 30 bzw. 35 µg Ethinylöstradiol, Handelspräparate: Diane® 35, Androcur® oder als Kombinationen mit antiandrogen wirksamen Gestagenen in Valette®, Bellara®, Jasmin®).

» *Antiandrogene in Kombination mit Östrogenen geben*

Spironolacton ist ein Aldosteronantagonist und wird primär als Diuretikum bei Hyperaldosteronismus eingesetzt. Da die Substanz auch den Androgenrezeptor hemmt, kann in schweren Fällen bei Frauen mit Hirsutismus und androgenetischem Haarausfall ein Therapieversuch mit Spironolacton unternommen werden. Als Monotherapie werden 100 bis 200 mg pro Tag eingesetzt, am besten unter Kombination mit Kontrazeptiva, um Zyklusstörungen zu vermeiden. Bei der zyklischen Applikation werden 50 oder 100 mg Spironolacton zweimal pro Tag vom 4. bis 22. Zyklustag gegeben.

Als Nebenwirkungen können Abgeschlagenheit, Brustspannen, Kopfschmerzen, Diurese und gastrointestinale Übelkeit auftreten.

Nicht eingesetzt werden darf Spironolacton bei Frauen mit einer Familienanamnese für Brustkrebs.

(Zusammenfassung zum Thema Spironolacton unter www.keratin.com).

Flutamid
Flutamid ist ein nicht-steroidales Antiandrogen. Die Substanz bindet an den Androgenrezeptor, besitzt allerdings keine intrinsische Aktivität. Im Gegensatz zum Cyproteronacetat fehlt dem Flutamid eine gestagene Wirkkomponente. Flutamid hat bei uns eine Zulassung zur Behandlung des fortgeschrittenen Prostatakarzinoms. Bei Frauen kann es bei antiandrogener Indikation in einer Dosierung

von 250 bis 500 mg pro Tag allein oder in Kombination mit oralen Kontrazeptiva gegeben werden. Wegen möglicher hepatotoxischer Nebenwirkungen sind Leberwertkontrollen empfehlenswert.

Gonadotropin-Releasing-Hormone und Analoga
Gonadotropin-Releasing-Hormone und Analoga sind prinzipiell zur Therapie eines therapierefraktären Hirsutismus aufgrund einer ovariellen Hyperandrogenämie geeignet. Die Substanzen erzeugen eine medikamentöse Ovarektomie, der daraus resultierende Östrogenmangel sollte durch eine entsprechende Östrogen-Substitution aufgefangen werden.

Unterstützend zu den hier beschriebenen Maßnahmen kann der Hirsutismus durch die Verwendung phytoöstrogenhaltiger Kosmetika gebessert werden. Die Ursache dafür liegt in der stark antiandrogenen Wirkung von Östrogenen und Phytoöstrogenen.

Zur Entfernung von lästigen Haaren stehen zahlreiche, mehr oder weniger effektive Methoden zur Verfügung. Mit kosmetischen Methoden wie Wachs- oder Creme-Epilation, Rasur oder Auszupfen können lediglich temporäre Effekte erzielt werden. Dauerhaftere Resultate bieten die invasiveren Methoden wie die Elektroepilation und die Photothermolyse.

Haarentfernung durch Laserepilation
In den letzten Jahren kam zunehmend die Laserepilation zum Einsatz.

Gerätetypen. Bei der Laserepilation werden unterschiedliche Gerätetypen eingesetzt, die mit verschiedenen Wellenlängen arbeiten. Die am häufigsten verwendeten Geräte sind:

- Diodenlaser mit Wellenlängen um 800 nm (z. B. Light sheer-Lumenis; Mediostar von Asclepion, Diodenlaser von Quanta systems)
- Alexandritlaser mit 755 nm (z. B. Gentle Lase, Candela)
- Nd:YAG-Laser mit 1064 nm (z. B. Excel, Cutera; Candela, Quantum-Lumenis, Lyra Polymed)

Neuerdings werden auch so genannte IPL-Geräte (IPL = Intense Pulsed Light) angeboten, die über hoch energetische, polychromatische Blitzlampensysteme verfügen, bei denen nur bestimmte Wellenlängen durch die Filter durchgelassen werden. Manche Laserepilationsgeräte verfügen über eine Kombination zweier Wellenlängen oder eine Kombination mit der IPL-Technologie (Quantel, Cutera, Lumenis).

Für die meisten Verfahren stehen wissenschaftliche Belege für die Wirksamkeit zur Verfügung.

» Laser erfasst nur Haare in der Wachstumsphase

Wirkprinzip. Laser erzeugen Licht bestimmter Wellenlängen mit hoher Energie, das in den Haarwurzeln vor allem von den pigmentierten Haaren aufgenommen und dort in Wärmeenergie umgewandelt wird. Durch die Wärme werden die Haarfollikel verödet. Dieser Effekt ist bei hellblonden, grauen oder weißen Flaumhaaren deutlich geringer ausgeprägt. Verödet werden nur die Haare, die sich in der Wachstumsphase (Anagen) befinden (Abb. 1).

Deshalb werden bei jeder Lasersitzung zwar relativ viele Haare erfasst, aber eben nur jene, die gerade in der Wachstumsphase stehen. Im Gesicht können das bis zu 50% sein, an den Beinen sind es meist nur 20%.

Je nach behandelter Region bleibt das Haarwachstum zunächst reduziert. Treten dann die Haare, die sich bei der letzten Laserbehandlung in der Ruhephase (Telogen) befunden hatten, in die Wachstumsphase über, können diese in der nächsten Sitzung entfernt werden. Die Abstände

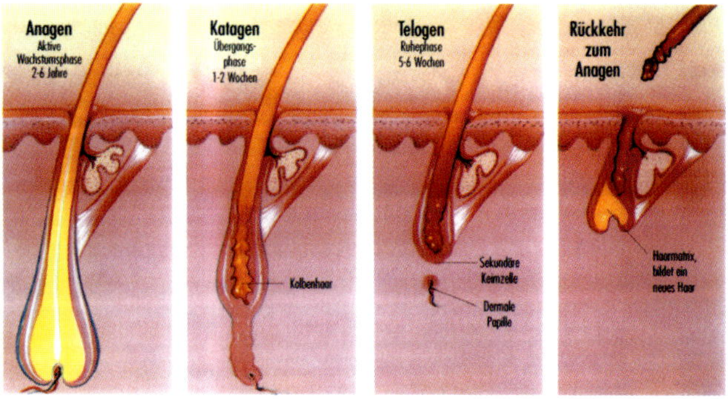

Abb. 1: Wachstumsphasen der Haare.

zwischen den Wachstumsphasen sind anfangs kürzer und werden nach einigen Behandlungssitzungen in der Regel immer länger.

Anzahl der Sitzungen. Bei Haaren im Gesicht beginnt man meist monatlich zu epilieren, nach Entfernung des größten Anteils der Haare wird auf einen Zwei- bis Viermonatsturnus übergegangen. Am Bein und Stamm hingegen ist die zweite Epilation frühestens nach zwei, oft erst nach drei Monaten sinnvoll. Später können Intervalle von vier bis fünf Monaten gewählt werden, da sonst nicht genug Haare im Wachstum vorhanden sind.

Die Zahl der notwendigen Sitzungen bis zu einer anhaltenden, weitgehenden Enthaarung sind von mehreren Faktoren abhängig und daher individuell sehr unterschiedlich. Um dem Klienten einen Anhaltspunkt über die benötigten Behandlungsdurchgänge geben zu können, kann sich der Behandler an den durchschnittlichen Haar-Wachstumstabellen orientieren (Tab. 1). Der Anteil der insgesamt vorhandenen Haare in dem interessierenden Gebiet, die sich im Anagen befinden, kann in einer Sitzung eliminiert wer-

» *Benötigte Durchgänge individuell sehr unterschiedlich*

Tab. 1: Prozentualer Anteil und Zeit der Haare in Telogen (Ruhephase) und Anagen (Wachstumsphase) (nach Richards-Meharg).

Bereich	Anagen [%]	Zeit in Telogen	Zeit in Anagen	Verhältnis ca. Anagen: Telogen	
Kopf	13	85	3–4 Monate	2–6 Jahre	6,5.1
Wangen	30–50	50–70			1,5:1
Bart – Kinn	20	70	10 Wochen	1 Jahr	3,5:1
Oberlippenbart	35	65	6 Wochen	16 Wochen	1:2
Achseln	70	30	3 Monate	4 Monate	1:2
Intimzone	70	30	3 Monate	4 Monate	1:2
Arme	80	20	16 Wochen	13 Wochen	1:4
Unter- & Oberschenkel	80	20	24 Wochen	16 Wochen	1:4
Brust	70	30			1:2

den. Je größer der Prozentsatz dieser Haare, desto geringer die Zahl der benötigten Behandlungen und desto größer der für den Patienten sofort sichtbare Behandlungserfolg. Die Zeiten im Telogen (Ruhephase) dienen als Anhaltspunkt für die maximale Wartezeit zwischen den Sitzungen.

Sicherheitsanforderungen an die Geräte. Die Schmerzempfindung des Klienten ist u. a. abhängig von der Dosis und der verwendeten Kühlung. Manche Geräte arbeiten mit einer Spraykühlung vor, zwischen und nach den Laserblitzen, andere mit einer Kontaktkühlung, die lange genug vor und nach dem Laserimpuls gesichert sein muss. Im Einzelfall muss der Behandler für sich klären, mit welcher Form der Kühlung er im Ablauf am besten zurecht kommt. Bei Geräten ohne Kühlung besteht ein Risiko für Verbrennungen.

» Geräte ohne Kühlung: Verbrennungsrisiko erhöht

Der therapeutische Spielraum ist bei IPL-Geräten in der Regel schmaler. Hier benötigt man besonders eingehende praktische Erfahrung, um einerseits Verbrennungen zu vermeiden und andererseits durch die Wahl der richtigen Wellenlänge, des Filters und der Dosis ein optimales Resultat zu sichern.

Vor- und Nachteile einzelner Laser. Die Alexandritlaser erlauben besonders schnelle Abläufe, sind aber für dunkel pigmentierte Hauttypen weniger geeignet, da es zu Hyperpigmentierungen kommen kann.

Mit den Nd:YAG-Lasern arbeitet man dagegen zwar etwas langsamer, kann dafür aber die Behandlung auch bei dunkleren Hauttypen sicher durchführen. Allerdings sind die Nd:YAG-Laser nicht weniger schnell als die Diodenlaser. Große Spots von 10 bis 18 mm erlauben neuerdings auch mit den Nd:YAG-Lasern zügige Behandlungsweisen.

Da die IPL-Technik einerseits schnell ist, sich andererseits aber auch für oberflächliche Haare und Gefäße eignet, haben manche Geräteanbieter diese Technik zusammen mit einem Laser in einem Gerät vereint.

Grundsätzlich sollten nur Geräte gewählt werden, für die das Überleben der Herstellerfirma in absehbarer Zeit wahrscheinlich und der Service unproblematisch und finanziell erschwinglich ist.

Vor- und Nachbereitung der Patienten. Sonnenbäder und Solariumbesuche sollten zumindest vor der Behandlung unbedingt vermieden werden. Braune Haut nimmt die Laserenergie leicht auf und kann mit Schorfbildung oder Verbrennungen an der Oberfläche reagieren. In Folge davon können sich Hypo- oder Hyperpigmentierungen einstellen, die sich in der Regel erst nach Wochen bis Monaten zurückbilden. Die zu behandelnden Hautflächen sollten also möglichst blass sein.

Bei der Durchführung ist auf eine ausreichende Kühlung der Hautoberfläche zu achten, da es sonst zu Verbrennungen kommen kann. Außer einer funktionierenden Gerätekühlung hat es sich zusätzlich bewährt, ein vorgekühltes Gel auf die zu behandelnden Flächen aufzutragen. Der Laserkopf kann dadurch rascher weiterbewegt werden und die Schmerzhaftigkeit wird reduziert.

» *Zusätzliche Kühlung durch Gel empfehlenswert*

Regionen mit höherer Schmerzempfindlichkeit sind bei Frauen meist die Bikinizone und der Knöchelbereich am Unterschenkel sowie Stellen, an denen die Haare dunkel und sehr dicht sind (eher bei Männern). Eine örtliche Betäubung der Haut ist aber in der Regel nicht erforderlich.

Nach der Behandlung ist die Haut möglichst zu schonen. Bis zu vier Wochen nach jeder Sitzung sind u. a. Besuche von Schwimmbad, Solarium und Sauna sowie Hautreizungen anderer Art zu meiden.

Haarausfall beim Mann

Die androgenetische Alopezie ist für viele Männer erstes Zeichen des Älterwerdens. Der Haarausfall des männlichen Typs ist genetisch determiniert und folgt einem bestimmten Muster. Das entscheidende Androgen bei der Ausbildung der androgenetischen Alopezie ist nicht Testosteron, sondern das sehr viel wirksamere Dihydrotestosteron (DHT), das aus Testosteron durch enzymatische Einwirkung der 5-alpha-Reduktase gebildet wird. Diese kommt in den beiden Isoformen Typ I und Typ II vor.

» *Androgenetische Alopezie ist genetisch determiniert*

Durch Hemmung der 5-alpha-Reduktase vom Typ II können die DHT-Spiegel gezielt an den Haaren der Kopfhaut sowie in Prostata und Leber gesenkt werden, ohne eine medikamentöse Kastrierung hervorzurufen. Durch die so induzierte Senkung des DHT-Spiegels wird der Haarwuchs gefördert und eine weitere Bildung von miniaturisierten Haaren vermindert. Ein Hemmer der 5-alpha-Reduktase ist das Finasterid.

Systemische Therapie mit Finasterid
Finasterid (Propecia®) ist ein hochspezifischer Blocker der 5-alpha-Reduktase vom Typ II, der das Haarwachstum reguliert und zusätzlich die benigne Prostatahyperplasie beim Mann positiv beeinflusst (s. oben).

Während das Präparat in einer Dosierung von oral 1 mg/d bei Männern eine stimulierende Wirksamkeit auf das Haarwachstum zeigt, tritt diese Wirkung bei Frauen nicht ein. Abgesehen von der nicht vorhandenen Wirksamkeit sollten Frauen im gebärfähigen Alter mit Finasterid nicht in Berührung kommen, da die Substanz starke teratogene Wirkungen hat. Bei Männern scheint die Finasterid-Gabe in der niedrigen 1-mg-Dosierung im Rahmen einer Haarausfallbehandlung auch eine protektive Wirkung auf die Prostata zu entfalten.

Die Studienergebnisse zusammenfassend, lassen sich folgende Aussagen treffen: In einer Dosierung von 1 mg gegeben stabilisiert Finasterid in den frühen Stadien den Prozess der androgenetischen Alopezie, vermehrt den Haarwuchs und beugt weiterem Haarausfall vor. Parallel zum Therapieerfolg steigt auch das Lebens- und Selbstwertgefühl wieder an.

Als Nebenwirkungen können selten auftreten: verminderte Libido, erektile Dysfunktion, Ejakulationsstörungen und vermindertes Ejakulatvolumen. Sonstige Störungen der Sexualfunktion waren in kontrollierten Studien nicht häufiger als unter als unter Plazebo.

Lokaltherapie mit Minoxidil
Die Lokaltherapie mit Minoxidil in Lösungen mit 2% und 5% Wirkstoff ist sowohl bei Frauen (s. S. 154) als auch bei Männern wirksam, solange sie angewendet wird.

Lokaltherapie mit 17-alpha-Östradiol
17-alpha-Östradiol hat keine systemischen hormonellen Wirkungen und kann daher außer bei Frauen (s. S. 154) auch bei Männern angewendet werden. Als Wirkmecha-

nismus wird eine Hemmung der DHT-Bildung durch 17-alpha-Östradiol diskutiert.

Lokaltherapie mit Dercap Aminexil SP94
Als Adjuvans kann Dercap Aminexil SP94 wie bei der Frau (s. S. 155) auch beim Mann zusammen mit z. B. Finasterid oder Östradiol angewendet werden und helfen, der Atrophie der Haarfollikel entgegenzuwirken.

Weiterführende Literatur

1. **Hamilton JB.** Patterned loss of hair in man, types and incidence. Ann N Y Acad Sci 1951; 53: 708–728.
2. **Kaufmann KD, Olsen EA, Whiting D, Savin R, et al.** Finasterid in the treatment of men with androgenetic alopecia (male pattern hair loss) J Am Acad Dermatol 1998; 36: 578–589.
3. **Kautz G.** Laserepilation. Berlin, Heidelberg: Springer, 2004.
4. **Leyden J, et al.** Finasteride in the treatment of men with frontal male pattern hair loss. J Am Acad Dermatol 1999; 40: 930–937.
5. **Stough DB, Rao NA, Kaufman KD, Mitchell C.** Finasteride improves male pattern hair loss in a randomized study in identical twins. Eur. J. Dermatol 2003; 12: 32–37
6. Webseiten der einzelnen Gerätehersteller

2.4.3 Cellulite

Klaus Fritz

» Bindegewebssepten in der Haut verlaufen bei Frauen parallel

Cellulite (Orangenhaut) entsteht durch die unregelmäßige Einlagerung von Fettgewebe zwischen den Bindegewebsfasern der Subkutis. Die Cellulite ist vor allem bei Frauen zu beobachten, da bei ihnen die Bindegewebssepten in der Haut u. a. unter dem Einfluss von Östrogenen parallel verlaufen, wodurch sich das Fettgewebe nach außen durch die Subkutis durchdrücken kann. Bei Männern ist das subkutane Fettgewebe dagegen netzartig von Kollagensträngen durchzogen, wodurch das Binde- und Fettgewebe mehr Halt bekommt und die Haut nach außen hin glatter aussieht. Man unterscheidet vier Stadien der Cellulite:

- Stadium I: asymptomatisch, nur histopathologische Veränderungen
- Stadium II: sichtbare Veränderungen unter Druck
- Stadium III: sichtbare Veränderungen vorhanden
- Stadium IV: maximale Variante mit subkutaner Knotenbildung

Kosmetisches Problem durch Mehreinlagerung von Fett

» Altersbedingte Mehreinlagerung von Fett

Cellulite wird meist von Frauen im Alter zwischen 20 und 40 Jahren als kosmetisches Problem empfunden. Klinisch handelt es sich nicht, wie der häufig gebrauchte Ausdruck Cellulitis suggeriert, um eine Entzündung. Vielmehr bilden sich die klinischen Zeichen im Verlauf einer altersbedingten Mehreinlagerung von Fett vor allem in den gluteofemoralen Prädilektionsstellen. Dies ist häufig, aber nicht immer genetisch determiniert. Für die Behandlung stehen kosmetische und medizinische Methoden zur Verfügung.

Kosmetische Verfahren

Die kosmetischen Verfahren beruhen meist auf einer Hyperämisierung des Gewebes, auf Saug-Druck-Wirkungen oder einer Kombination aus beiden Prinzipien. Hierzu gehören beispielsweise die Endermologie oder Lymphotonie, Cellulipolyse, Iontophorese, Body-wrap oder die hochfrequente Vibration.

Endermologie oder Lymphotonie
Hier kommen Geräte zum Einsatz, bei der die betroffenen Körperregionen einer automatischen Zug-Druck-Massage unterworfen werden (Abb. 1).

Cellulipolyse
Bei der Cellipolyse werden oberflächlich unter der Haut dünne Elektrodendrähte parallel und teilweise quer dazu eingelegt. Durch die Drähte wird etwa eine Stunde lang Gleichstrom in niedriger Spannung geleitet, dessen Intensität von der Klientin selbst gesteuert werden kann. Durch diese Maßnahme sollen Fetteinlagerungen in den zellulären Speichern entleert werden, wobei die Fettzellen selbst – im Gegensatz zur Liposuktion – erhalten bleiben. Eine Umfangsverminderung von bis zu 3 cm nach zwölf Sitzungen ist möglich. Das Einlegen der Elektroden ist allerdings mit einem erheblichen Aufwand verbunden, in manchen Fällen kann es zu großflächigen Hämatomen kommen.

Body-wrap
Bei dieser rein kosmetischen Methode werden die Beine mit Plastikfolien umwickelt und dadurch Hyperämie und Wasserverlust induziert. Als Folge können sich sichtbare Umfangsverminderungen der Oberschenkel einstellen, die sich allerdings relativ rasch wieder zurückbilden.

» *Hyperämie und Wasserverlust durch Body-wrap*

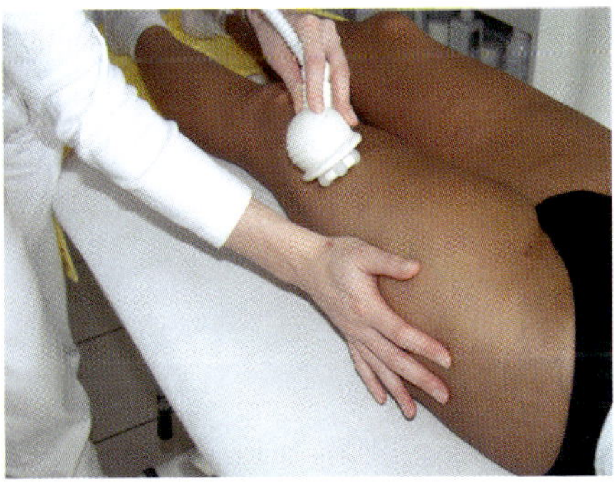

Abb. 1: Durchführung der Endermologie.

Medizinische Verfahren

Manuelle Lymphdrainage
Dies ist eine medizinische Anwendung aus der Phlebologie. Sie ist vor allem bei begleitendem Lymphödem geeignet.

Therapieversuche mit Hormonen
Sie basieren auf der Erkenntnis, dass Östrogene, Progesteron und Testosteron die Fettverteilung und die Ausbildung der Bindegewebsfaserzüge und damit das Bild der Cellulite beeinflussen können. Allerdings wird die Hormondiagnostik nur in seltenen Fällen pathologische Abweichungen als Ursache der Cellulite erbringen können. Am lohnenswertesten erscheint ein Therapieversuch mit Progesteroncremes. Die Wirksamkeit von lokal applizierten Antiöstrogenen und Cyproteronacetat konnte klinisch nicht bestätigt werden. Der topische oder gar systemische Einsatz von Testosteron und seinen Derivaten birgt bei Frauen das Risiko des Hirsutismus und mittelfristig des Stimmbruchs und ist dadurch naturgemäß limitiert.

» *Therapieversuch mit Progesteroncremes*

Andere medikamentöse Therapieversuche
Auch diese verliefen wenig erfolgreich. Die erhoffte Lipolyse durch Methylxanthine, betaadrenerge Agonisten oder Alpha-Rezeptorenblocker war klinisch nicht nachzuvollziehen. Das gleiche gilt für Coenzym A, L-Carnitin, Silzium-haltige Verbindungen und Extrakte aus Centella asiatica (asiatischer Wassernabel) sowie Substanzen, die die mikrovaskuläre Perfusion stimulieren sollen.

» *Andere medikamentöse Therapieversuche wenig erfolgreich*

Liposuktion
Eine Liposuktion bringt in der Regel ebenfalls nicht den gewünschten Erfolg, da die Cellulite eher ein Problem des steppdeckenartig veränderten Oberflächenreliefs bzw. der Anordnung der Bindegewebsfasern ist. Näheres zur Liposuktion enthält das folgende Kapitel.

2.4.4 Liposuktion

Gerhard Sattler, Birgit Wörle

Die Liposuktion wird zur Entfernung von überschüssigem, dysproportional angeordnetem, subkutanem Fettgewebe eingesetzt. Das Ziel eines derartigen operativen Eingriffs ist die Entfernung von einzelnen, ästhetisch störenden Fettgewebsvermehrungen, die Harmonisierung von Körperproportionen, aber keinesfalls eine allgemeine Gewichtsreduktion. Diese Operationsmethode, eingeführt im Jahre 1975, hat sich in den letzten knapp 30 Jahren erheblich gewandelt und weiterentwickelt. Durch die routinemäßige Unterspritzung des Behandlungsareals mit einer Flüssigkeitsmenge wurde die ursprüngliche operative Vorgehensweise wesentlich schonender und risikoärmer. Im Jahre 1985 kam der Amerikaner Jeffrey Klein auf die Idee, die bisher eingesetzten Lokalanästhetika mit großen Volumina physiologischer Kochsalzlösung zu verdünnen. Mit dieser so genannten Tumeszenz-Lokalanästhesie-Lösung (TLA-Lösung) konnte das Gewebe dann großzügig infiltriert werden. In einzelnen Behandlungszonen wurden bis zu 2 Liter dieser TLA-Lösung injiziert und nach einer entsprechenden Verteilungszeit zusammen mit dem aufgeweichten Fettgewebe wieder entfernt. Dies war der Beginn der Liposuktion in Tumeszenz-Lokalanästhesie-Technik, wie sie heute überwiegend durchgeführt wird. Die kontinuierliche Weiterentwicklung des Konzepts der Tumeszenz-Lokalanästhesie, der technischen Ausrüstung, insbesondere der Infiltrations- und Absaugpumpen, sowie die Modifikationen der eingesetzten Aspirationskanülen und nicht zuletzt die fortschreitende Erfahrung in der operativen Technik der Liposuktion führten zu einem standardisierten Verfahren. Der aktuelle Stand ist in den Leitlinien zur Liposuktion festgehalten[1].

» *Harmonisierung von Körperproportionen*

» *Heute überwiegend durchgeführt: Tumeszenz-Lokalanästhesie*

Indikationsstellung

Patienten, die sich dem operativen Eingriff einer Liposuktion unterziehen, sollten mindestens 18 Jahre, jedoch nicht älter als 80 Jahre sein. Grundsätzlich sollten nur gesunde

Patienten behandelt werden. Bei den weiblichen Patienten können zwei Gruppen unterschieden werden: Einerseits handelt es sich um die jüngeren Patientinnen mit einer Altersbetonung zwischen 25 und 35 Jahren, die genetisch bedingte Fettgewebspolster, wie z. B. eine Reithosenhyperplasie, behandelt haben möchten. Andererseits gibt es den Alterstyp mit einem Verteilungsgipfel zwischen 50 und 60 Jahren, der dysproportionale Fettgewebsvermehrungen behandelt haben möchte, die sich perimenopausal langsam ausgeprägt haben. Die Problemstellung für die Patientinnen beider Gruppen liegt zum einen in der Schwierigkeit, passende Bekleidung zu finden. Zum anderen gilt aber auch gerade für das weibliche Geschlecht die Körpersilhouette und Körperform als ein wesentliches ästhetisches Merkmal, dem im Rollenspiel und im Zusammenleben der Geschlechter eine besondere Bedeutung zukommt. Der Anteil der männlichen Patienten ist mit ca. 6% der Behandlungen deutlich geringer.

» *Medizinische Indikationen für eine Liposuktion*

Neben der rein ästhetischen Indikation für eine Liposuktion gibt es jedoch auch medizinische Indikationen bei Erkrankungen des subkutanen Fettgewebes, wie z. B. der Lipohypertrophie, der Lipodystrophie, der Lipomatosis dolorosa (Morbus Dercum), der Lipomatosis benigna symmetrica (Launois-Bensaude-Syndrom) und dem Lipödem. Hier führt die Liposuktionschirurgie zu einem langfristig bleibenden und erfolgreichen Behandlungsergebnis mit Heilungscharakter.

Betäubungstechniken

Die Vorteile des Einsatzes der Tumeszenz-Lokalanästhesie bei der Liposuktion sind vielgestaltig. Insbesondere bei der Liposuktion im Bereich der unteren Extremitäten ist die aktive Beweglichkeit und Mithilfe des Patienten auf dem Operationstisch zur Einnahme bestimmter Körperhaltungen und Positionen für ein gleichmäßiges, dreidimensionales Behandlungsergebnis essenziell. Der Patient ist in der Lage, die Muskulatur aktiv anzuspannen; so entsteht für den Operateur eine feste muskuläre Unterlage und das Fettgewebe kann dann in verschiedenen Ebenen optimal entfernt werden. Ein wesentlicher Sicherheitsaspekt dieses örtlichen Betäubungsverfahrens bei der Liposuktion ist das mögliche Feedback durch den Patienten. Schmerzen, die möglicherweise in einem umschriebenen Areal auftreten, können vom Patienten unmittelbar artikuliert werden und weisen den Operateur auf eine mögliche Gefahr in diesem Bereich hin. Bei einer Allgemeinanästhesie ist diese Warnmeldung durch den Patienten nicht möglich.

» Mögliches Feedback durch den Patienten als Sicherheitsaspekt

Die heute üblicherweise verwendete Tumeszenz-Lokalanästhesie-Lösung kann mit unterschiedlichen Lokalanästhetika versetzt sein. Zur Herstellung der Rezeptur eignen sich das am weitesten verbreitete Lidocain, aber auch Prilocain oder eine Mischung aus diesen beiden Substanzen (Lidocain: Prilocain = 1:1) sowie Articain. Die Zusammensetzung der 0,038%igen TLA-Lösung wird in Tabelle 1 gezeigt.

Die Applikation der TLA-Lösung hat sich durch den Einsatz von multiplen Infiltrationspunkten, unterschiedlichen Verteilersystemen und diversen automatischen Infiltrationspumpen ständig verändert und weiterentwickelt. Durch diese Hilfsmittel ist die Durchführung der TLA-Infiltrationsanästhesie für den Patienten angenehmer, für den Anwender deutlich einfacher und auch schneller geworden. Mit Hilfe der Tumeszenz-Lokalanästhesie können auch bei unterschiedlicher Hautbeschaffenheit standardisierte Gewebeverhältnisse herbeigeführt werden. Das Ziel ist die standardisierte, gleichmäßige Aufdehnung und „Prallung“ des Subkutangewebes durch eine – gewebeabhängig unterschiedlich große – Menge an Infiltrationslösung. Das Risiko von Unregelmäßigkeiten nach Liposuktion ist bei gut tumesziertem Gewebe wesentlich geringer. Ebenso werden fragile Blut- und Lymphgefäße durch die Aufdehnung des Subkutanraums gestreckt und sind damit weniger leicht verletzlich.

» Bei gut tumesziertem Gewebe sind Unregelmäßigkeiten seltener

Tab. 1: Zusammensetzung der TLA-Lösung.

Lokalanästhetikum 1%	40 ml
Natriumbikarbonat 8,4%	6 ml
Adrenalin 1:1000	1 ml
Triamcinolon 10 mg/ml	1 ml
NaCl 0,9%	1000 ml

Technische Entwicklungen und Instrumentarium

Zur Durchführung der Liposuktion werden heute die Infiltrationseinheit LipoSat® (Laserpoint AG) oder die Klein-Pumpe® (HK Surgical Incorporation) verwendet, die eine standardisierte Aufschwemmung und Betäubung des zu behandelnden Liposuktionsareals ermöglichen. Die langsame und kontinuierliche Infiltration über mehrere Kanülen, am besten mittels eines speziellen Verteilersystems (Stenger-Sattler-Verteiler; Laserpoint AG), erlaubt eine schmerzarme, gleichmäßige Verteilung der Flüssigkeit im Fettgewebe. Ist nach einer Einwirkzeit von ca. 20 Minuten noch eine ausreichende Prallung des Gewebes vorhanden, so kann die Liposuktion sofort im Anschluss mit unterschiedlichen Absaugkanülen mit verschiedenen Lochkonfigurationsspitzen durchgeführt werden. Die Durchmesser dieser Kanülen reichen von 2 mm bis maximal 6 mm; heute werden maximal 6 mm dicke Kanülen eingesetzt. Die Länge dieser Absaugkanülen beträgt zwischen 10 cm und 30 cm. Die Aspiration des Fettgewebes wird mit einem handelsüblichen Sekretabsauger durchgeführt. Höhere Absaugkräfte, erreichbar durch stärker ausgelegte Saugpumpen, sind bei der Liposuktion in Tumeszenz-Lokalanästhesie nicht erforderlich. Als Variation kann die Aspiration auch mit modifizierten Blasenspritzen als Unterdruckerzeuger erfolgen. Dabei ist das ständige Ein- und Ausführen der Kanüle zur Entleerung der Spritze allerdings sehr lästig, verzögert den Ablauf des operativen Eingriffs erheblich und ist trotz einer großen Verfechtergruppe heute nicht mehr als Standard anzusehen.

Aufgefangen wird die mittels einer Saugpumpe aspirierte Fettgewebsmenge zusammen mit einem Teil der TLA-Lösung in einem Auffangbehälter, der an den Sauger angeschlossen ist. Hier empfehlen sich die Beutel der Firmen Baxter oder Abbott, die nach Beendigung der Liposuktion hygienisch sauber über die Sondermüllentsorgung beseitigt werden können. Die Asservierung von Eigenfett für eine spätere Augmentationsbehandlung ist aus diesen sterilen Beuteln unkompliziert möglich. Die mit einer 11er-Klinge geschaffenen Zugangslöcher werden mit Klammerpflastern verschlossen, darüber werden zusätzlich Wundpflaster fixiert. Das Tragen eines Kompres-

» *Asservierung von Eigenfett für spätere Augmentation*

sionsmieders wird für die Dauer von drei bis vier Wochen postoperativ angeraten.

Seit vielen Jahren bestehen Versuche, durch den internen oder externen Einsatz von Ultraschall eine intraoperative Erleichterung in der Behandlung zu erzielen. Aufgrund bedeutender ästhetischer Komplikationen, insbesondere in den Anfangszeiten der Liposuktion mit Ultraschalltechnologie, konnten sich diese Systeme allerdings bis heute nicht durchsetzen. Im Gegensatz dazu haben sich die Vibrationskanülen (Firma TapMed Medizintechnik, Laserpoint AG) sehr bewährt und sind als der Goldstandard in der Liposuktionschirurgie anzusehen. Diese Kanülen vibrieren in der Längsachse vor und zurück, mit einer Frequenz von bis zu 5000 Schwingungen pro Minute. Die Geschwindigkeit der an- beziehungsweise absaugenden Kanüle ist höher als die durch die Saugpumpe induzierte Aspirationsgeschwindigkeit. Folglich bewegt sich die Kanüle von dem ansaugenden Apparat faktisch weg und es kann daher auch zu keinen wesentlichen Verformungen von Bindegewebs- oder Gefäßstrukturen im Unterhautgewebe kommen. So kann nur frei flottierendes Fettgewebe und Tumeszenz-Lokalanästhesie-Lösung aspiriert werden. Durch die Anwendung von Vibrationskanülen kann eine weitgehende Schonung des Bindegewebes, der Blut- und Lymphgefäße und der Nerven sichergestellt werden. Die hierfür wesentlichen und zu empfehlenden Geräte sind das von der amerikanischen Firma Micro-Aire „Pal 600 E“, vertrieben in Deutschland von der Firma TAP-MED und der von Laserpoint hergestellte und vertriebene „Vibrasat“.

» *Schonende Behandlung durch Vibrationskanülen*

Neuere Entwicklungen wie der Softlaser aus Mittelamerika oder die Wasserstrahl-Absaugungsmethode sind innovative Ideen, die sich auf dem Weltmarkt jedoch bisher nicht durchgesetzten konnten, insbesondere wegen eines fehlenden Wirksamkeitsnachweises oder auf Grund eines nicht zu unterschätzenden Gefährdungspotenzials. Der Softlaser soll tief subkutan Fettzellen zum Zerplatzen bewegen, ein Umstand der in einer eigenen Anwendungsbeobachtung nicht nachzuvollziehen war. Ebenso ist der Einsatz der Wasserstrahl-Technik eine sehr junge Methode und im Vergleich zur standardisierten Tumeszenzlokalanästhesie-Methode für den Patienten stärker traumatisierend.

Operationstechnik

Die Operation wird immer am liegenden Patienten durchgeführt. Üblicherweise wird die Liposuktion in reiner Tumeszenz-Lokalanästhesie geplant, kann jedoch jederzeit sekundär durch den Einsatz einer Analgosedierung bei wachem Patienten modifiziert werden. Vor einem Ganzkörperspiegel werden die zu behandelnden Areale durch den Operateur und unter Aufsicht des Patienten markiert. Mit Hilfe der Tumeszenz-Lokalanästhesie-Lösung, der Infiltrationspumpe und des Verteilersystems werden dann die subkutanen Weichteilareale bis zur maximalen, prallen Gewebsspannung aufgefüllt. Die feste Konsistenz des Gewebes ähnelt im Tastbefund einer Wassermelone. Die maximale Prallung führt zur idealen subkutanen Homogenisierung des Fettgewebsraums, welcher dann mit Hilfe von Vibrationskanülen oder manuellen Kanülen gleichmäßig abgesaugt werden kann. Hierbei spielt die Lagerung des Patienten eine große Rolle, damit Knochenvorsprünge, wie zum Beispiel der Trochanter major, keine Zonen des überhöhten interstitiellen Gewebedrucks herbeiführen. Die Lagerung des Patienten auf dem Operationstisch wird als aktive Positionierung bezeichnet, sie ermöglicht es dem Operateur, einen dreidimensionalen Befund bei einer entsprechenden diffus vorliegenden Lipohypertrophie herbeizuführen. Besonders ist darauf zu achten, dass die Hautspannung während des Eingriffs nicht wesentlich nachlässt und somit nicht ein Vorteil der Tumeszenz-Lokalanästhesie verloren geht. Die unmittelbar mit Beginn der Liposuktion nachlassende Hautspannung wird durch die Technik der manuellen Hautstabilisation kompensiert. Eine Assistenzkraft strafft von Anfang an manuell die Haut im Bereich des zu besaugenden Unterhautgewebes, so dass Scherkräfte den Absaugvorgang in keiner Weise beeinflussen können. Dieser Zustand der Anspannung wird bis zum Ende der Liposuktion mit Hilfe der manuellen Hautstabilisation aufrechterhalten und gewährleistet den Standard homogener Abtragungseffekte.

» Ideale subkutane Homogenisierung des Fettgewebsraums

» Hautspannung bis zum Ende der Liposuktion aufrechterhalten

Postoperativ werden die distalen Zugangs- beziehungsweise Drainagelöcher nur lokal mit einem Wundpflaster versehen, damit der ungehinderte Abfluss der TLA-Lösung sichergestellt ist. Die proximalen und lateralen Zugangslöcher werden mit Klammerpflastern verschlossen und diese dann zusätzlich mit einem Wundpflaster stabilisiert. Das postoperativ angelegte Kompressionsmieder hat die Aufgaben, eine übermäßige Schwellungsneigung zu verhindern, einen Schutz des Patienten vor Stoß und Schlag im behandelten Bereich zu schaffen, aber auch Hautgewebserschütterungen beim Bewegungsablauf zu stabilisieren. Es stellt praktisch eine zweite Haut, im Sinne einer „Schutzhülle“ dar.

Postoperativer Verlauf

» Kompressionsmieder für 3 bis 4 Wochen

Das oben angesprochene Kompressionsmieder sollte für die Dauer von drei bis vier Wochen getragen werden. Der Patient entscheidet je nach Empfinden, ob er das Mieder über den gesamten Tag oder nur tagsüber tragen möchte. Der Patient selbst kann am besten den individuellen Schwellungszustand beurteilen und wird intuitiv die richtige Wahl treffen, ob er das Mieder länger oder kürzer trägt. Die Wundheilung nach Liposuktion zieht sich über 1½ Jahre hin. Die für den Patienten entscheidenden Momente im Rahmen der Abheilung sind die ersten Tage, in denen die restliche TLA-Lösung herausläuft, die vierte bis sechste Woche, in denen sich die initiale innere Vernarbung ausbildet, die Wochen 16–18, in denen sich die maximale Schrumpfung des behandelten Gewebes zeigt und schließlich die Monate 8–12, in denen sich ein zunehmend normales Hautbild makellos ausbildet, bis auf kleinste unscheinbare Narben im Bereich der Zugangswege.

Vermeidung von Komplikationen

Es gilt sowohl die ästhetischen als auch die medizinischen Komplikationen zu vermeiden. Zu den ästhetischen Komplikationen zählen in erster Linie Unter- und Übersaugungen, aber auch eine überdurchschnittliche Laxizität und Leere der Haut, die, insbesondere in sitzender Position im Bereich des Abdomens oder der lateralen Oberschenkel, vom Patienten als besonders lästig und unschön empfunden werden. Dysproportionale Zustandsbilder nach Liposuktion, die in der Natur kein vergleichbares Korrelat haben, sollten unbedingt vermieden werden. Im Bereich der medizinischen Komplikationen sind Entzündungen, Schwellungen und Infektionen bis hin zur Fasziitis in seltenen Fällen möglich. Diese können jedoch durch den Einsatz der Tumeszenz-Lokalanästhesie-Lösung in ausreichender Menge weitgehend vermieden werden. Mit der sich unmittelbar nach der Liposuktion anschließenden Drainage der Lösung werden auch Hämatome, Keime und weitere Körperflüssigkeitsanteile ausgespült. Je besser die Drainage und je geringer die Hämatombildung im Behandlungsgebiet ist, desto geringer werden die postoperativen Schwellungen und Schmerzen sein und desto geringer ist auch die Wahrscheinlichkeit, dass eine Wundinfektion postoperativ auftreten kann.

» Gute Drainage verhindert Komplikationen

Leitlinien zur Liposuktion

Die erarbeiteten Leitlinien zur Liposuktion [1] sind systematisch entwickelte Darstellungen und Empfehlungen mit dem Zweck, Ärzte und Patienten bei der Entscheidung über die angemessenen Maßnahmen bei der Behandlung und der Patientenversorgung zu unterstützen und die Kenntnis spezifischer medizinischer Umstände zu vertiefen. Leitlinien geben den Stand des Wissens über effektive und angemessene Patientenversorgung wieder und müssen daher in Anbetracht des unausbleiblichen Fortschritts wissenschaftlicher Erkenntnisse und Technik periodischer Überarbeitung, Erneuerung und Änderung unterworfen werden.

Strategische Hinweise zur Behandlungsdurchführung

» Intensive Aufklärung des Patienten

Die Behandlung der Körpersilhouette zur Normalisierung einer dysproportionalen Körperform hat in allen Fällen auch eine psychologische Motivation. Deshalb ist es in diesen Fällen unbedingt notwendig, eine intensive Aufklärung des Patienten vorzunehmen, damit unerwartete und unerwünschte Wirkungen und Nebenwirkungen der Behandlung nicht zur Grundlage eines möglichen Konfliktes zwischen Patient und Therapeut werden können. Ist letztendlich Einigkeit über die Zielsetzung und Durchführung eingetreten und ein Vertrauensverhältnis zwischen den beteiligten Parteien vorhanden, so sollten die abgesprochenen Vereinbarungen auch im Detail eingehalten werden, um das Vertrauensverhältnis auch über den Eingriff hinaus stabil zu halten. Die Liposuktionsbehandlungen, die sich scheinbar besonders einfach durchführen lassen, sollten mit besonderer Vorsicht angegangen werden. Insbesondere leichte Aspirationsvorgänge können rasch zu Übersaugungen führen, die unschöne, unregelmäßige Hautbilder herbeiführen, welche trotz einer erreichten Verschlankung nicht im Interesse des Patienten sein können. Die damit verbundenen klassischen psychischen Konfliktsituationen sind meist lebenslang nicht zu kompensieren, so dass dem durchführenden Arzt eine große Verantwortung zukommt. Hierbei sei noch bedacht, dass ausgeprägte, fettreiche Reduktionsfälle der Liposuktion bei erheblichen Entfernungspotenzialen mit einer hohen Wahrscheinlichkeit einhergehen, einen Patienten zufrieden zu stellen. Ist jedoch die Liposuktion eine Raffinesse bei einem ästhetisch fast perfekten Patienten, so ist dieser relativ kleine Eingriff mit desto größerer Aufmerksamkeit und Vorsicht zu behandeln. Letztendlich bringt der attraktive Mensch sein ästhetisches Erscheinungsbild mit in die Behandlung und damit eine hohe Erwartungshaltung. Der Wunsch des Patienten nach Entfernung einer kleinen vorhandenen Dysproportion durch eine Liposuktionbehandlung kann für den Patienten und den Operateur eine Gefahr hinsichtlich einer Übersaugung oder einer Unregelmäßigkeit des Körperbildes bedeuten. Übertriebene Leichtfertigkeit und Fehleinschätzung des Operateurs können hier zu schwer korrigierbaren Befunden und damit zu extremer psychischer Belastung bei Patient und Arzt führen. Die Entscheidung, ob eine Operation ein sinnvolles Unterfangen ist und ein Risiko der eventuellen Verschlechterung einer bereits ästhetischen Konfiguration in Kauf genommen werden soll, muss vom behandelnden Arzt mit größter Sorgfalt und Vorsicht getroffen werden.

» *Vorsicht bei nur kleinen Dysproportionen*

Literatur

1. Leitlinien Liposuktion. Magazin für Ästhetische Chirurgie 2003 (Heft 2): 52–55 (mdm Verlag für medizinische Publikationen, Burscheid).

Auswahl einiger Hersteller: s. S. 299 f.

2.5 Plastisch-chirurgische Eingriffe

2.5.1 Ästhetische Periorbital- und Lidchirurgie

Alina Fratila

Zeichen der Alterung im Gesicht kann man operativ korrigieren. Wunschbild ist dabei ein aufgeweckter Blick, eine straffe, glatte und jugendliche Haut, möglichst ohne sichtbare Narben, welche die Bemühungen eines ästhetischen Chirurgen verraten. Die Augenlidstraffung (Blepharoplastik) als wichtigster Aspekt der Ganzgesichtsverjüngung ist die am häufigsten nachgefragte und durchgeführte Schönheitsoperation.

» *Augenlidstraffung: die am häufigsten nachgefragte Schönheitsoperation*

Anzumerken ist, dass viele Patienten eine Dermatochalasis, vor allem der Oberlider, und eine Brauenptosis haben, Jahre bevor andere Alterszeichen im Gesicht auftreten. Sie erscheinen in der Sprechstunde mit dem Wunsch, einen schonenden Eingriff mit geringem Ausfall im Berufs- oder Gesellschaftsleben und auch möglichst ohne Nebenwirkungen durchführen zu lassen. Es ist somit die Pflicht des ästhetischen Chirurgen, das ganze Gesicht als eine Einheit zu betrachten, eine risikoarme Operationsmethode zu empfehlen und, wenn notwendig, auch zu anderen Eingriffen zu raten, die aufeinander abgestimmt sind, um eine natürliche Verjüngung zu erzielen. Vor allem die Patienten, die sowohl Dermatochalasis als auch eine Augenbrauenptosis aufweisen – und das sind immerhin ca. 60% derjenigen, die zum ästhetischen Chirurgen mit dem Wunsch einer Augenlidstraffung kommen – sehen oft müde oder traurig aus. Sie wollen etwas dagegen tun, denn ein altes Sprichwort sagt: „Die Augen sind das Fenster zum Herzen."

Um eine lang anhaltende und natürlich aussehende Augenlidstraffung zu erzielen, ist oft eine Kombination mit einem Brauenlift bzw. einem Stirnlift notwendig. Mit zunehmendem Alter ist jedoch auch eine Wiederherstellung der jugendlichen Gesichtsfülle erforderlich und das bedeutet meistens, dass durch Fettatrophie verlorenes Volumen im Gesicht, aber auch um die Augenpartien, mit einer Fetttransplantation wieder herzustellen ist.

» *Oft ist Kombination mit Brauenlift bzw. Stirnlift notwendig*

Die Operation mit Hilfe des UltraPulse® CO_2- (UPCO_2-) Lasers, die so genannte Laser-assistierte Blepharoplastik, hat in den letzten 10 Jahren die Augenlidstraffung revolutioniert. Sie verhilft dem Patienten in den ersten zwei bis drei Wochen postoperativ zu einer unblutigen, schwellungsarmen und schmerzfreien Zeit. Am Unterlid kann man von einer narbenfreien Operation sprechen, weil die transkonjunktivale Blepharoplastik und die Laser-Skin-Resurfacing-Operation gleichzeitig durchgeführt werden können. Für den ästhetischen Chirurgen bedeutet dies, dass wegen reduzierter intraoperativer Blutung und besserer Sicht die Operationszeit kürzer ist. Der wichtige Aspekt eines perfekten symmetrischen postoperativen Ergebnisses lässt sich eher auf diese Weise realisieren, als wenn man „blutig" mit einem konventionellen Skalpell operiert. Trotz aller Vorteile der Laser-assistierten Operation sind bislang nur wenige Chirurgen weltweit damit tätig. Es ist mit Sicherheit nicht jedermanns Sache – und schon gar nicht die eines älteren ästhetischen Chirurgen, – in ein teures ultra-gepulstes CO_2-Lasergerät zu investieren, abgesehen von der erforderlichen langen Lernperiode, die ein bisher konventionell operierender Chirurg benötigt, um ohne Hautkontakt mit dem „Lichtskalpell" berührungsfrei operieren zu können. Dennoch sollte der Schritt zu dieser revolutionären Innovation angestrebt werden, den Patienten zu Liebe.

» „State of the art"-Technik ist Laser-assistierte Blepharoplastik

Heute ist zweifelsfrei die Laser-assistierte Blepharoplastik der Ober- und Unterlider, vor allem die transkonjunktivale Unterlid-Blepharoplastik in Kombination mit dem Laser Skin Resurfacing periorbital, die „state of the art"-Technik in der ästhetischen Lidchirurgie.

Präoperative Untersuchung, Indikationen und Kontraindikationen der ästhetischen Blepharoplastik

Bei der präoperativen Beratung und Untersuchung sollte die Patientin/der Patient gefragt werden, womit sie/er unglücklich ist und was sie/er denn verändern bzw. verbessern lassen möchte. Wenn Patienten genau ausdrücken können, was sie stört und vernünftige Erwartungen und Motivation haben, sind sie für eine ästhetische Operation gut geeignet. Die Zeit, die man für Wundheilung und postoperative Rekonvaleszenz benötigt, sollte realistisch eingeschätzt werden, damit der Patient entsprechend planen kann. Sie/er müssen akzeptieren, dass Zusatzoperationen manchmal notwendig sind, um das gewünschte Ergebnis zu erzielen. Vor allem kann keine Garantie dafür übernommen werden, dass ein von dem Patienten erwünschtes kosmetisches Ergebnis zu 100% erzielt werden kann.

In dem präoperativen Gespräch sollte eine allgemeine Anamnese über allergische Reaktionen, Hypertonus, Diabetes, Autoimmunerkrankungen, Hepatitis, Gerinnungsstörungen, HIV und Schilddrüsendysfunktionen erhoben werden. Ist der Patient ein Raucher? Nimmt er nichtsteroidale Antiphlogistika bzw. Aspirin ein? Diese Medikamente müssen etwa zwei Wochen präpoperativ abgesetzt werden. Das präoperative ophthalmologische Check-up beinhaltet eine umfangreiche Untersuchung, die zum größten Teil vom operativ tätigen ästhetischen Chirurgen durchgeführt werden sollte; jedoch ist es zu empfehlen, immer auch einen Ophthalmologen zur allgemeinen augenärztlichen Untersuchung hinzuzuziehen.

Kontraindikationen der ästhetischen Blepharoplastik sind Mixödem, chronische Lymphödeme infraorbital vor allem in Kombination mit einer allergischen Diathese, Hyperthyreoidismus, Sarkoidose, Sjögren's Syndrom, Pemphigus, Myasthenia gravis, dystrophische Ophthalmopathie. Wenn folgende Erkrankungen bzw. ophthalmologische Befunde vorliegen, ist eine Operation zwar nicht kontraindiziert, jedoch muss der Operateur die Operationstechnik an den entsprechenden Befund anpassen: maligne Läsionen in der Periorbitalregion (sollten zuerst operativ entfernt werden), Hypoplasie der mittleren Gesichtspartien, Proptosis, Exophthalmus, Unterlidlaxität, Hypertrophie des Suborbicularis oculi Fettgewebe (SOOF) und malare „Festoons".

Eine präoperative Fotodokumentation ist obligatorisch. Hierfür sollen Ganzgesichtsaufnahmen angefertigt werden in AP und 45° seitlicher Stellung, jedoch auch Nahaufnahmen nur der Augen frontal mit Blick gerade aus, Blick nach oben und lachend sowie mit geschlossenen Augen. Gegebenenfalls können diese Aufnahmen für jedes Auge separat zusätzlich angefertigt werden. Auch eine komplett laterale 90°-Stellung ist zu empfehlen.

» *Präoperative Fotodokumentation ist obligatorisch*

Laser-assistierte Blepharoplastik des Oberlids

Die ästhetische Oberlid-Blepharoplastik ist eine der am häufigsten durchgeführten kosmetischen Operationen, und es scheint, dass sie leicht durchführbar ist. Dieser Eindruck täuscht aber, besonders wenn Dermatochalasis, Hypertrophie des Musculus orbicularis oculi pars prätarsalis, Prolaps der präaponeurotischen Fettkörper oder eine Ptosis der Tränendrüse gleichzeitig vorliegen. Durch das blutfreie Operationsfeld, welches bei der Benutzung des UPCO_2-Lasers vorliegt, ist die Korrektur einer Brauen- oder Lidptosis und auch die Fixierung der Tränendrüse wesentlich einfacher (Abb. 1a, b, c und d). Die Narbenqualität nach Laser-assistierter Blepharoplastik ist vergleichbar der beim Skalpellschnitt. Folgende Merkmale sind für die Laser-assistierte Blepharoplastik des Oberlides charakteristisch:

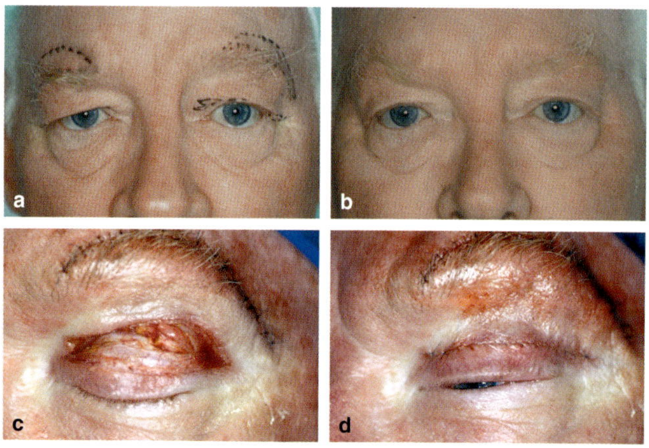

Abb. 1: a) Asymmetrische Brauenptosis, Dermatochalasis der Ober- und Unterlider, Prolaps der Glandula lacrimalis bds. und Prolaps der medialen präaponeurotischen Fettkörpern an den Oberlidern präoperativ. b) 2 Jahre nach direktem Brauenlift und Laser-assistierter Blepharoplastik der Oberlider (Blepharoplastik der Unterlider nicht erwünscht). c) Intraoperativ: Prolaps der Tränendrüse nach Brauenlift, Exzision des Hautmuskellappens und Öffnen des Septum orbitalis dank blutarmem Operationssitus deutlich zu erkennen. d) Unmittelbar postoperativ nach konservativem (kein Lagophthalmus) aber maximalem Brauenlift und Oberlidstraffung mittels Laser-assistierter Blepharoplastik mit Lidfaltenfixierung (kein Hämatom, kein Ödem, lateraler Canthus höher).

die natürliche Wiederherstellung der Oberlidfalte, in erster Linie durch Hitzefixierung, und die unblutige Vaporisation der Fettkörper. Der Patient empfindet die postoperative Phase als wesentlich angenehmer und hat erheblich geringere Schwellungen und deutlich weniger Blutergüsse.

Ästhetisches Erscheinungsbild der periorbitalen Region

In Vorbereitung der Operation wird der Mediziner eine ästhetische Analyse vornehmen und dabei insbesondere die Form und Zusammensetzung der Augenlid-Augenbrauen-Einheit beachten. Männer weisen üblicherweise Augenbrauen auf, die gerade oder leicht über dem Orbitarand liegen. Bei Frauen können die Augenbrauen eine gerade, kurvenartige oder gebogene Form haben. Sie liegen relativ höher als bei den Männern. Obwohl die ideale Positionierung und die jugendliche Augenbrauenform vielfach in der medizinischen Fachliteratur beschrieben sind, müssen individuell von Patient zu Patient die spezifische Anatomie und die mit der Zeit entstandenen Veränderungen mit diesem diskutiert werden, gegebenenfalls mit Hilfe von Jugendfotos. Eine Ptosis kann den medialen oder lateralen Aspekt der Augenbrauen beeinflussen. Der Abstand von der Oberlidfalte zum Unterrand der Augenbraue ist normalerweise doppelt so groß wie der Abstand vom Augenlidrand zur Augenlidfalte. Das prätarsale Segment bei Männern ist kleiner als bei Frauen. Bci starker Fülle der lateralen Augenlid-Augenbrauenregion sollte unterschieden werden zwischen knöcherner Prominenz, prolabierter Glandula lacrimalis, SOOF-Hypertrophie und einer lateralen Brauenptosis.

Präoperative ophthalmologische Untersuchung

Die präoperative ophthalmologische Untersuchung muss die Analyse der Größe der Lidspalte beinhalten. Das Oberlid bedeckt normalerweise 1 bis 2 mm des Oberrandes der Iris. Das Unterlid grenzt an den Irisunterrand. Oberhalb des Unterlides darf keine weiße Bindehaut (scleral show)

» *Ophthalmologische Untersuchung mit Analyse der Lidspaltengröße* sichtbar sein (wenn ja, sollte eine Schilddrüsenfehlfunktion ausgeschlossen werden). Auch eine einfache Erschlaffung des Unterlids kann für scleral show verantwortlich sein. Form und Ausprägung der Oberlidfalte sollten analysiert werden; gewöhnlich liegt diese 8–10 mm über dem Lidrand (bei Männern etwas tiefer als bei Frauen). Eine eventuell vorliegende Asymmetrie der Oberlidfalte sollten dem Patienten vor dem chirurgischen Eingriff demonstriert werden und während des Eingriffes korrigiert werden. Die Funktion des M. levator palpebrae superior sollte ebenso wie die Tränenproduktion untersucht werden.

Operatives Vorgehen

Brauenlift

» *Bei Brauenptosis zunächst Brauenlift durchführen*

Falls eine Brauenptosis vorliegt, empfiehlt es sich zunächst, ein Brauenlift durchzuführen. Wenn die Ptosis allein für die Dermatochalasis der Oberlider verantwortlich ist, kann eine Blepharoplastik durch ein Brauenlift gänzlich ersetzt werden. Ich bevorzuge es, wenn möglich, die Augenbrauen durch ein endoskopisches Stirnlift (kurze Stirn unter 6 cm wird vorausgesetzt), oder ein temporales Brauenlift zu heben. Auch eine gekonnte Fetttransplantation in der periorbitalen Region kann ein Lifting der Augenbrauen bewirken und ein Brauenlift sowie die Blepharoplastik bei diskretem Befund überflüssig machen. Weitere Operationstechniken zur Anhebung der Augenbrauen sind: interne Brauensuspension, direktes Brauenlift (browplasty), Brauenlift durch Eingriff in der Stirnmitte (midforehead browlift) und prätrichiales Stirnlift.

Interne Brauensuspension

Wenn ohnehin eine Oberlidblepharoplastik notwendig und geplant ist, ein minimaler Liftingeffekt der Augenbrauen erwünscht und notwendig ist und/oder eine relativ tief liegende Augenbraue in den ästhetischen Gesamtaspekt passt (meist bei Männern), kann eine Fixation des Musculus orbicularis oculi pars orbitalis mit nichtresorbierbaren Fäden (Polypropylene 4/0) am Orbitarand erfolgen. Hierfür dient der Schnitt für die Oberlidblepharoplastik als Zugang.

Direktes Brauenlift (Browplasty)

Dies ist ein beliebter Eingriff unter den Ophthalmologen, wenn sie mit entsprechenden medizinischen Indikationen bei älteren Patienten konfrontiert sind (Abb. 1a-d). Der Eingriff hat einen sehr sicheren und langfristigen Effekt, vor allem wenn eine nichtresorbierbare Naht (Polypropylene 4/0) den M. orbicularis oculi pars orbitalis mit der Faszie am Periost des Orbitarandes fixiert. Leider ist die Narbe sichtbar und oft auffällig, auch wenn der Schnitt unmittelbar am Oberrand der Augenbrauen platziert, die Richtung der Brauenhaare berücksichtigt und der Schnitt parallel dazu gelegt wurde. Erst recht und nicht zuletzt wenn Einzelknopfnähte angewandt wurden.

» *Direktes Brauenlift hat einen sicheren und langfristigen Effekt*

Brauenlift durch Exzision in der Stirnmitte

Eine sehr sorgfältige Nahttechnik ist erforderlich, um unauffällige Narbenbildung mit hoher Patientenakzeptanz zu erreichen. Die Methode eignet sich besonders für Männer oder Frauen mit ausgeprägten Stirnfalten und einer relativ hohen Stirn. Weil die Exzision der Haut häufig nach medial über den N. supraorbitalis verlängert werden muss, sollte dieser identifiziert und geschont werden.

Um einem Rezidiv der Brauenptosis möglichst langfristig vorzubeugen, löst man nach dem Spreizen der Fasern des M. frontalis und nach Inzision des Periost, ähnlich wie bei dem endoskopischen Stirnlift, das Periost bis zum Orbitarand. Nach Abtrennung vom M. orbicularis oculi pars orbitalis (als wichtiger Brauendepressor) wird eine nichtresorbierbare Naht zur Einfaltung (Plikation) und Fixation des Periost-Muskellappens verwendet. Atraumatische, versenkte Matratzennähte mit monophilen resorbierbaren Nähten runden den Eingriff ab. Die Wundränder müssen perfekt aneinanderpassen, um auf Hautnähte verzichten zu können (Abb. 2a, b).

Temporales Brauenlift

Durch zwei kleine Inzisionen im behaarten Schläfenbereich kann, vor allem bei Ptosis überwiegend der lateralen Augenbrauenpartien, ein schöner Liftingeffekt auch der Krähenfüße erzielt werden. Der Zugang verläuft unter der Faszia temporalis superficialis mit maximaler Schonung aller temporalen Gefäß- und Nervenstrukturen bei Präpa-

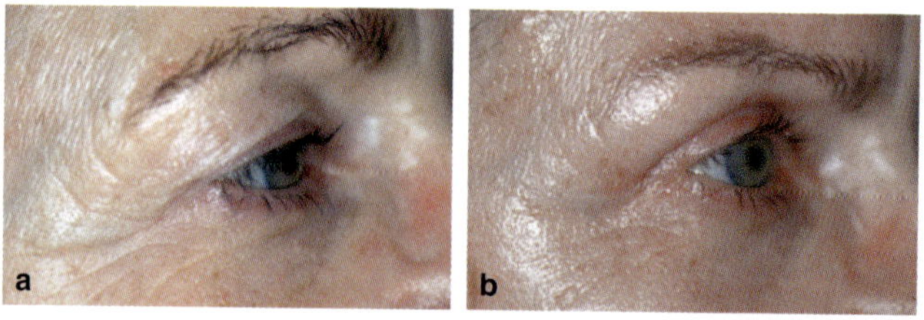

Abb. 2: a) Brauenptosis und Dermatochalasis der Oberlider präoperativ. b) 3 Tage nach Brauenlift durch Exzision in der Stirnmitte und Laser-assistierter Blepharoplastik der Oberlider mit Lidfaltenfixierung.

ration unter Sicht mit Hilfe des Endoskopes. Eine transfasziale Brauenfixation ebenso wie eine Faszienplikatur im temporalen Schnittbereich mit Polypropylen 4/0 wird empfohlen. Die Inzision soll mit chirurgischen Klammern verschlossen werden, um die Haarwurzeln maximal zu schonen.

» *Prätrichiales Stirnlift: die schonende Alternative zum Coronarlift*

Prätrichiales Stirnlift

Dies ist die schonende Alternative zum Coronarlift (Stirnlift mit Schnitt von Ohr zu Ohr im Bereich des behaarten Kopfes). Patienten mit sehr hoher Stirn, die bereit sind, eine eventuell auffällige Narbe durch eine bestimmte Frisur zu verstecken, stellen die ideale Indikation dar. Die Inzision wird sehr akkurat an der Stirn-Haargrenze platziert und der Schnitt sehr schräg angelegt um einige Haarfollikeln zu durchtrennen, die postoperativ wieder durch die Narbe wachsen und diese geschickt verstecken. Die subkutane Präparationsebene ist für den Erhalt der N. supraorbitalis und N. supratrochlearis schonender und zu empfehlen. Alternativ wird auch die Subgalea-Ebene benutzt. Sorgfältige Nahttechnik mit versenkten Matratzennähten (Polydioxanon 4/0) sorgen für eine ästhetische Narbe.

Endoskopisches Stirnlift

Patienten mit kurzer Stirn (unter 6 cm) stellen die ideale Indikation dafür. Die ausführliche Beschreibung der Operationstechnik sprengt den Rahmen dieses Kapitels. Anhand eines klinischen Beispiels soll aber die Indikationsstellung für diese innovative und fortschrittliche ästhetische Operationsmethode dargestellt werden (Abb. 3a, b).

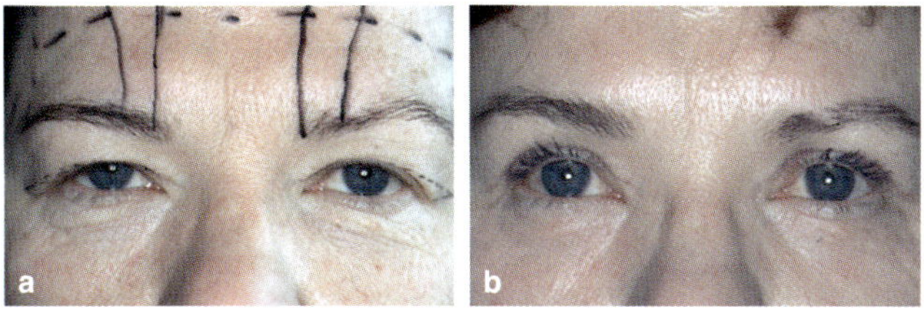

Abb. 3: a) Brauenptosis, Dermatochalasis der Ober- und Unterlider und Prolaps der präaponeurotischen Fettkörper an den Oberlidern präoperativ. b) 17 Tage nach endoskopischem Stirnlift, Laser-assistierter Blepharoplastik der Oberlider und $UPCO_2$ Laser Skin Resurfacing periorbital.

Oberlidblepharoplastik

Die Markierungslinien für die Operation müssen unbedingt vor dem Setzen der Lokalanästhesie mittels eines Permanentstiftes eingezeichnet werden. Die beabsichtigte Oberlidfalte wird bei Frauen höher als bei Männern eingezeichnet. Das Anzeichnen der Inzisionslinien wird beim liegenden Patienten und das Überprüfen der Symmetrie der Markierungen danach in sitzender Position empfohlen.

Am häufigsten wird eine Kombination aus Lokalanästhesie und Analgosedierung angewandt. Bei der Lokalanästhesie werden maximal 2 ml z. B. 1%iger Xylocain- oder Prilocain-Lösung mit Adrenalinzusatz benötigt, die subkutan gespritzt und sanft durch das gesamte Oberlid in beide Richtungen massiert werden. Das Entstehen von Blutergüssen wird somit minimiert. Damit die Metallaugenschalen vom Patienten nicht als unangenehm empfunden werden, muss der Augapfel lokal betäubt werden.

Meiner Erfahrung nach ist eine Larynx-Maskennarkose für den Patienten komfortabler als die oben beschriebene Kombinationsmethode. Sie ist aber nicht grundsätzlich erforderlich.

» Durch Inzision mit $UPCO_2$-Laser keine Blutergüsse

Wenn die Inzision mit dem $UPCO_2$-Laser durchgeführt wird, werden Blutergüsse gänzlich vermieden. Seitlich des Augenaußenwinkels wird nur die Haut, weiter nach innen ein Hautmuskellappen entfernt. Die Nase muss während dessen mit einer nicht reflektierenden Metallplatte geschützt werden. Man sollte immer einen Elektrokauter in Bereitschaft halten, falls ein größeres Gefäß koaguliert werden muss. Nach Öffnen des Septum orbitalis wird zuerst der mediale und anschließend der zentrale Fettkörper entfernt. Zurückhaltung ist geboten bei der Fettentfernung. Es ist nur das zu entfernen, was sich vor den Orbitarand wölbt. Oft bevorzuge ich, den zentralen Fettkörper konservativ mit dem Laserstrahl zu vaporisieren statt zu exzidieren und vermeide damit die unerwünschte Nebenwirkung eines Hohlauges, die einen hageren Eindruck der Augenpartie bewirkt. Vor dem Vernähen wird die Metallschale entfernt, um durch einen freien Blick auf die Pupille eine symmetrische Platzierung der feinsten Einzelknopfnähte für die Lidfaltenfixierung zu ermöglichen. Eine fortlaufende intrakutane Naht mit Poplypropylen 7/0 wird anschließend angelegt und kann nach ca. einer Woche entfernt werden.

Laser-assistierte Blepharoplastik des Unterlids
Die klassische Blepharoplastik des Unterlids erfolgt durch einen Schnitt, der 2 mm unter dem Wimpernrand angelegt wird. Eine überlegene und zeitgemäße Methode für die Verjüngung des Unterlids ist der transkonjunktivale Zugang. Der UPCO_2-Laser wird nicht nur als Lichtskalpell benutzt, sondern auch, um die prolabierten Fettkörper zu vaporisieren. Außerdem wird der UPCO_2-Laser mit einem computergestützten Mustergenerator für das Laser Skin Resurfacing der Haut verwendet, um so Falten und Krähenfüße zu entfernen und der periorbitalen Region ein strafferes Aussehen zu geben.

Präoperative Untersuchung, Auswahl von Patienten und operatives Vorgehen

» *Untersuchung durch den Augenarzt vor jeder Blepharoplastik*

Eine gründliche Augenuntersuchung unter Hinzuziehung eines Augenarztes sollte vor jeder Blepharoplastik durchgeführt werden, aber es ist letztlich Aufgabe des ästhetischen Chirurgen, die wichtigsten Aspekte selbst zu untersuchen. Bei einem ästhetisch schönen Auge befindet sich der äußere Augenwinkel in Höhe oder leicht über der imaginären Linie zwischen den Pupillen, etwa 2 mm höher als der innere Augenwinkel. Die untere Augenlidfalte liegt 3–4 mm unterhalb des Augenlidrandes medial und 5–6 mm lateral. Die Straffheit des Unterlids sollte mit dem „Snap-back-Test" (Überprüfung der horizontalen Erschlaffung des Unterlids) und dem Kneif- oder „Pull-out-Test" (Überprüfung der Canthus-Ligamente) getestet werden. Wenn das Unterlid länger als drei Sekunden braucht, um in die alte Position zurück zu finden, mehr als 8 mm herausgezogen werden kann, oder der äußere Augenwinkel tiefer gelegen ist als der innere, muss zusätzlich eine Kanthoplastie (Durchtrennung des lateralen Canthus mit Fixation höher am Orbitarand) oder Kanthopexie (Suspension mit Straffung der lateralen Canthus ohne Durchtrennung derselben) oder eine andere Unterlid-straffende Operation durchgeführt werden. Nur so kann Unterlidverunstaltung mit gerundetem Auge sowie „scleral show" vermieden werden. Besondere Aufmerksamkeit sollte auf die Position des Unterlides gerichtet werden: ein eventuelles Entropium oder Ektropium erfordern spezielle Operationstechniken.

» *Besonders beachten: Position des Unterlides*

Ein durch Allergien verursachtes Ödem ist ebenfalls zu beachten.

Wurde der Patient schon einmal operiert und hat narbige Veränderungen oder stört ihn ein ausgeprägter Lachmuskel unmittelbar unter dem Lidrand, der dadurch beim Lachen betont wird, muss die Operationstechnik entsprechend angepasst werden.

Abhängig von der individuellen Situation hat man also zwischen vielerlei Operationstechniken die geeignete auszuwählen. Krähenfüße stellen keine Indikation für eine externe Blepharoplastik mit Hautschnitt unter dem Wimpernrand dar. Diese periorbitalen Fältchen, die beim Lachen entstehen, können gut mit Botulinumtoxin A behandelt werden, ggf. in Kombination mit dem UPCO_2-Laser-Skin-Resurfacing periorbital, das für mich die Methode der Wahl zur Behandlung von Fältchen ist, die auch im Ruhezustand erkennbar sind. Ein chemisches Peeling mit Trichloressigsäure (mitteltiefes Peeling) oder Phenol Peeling (tiefes Peeling) können vergleichbare Ergebnisse erzielen. Dem gegenüber hat das Laser Skin Resurfacing einige Vorteile: sofort sichtbare Straffung der Haut und Oberflächenverbesserung, geringere postoperative Schwellung und keine möglichen systemischen Nebenwirkungen. Die einzige Einschränkung nach UPCO_2-Laser-Skin-Resurfacing ist das postoperative Erythem, das einige Wochen anhalten kann. Um dieses zu vermindern, wird von einigen Ärzten die Laserung der Periorbitalregion mit dem Er: YAG Laser empfohlen. Meiner Erfahrung nach ist mit dieser Methode der Straffungseffekt aber schwächer und das kosmetische Endergebnis weniger zufrieden stellend. In der Nachbehandlung wird die Haut für ca. eine Woche mit Okklusivverbänden (z. B. Silon-TSR®) abgedeckt. Dieser Verband schützt die Wundfläche vor Infektionen. Das feuchte Milieu verhindert weiterhin Krustenbildung, reduziert unangenehmes Brennen und Schmerzen und verkürzt das oben beschriebene unvermeidliche postoperative Erythem. Nach zehn Tagen ist die Haut vollständig abgeheilt, und eine noch vorhandene Hautrötung darf mit leichtem Make-up abgedeckt werden (z. B. Dermablend®, Unifiance®). Auch sollten für mindestens drei Monate Sonnenbäder, starke körperliche Aktivitäten, extreme Hitze oder Kälte und alle zur Steigerung des Druckes im Kopf führenden Bewegungen vermieden werden.

» *Vollständige Abheilung der Haut in 10 Tagen*

Neuer transkonjunktivaler Operationszugang

Permanente Schwellungen unter dem Auge, die sich beim Aufwärtsblick verstärken, sind die präponeurotischen Fettkörper. Diese so genannten Tränensäcke stellen die Hauptindikation einer Blepharoplastik der Unterlider dar. Sie können in über 95% der Fälle, und am besten mit einem auf der Innenseite des Unterlides versteckten Schnitt (transkonjunktival) korrigiert werden. Um ein erneutes Erscheinen der Krähenfüße nach einem Laser Skin Resurfacing zu verhindern, empfehle ich, ein bis zwei Monate nach der Operation eine Behandlung der Region mit Botulinumtoxin A durchzuführen.

Postoperative Nachsorge

Drei- bis viermal pro Tag sollte eine Augensalbe auf die Nähte aufgetragen werden. Dem Patienten wird dazu erklärt, wie er während der ersten zwei Tage Eiskompressen für 10 Minuten stündlich zum Kühlen verwenden kann. Ich empfehle, eine Woche nach der Operation nicht zu fliegen, weil Änderungen im atmosphärischen Druck Blutungen in der Orbita begünstigen. Der Patient sollte mit erhobenem Kopfteil schlafen und sportliche Aktivitäten mindestens eine Woche meiden. Er/sie darf nach zwei Wochen wieder damit beginnen, Kontaktlinsen und Make-up zu tragen.

Komplikationen und deren Behandlung

Anders als bei der mit Skalpell durchgeführten klassischen Blepharoplastik helfen dem Chirurgen bei der Laser-assistierten Blepharoplastik weniger taktile als visuelle Informationen dabei, anatomische Körperschichten voneinander zu unterscheiden. Beide Techniken verfolgen aber dieselben Ziele und es können deswegen auch ähnliche Komplikationen auftreten. Einige kommen eher nach Laser-assistierter Operation vor oder sind sogar typisch für die Laser-Methode (z. B. lang anhaltende Rötungen). Hingegen sind andere Komplikationen seltener nach Laser-assistierter Blepharoplastik anzutreffen, wie z. B. intraoperative Blutungen, postoperative Hämatome oder Fehlstellung des Augenlids. Hervorzuheben ist, dass Probleme wie Narbenzug oder Rundung des lateralen Anteils des Unterlids nach transkonjunktivaler Laser-assistierter Unterlid-Blepharoplastik so gut wie nie vorkommen. Komplikationen können hervorgerufen werden durch mangelhaft ausgebildete Chirurgen, durch unvernünftiges postoperatives Verhalten des Patienten und durch unsachgemäßen Gebrauch des Lasers selbst.

» *Seltener beim UPCO$_2$-Laser: Blutungen, Hämatome, Fehlstellung des Augenlids*

Fazit

Die Anwendung des UPCO$_2$-Lasers als „Lichtskalpell" bei der Blepharoplastik ermöglicht dem Chirurgen, die Operation akkurat durchzuführen und die Menge der zu entfernenden Fettpolster und der Haut präziser einzuschätzen. Unerwünschte Nebenwirkungen wie Narbenzug, „scleral show", rundes Auge und Ektropium, die nach klassischer Blepharoplastik der Unterlider vorkommen können, treten nach transkonjunktivaler Unterlidblepharoplastik extrem selten auf. Ich empfehle deswegen die transkonjunktivale

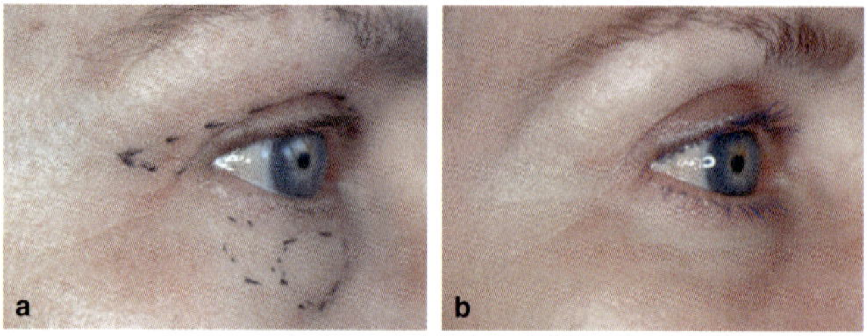

Abb. 4: a) Dermatochalasis der Oberlider und Prolaps der präaponeurotischen Fettkörpern an den Ober- und Unterlidern präoperativ. b) 10 Tage nach Laser-assistierter Blepharoplastik der Oberlider, transkonjunktivale Laser-assistierter Blepharoplastik der Unterlider und gleichzeitig UPCO$_2$ Laser Skin Resurfacing periorbita.

Blepharoplastik in Kombination mit UPCO$_2$-Laser-Skin-Resurfacing periorbital als wichtige Technik, um nicht zu sagen als Goldstandard, für die Verjüngung der Augenlidregion (Abb 4a, b). Ich bin davon überzeugt, dass insbesondere die Mehrheit der jüngeren Patienten davon profitiert.

Literatur

1. **Baker SS, Muenzler WS, Small RG, Leonard JE.** Carbon Dioxide Laser Blepharoplasty. Ophthalmology 1984; 91: 238–244.
2. **Baker TJ, Gordon HL, Stuzin JM.** Surgical rejuvenation of the face. 2nd ed. St. Louis: Mosby, 1996: 388–414.
3. **Baylis HI, Sutcliffe RT.** Conjunctival approach in lower eyelid blepharoplasry. Adv Ophthal Plast Reconstr Surg 1983; 2: 43–54.
4. **Bosniak SL, Cantisano-Zilkha M.** Cosmetic blepharoplasty and facial rejuvenation. 2nd ed. Philadelphia: Lippincott-Raven, 1999.
5. **Carruthers A, Carruthers J.** Clinical indications and injection technique for the cosmetic use of botulinum A exotoxin. Dermatol Surg 1998; 24: 1189–1194.
6. **David LM, Sanders G.** CO_2 laser blepharoplasty. J Dermatol Surg Oncol 1987; 13: 110–114.
7. **Flowers RS.** Blepharoplasty and brow lifting. In: Roenigk RK, Roenigk HH Jr (eds). Dermatologic surgery: principles and practice. New York: Marcel Dekker, 1989: 1215–1238.
8. **Goldman MP, Skover G, Roberts TL, Fitzpatrick RE, Lettieri JT.** Optimizing wound healing in the post-laser abrasion face. J Am Acad Dermatol 2002; 46: 399–407.

9. **Jelks GW, Jelks EB.** Preoperative evaluation of the blepharoplasty patient: Bypassing the pitfalls. Clin Plast Surg 1993; 20: 213–223.
10. **Mittelman H, Apfelberg DB.** Carbon dioxide laser blepharoplasty – Advantages and disadvantages. Ann Plastic Surg 1990; 24: 1–6.
11. **Putterman AM.** Cosmetic oculoplastic surgery. 3rd ed. Philadelphia: WB Saunders, 1999.
12. **Silkiss RZ.** Cosmetic blepharoplasty. Lower eyelid techniques. Cosmetic Facial Surg 2000; 12: 689–700.
13. **Tardy ME Jr, Thomas JR, Brown RJ.** Facial aesthetic Surgery. St. Louis: Mosby, 1995: 237–240.

2.5.2 Augmentationsplastik der Brust

Denise Dumont dos Santos, Holger Dieterich

Die Brust gilt als sichtbares Symbol der Fraulichkeit und trägt entscheidend zur weiblichen Identität und zum Selbstwertgefühl bei. Ziel der plastischen Mammachirurgie ist die Vergrößerung und die Formkorrektur einer oder beider weiblichen Brüste, so dass ein natürliches Erscheinungsbild resultiert und das Körpergefühl nachhaltig verbessert wird.

Indikationen

Zu den Indikationen für eine Augmentationsplastik zählen der Wunsch der Patientin nach einer Brustvergrößerung bei normal angelegter Brust, die erworbene und die angeborene Deformationen der Brust bei jungen Frauen und die Brustrekonstruktion. Durch Schönheitsideale und Mode beeinflusst, wünschen viele Frauen eine Verbesserung des Körperbildes. Bedingt durch Schwangerschaft, Stillzeit, starke Gewichtsabnahme, Bindegewebsschwäche oder den natürlichen Alterungsprozess stimmt oft die persönliche Idealvorstellung einer attraktiven Brust mit der Realität nicht mehr überein. Insbesondere bei rein ästhetischen Eingriffen besteht von Seiten der Patientin eine hohe Erwartungshaltung an das postoperative Ergebnis.

» *Hohe Erwartungshaltung bei rein ästhetischen Eingriffen*

Im Beratungs- und Planungsgespräch sollte die Patientin mit dem Operateur ihre Vorstellung bezüglich gewünschter Form und Größe der Brust besprechen. Der Operateur wiederum muss die Patientin sowohl über das realistisch Erreichbare informieren, als auch über eventuell einschränkende Faktoren wie Haut- und Gewebeverhältnisse. Die Entscheidung für einen solchen Eingriff sollte die Patientin selbstverantwortlich treffen, sie sollte emotional stabil und körperlich gesund sein. Risikofaktoren wie Infektions- und Wundheilungsstörungen, Rauchen, Adipositas und Diabetes sollten bei der Planung bedacht werden. Bei rein plastisch-ästhetischen Operationen sollte der Arzt bei der Aufklärung, die zeitlich und inhaltlich umfassend sein muss, eine gesteigerte Sorgfalt aufbringen. Dazu gehört sowohl das Aufzählen der eingriffsspezifischen Risiken (Kapselfibrose, Faltenbildung, Implantatbleeding, Gewebsnekrose, Asymmetrie von Brust und Mamille), als auch die Aufklärung über die Sicherheit von Silikonbrustimplantaten (Haltbarkeit, Kanzerogenität, Auswertbarkeit der Mammographie, Zusammenhang mit Autoimmunerkrankungen und Erkrankungen des rheumatischen Formenkreises). Eine prä- und postoperative Photodokumentation ist nicht nur aus juristischen Gründen zum Selbstschutz sinnvoll, sondern dient auch der eigenen Qualitätskontrolle.

» *Prä- und postoperative Photodokumentation sinnvoll*

Anatomie und Körperstatus

Zur Beurteilung des Körperstatus gehört die Analyse der vorhandenen Thorax- und Brustparameter, welche bei jeder Patientin unterschiedlich sind und mit anderen Faktoren, wie Implantatauswahl und operative Technik, einen großen Einfluss auf die Langzeitergebnisse haben. Zur Beurteilung des Körperstatus gehört die Analyse der Thoraxform und -symmetrie, die Beurteilung der Relation Torsohöhe zu Brusthöhe, die Ausmessung der Brustbasis, die Beurteilung der intermammären Distanz, die Analyse der Brustform und des Ptosegrades und die Beurteilung der Elastizität der Brusthülle. Zusätzlich sollte der Areoladurchmesser und die Areolaposition begutachtet werden sowie die Volumenverteilung innerhalb der Brust (Abb. 1).

Implantattechnologie

Heutzutage stehen dem Operateur bei der Auswahl der Implantate verschiedene Formen, Füllmedien und Oberflächenstrukturen zur Verfügung. Die Kapselkontrakturrate konnte durch die Einführung von Implantaten mit texturierter Oberfläche unter 5% gesenkt werden. Zusätzlich stehen dem Operateur noch Mikropolyurethanbeschichtete Implantate zur Verfügung. Das so genannte „Silikonbleeding", welches öfters im Zusammenhang mit Prothesen mit weichem Silikongel gesehen wurde, konnte in den letzten Jahren deutlich reduziert werden durch das Einführen von Kohäsivsilikongel-Implantaten. Die heute

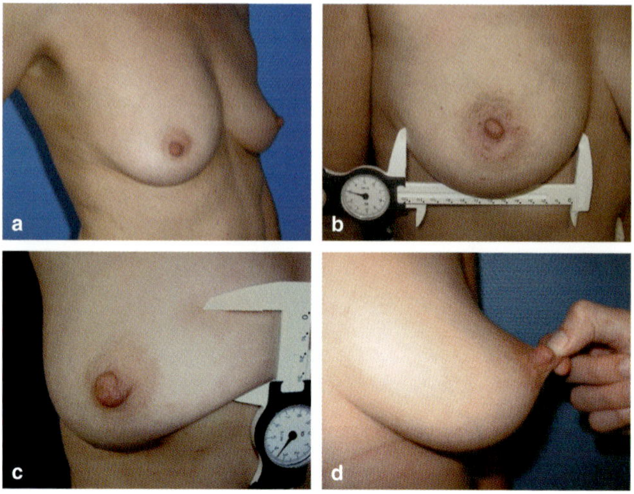

Abb. 1: Brustparameter (a: Beurteilung der Brustform und des Grades der Ptosis; b: Messen der Brustbasis; c: Beurteilung des medialen Brustvolumens; d: Beurteilung der Elastizität der Haut und Brusthülle).

verwendeten Kohäsivsilikongel-Implantate enthalten Silikonmoleküle in langer Kettenform, die für die Festigkeit verantwortlich sind, zusätzlich sorgt die Quervernetzung für Stabilität. Das Silikongel hat eine „Memoryfunktion", d. h. bei Verformung kehrt es wieder in die ursprüngliche Form und Kontur zurück.

» *Brustimplantate heute: texturierte, hochkohäsive Gelimplantate*

Brustimplantate stehen heute als texturierte, hochkohäsive Gelimplantate in anatomischer oder runder Form zur Verfügung, abhängig von der Indikation. Wünscht die Patientin eine natürliche Brustform, so sollte ein tropfenförmiges anatomisches Implantat gewählt werden, favorisiert die Patientin die runde Form und möchte sie eine prominente kraniale Brustbasis (upperfeeling), so ist ein rundes Implantat die richtige Wahl (Abb. 2). Wo früher im Rahmen der Implantatselektion das Volumen des runden Implantates im Vordergrund stand, müssen heute bei der Anwendung anatomischer Implantate bei der präoperativen Planung zusätzlich die Parameter Implantathöhe, Implantatprojektion und Implantatbasis mitberücksichtigt werden. Die Implantathöhe ist abhängig von der Relation Brusthöhe-Torsohöhe und der Distanz Jugulum-Nippel.

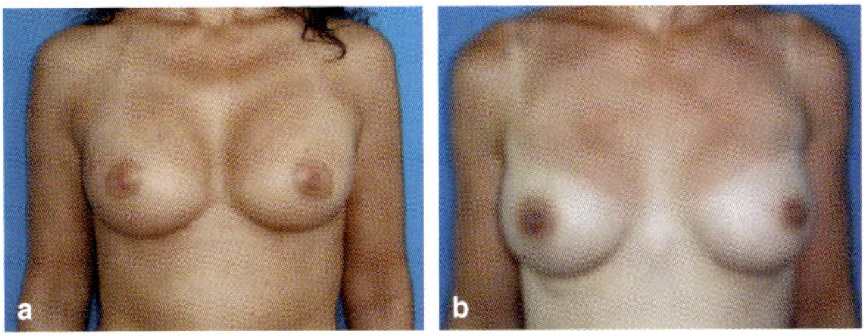

Abb. 2: Implantatformen (a: anatomisches, b: rundes Implantat).

Bei der Implantatprojektion sollten Faktoren wie Elastizität der Brusthülle und das vorhandene Brustgewebe berücksichtigt werden. Frauen, die eine kosmetische Augmentation wünschen, insbesondere nach Schwangerschaft und langer Laktationsphase, haben meist eine Ptosis mit vermindertem Brustvolumen. In diesem Fall ist ein anatomisches Implantat mit einer hohen Projektion sinnvoll. Bei einer jungen Patientin mit Mikromastie und festem Drüsenkörper ist meist ein anatomisches Implantat mit geringer bis mittlerer Projektion ausreichend. Die Implantatbasis kann errechnet werden aus der gewünschten Brustbasis minus die Hälfte der parasternalen Weichteilmanteldicke, die bei einer kleinen Brust ca. 1 cm, bei einer

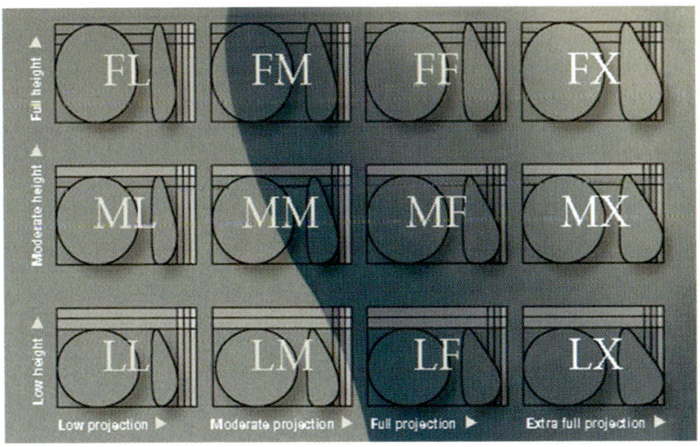

Abb. 3: Implantatmatrix von anatomischen Implantaten mit drei verschiedenen Implantathöhen und vier verschiedenen Projektionen, daraus ergeben sich zwölf Implantatformen.

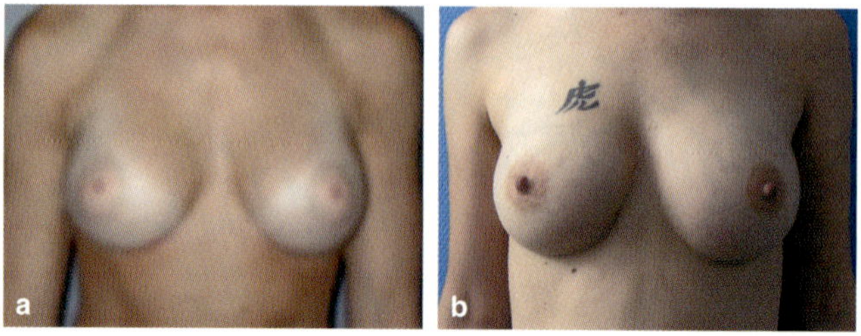

Abb. 4: Lage des Implantates (a: partiell retropektoral; b: epipektoral).

» *Anatomische Implantate für die verschiedenen Brusttypen*

mittleren Brust 1–2 cm und bei einer großen Brust ca. 2 cm beträgt. Die heute erhältlichen anatomischen Implantate bieten ein Spektrum an unterschiedlichen Optionen für die verschiedenen Brusttypen, die aus der Implantatmatrix der verschiedenen Hersteller zu ersehen sind (Abb. 3). Durch die Projektion der anatomischen Implantate kommt es postoperativ oft zu einer Nippelelevation. Zur Korrektur und zur Herstellung einer Balance zwischen Nippelposition und Implantathöhe ist eine Absenkung der Inframammärfalte nötig. Diese Absenkung kann je nach gewählter Implantathöhe und Projektion zwischen 0,5 und 3 cm betragen.

Implantatpositionierung

Die Entscheidung über die Positionierung des Implantates erfolgt aufgrund der Faktoren wie Menge an Weichteilgewebe, Grad der Ptosis und Dicke des Musculus pectoralis (Abb. 4).

Partiell retropektorale Lage

Wenn wenig Weichteilgewebe zur Deckung des Implantates zur Verfügung steht und insbesondere wenn der Pinchtest im Bereich der kranialen Brustbasis weniger als 2 cm ergibt, sollte das Implantat partiell retropektoral gelegt werden (Abb. 5). Die partiell retropektorale Lage bietet eine bessere Abdeckung des Implantates, dieses ist weniger sichtbar und tastbar. Zusätzlich besteht weniger die

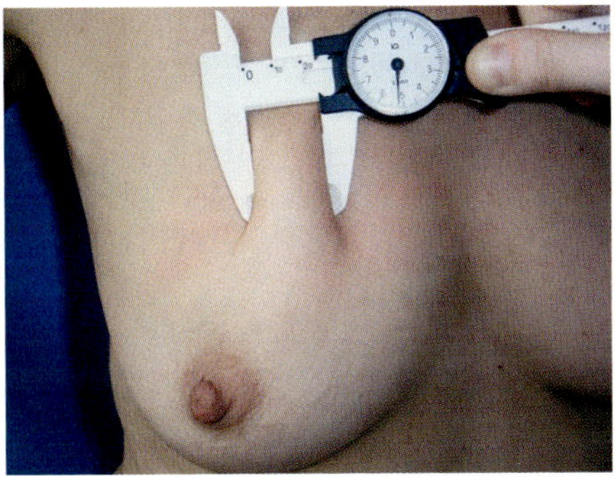

Abb. 5: Pinchtest.

Tendenz zur Ptosis und zum Implantatsliding aufgrund der Kapselfixierung an der Thoraxwand.

Epipektorale Implantatpositionierung

Wenn ausreichend Brustgewebe im Bereich der kranialen Brustbasis vorhanden ist, d. h. der Pinchtest größer als 2 cm ist, ist eine epipektorale Implantatpositionierung möglich. Zusätzlich bietet sich diese Positionierung bei mäßiger Ptosis an. Der Vorteil liegt in einem natürlichen Aussehen einer ptotischen Brust. Die Implantatloge sollte so präpariert werden, dass das Implantat im oberen Pol und sternumnah weder sicht- noch tastbar ist. Die epipektorale Implantatpositionierung hat allerdings eine höhere Neigung zur Ptosis und zum Implantatsliding.

Zugangsweg

Am Ende der präoperativen Planung steht die Entscheidung über den Zugangsweg. Die Wahl des Schnittes ergibt sich aus den Brustbedingungen, der Implantatauswahl, nicht zuletzt aus der Präferenz der Patientin und des Operateurs. Wenn Narben von Voreingriffen vorhanden sind, z. B. Mastopexie- oder Mastektomienarben, sollte die Implantateinlage über einen solchen Zugangsweg erfolgen. Bei texturierten Kohäsivimplantaten bevorzugen wir den inframammären bzw. periareolären Zugangsweg.

» Zugangsweg je nach Brustbedingungen, Implantat, Präferenz von Patientin und Operateur

Der transaxilläre Zugang bietet eine narbenfreie Brust, ist jedoch nur geeignet für kleinere Implantate. Dieser Zugang ist mit einer etwas höheren Infektionsgefahr verbunden. Zusätzlich ist bei texturierten Implantaten ab einem Implantatvolumen von 300 ccm die adäquate Platzierung und die Kontrolle auf Rotation und Faltenbildung aufgrund der langen Distanz schwierig.

Der periareoläre Zugang ist geeignet bei großem pigmentiertem Warzenhof, eine gleichzeitige periareoläre Mastopexie ist dann möglich. Intraoperativ ist eine Veränderung der Höhe der Inframammärfalte möglich. Bei operativem Zugang am Warzenhof kann das zentrale Milchsystem geschont werden und die Stillfähigkeit erhalten bleiben.

Der inframammäre Zugang, welcher im Idealfall exakt im Bereich der neuen Inframammärfalte platziert werden sollte, ist technisch einfacher, bietet die Möglichkeit für ein übersichtliches gewebeschonendes Operieren. Aus einem inframammären Zugang ist eine gute Kontrolle hinsichtlich der exakten Platzierung anatomischer Implantate möglich. Eine präoperative Antibiotikagabe mit einem Cephalosporin der dritten Generation ist Standard. Nicht zuletzt wird die Sicherheit des Eingriffs erhöht durch ein übersichtliches, gewebeschonendes und blutarmes Operieren. Die scharfe Dissektion mit entsprechendem Instrumentarium, schonender Umgang mit dem Gewebe, eine gute Blutstillung und somit die Vermeidung von postoperativen Hämatomen sind heutzutage State of the Art.

Weiterführende Literatur

1. **Heden P, Jernbeck J, Hober M.** Breast augmentation with anatomical cohesive gel implants: world‘s largest current experience. Cin Plast Surg 2001: 28: 531–552.
2. **Tebbetts JB.** A system for breast implant selection based on patient tissue characteristics and implant-soft tissue dynamics. Plast Reconstr Surg 2002; 109: 1396–1409.

Weitere Informationen

Arbeitsgemeinschaft für wiederherstellende Operationsverfahren in der Gynäkologie (AWOgyn) e.V. in der Deutschen Gesellschaft für Gynäkologie und Geburtshilfe: www.awogyn.org

3 Anti-Aging-Maßnahmen – Ästhetik und Vitalität bewahren

3.1 Die Bestimmung von Vitalität und biologischem Alter

Alfred S. Wolf

Biologische Altersbestimmungen sind ein wichtiges Werkzeug in einer Sprechstunde für Prävention und Anti-Aging und ergeben, vom Spezialisten gut ausgewertet und gedeutet, eine hervorragende Grundlage für etwaige Interventionen. Voraussetzung ist aktualisiertes, möglichst evidenzbasiertes Wissen zu den verschiedenen Themen der Gerontologie, der Volkskrankheiten, des Alterns usw., also das Wissen des Arztes, welches wegen der interdisziplinären Inhalte meist speziell angeeignet werden muss. Stete Weiterbildung und Information zu den verschiedenen Themen werden im Internet mit seinen vielfältigen Datenbanken, Homepages und Websites (z. B. www.gsaam.de, www.healthnet.com), in Fachbüchern und Zeitschriften (z. B. der Zeitschrift Anti-Aging Medicine, Anne Liebert Verlag) angeboten. Die Sprechstunde selbst erfordert eine rationale Struktur, um der Vielfalt von Fragestellungen, den entsprechenden Daten und Fakten gerecht zu werden: Im Erstgespräch sollten aktuelle Beschwerden (Beschwerdefragebogen nach Heinemann für Männer, modifizierte Menopause Rating Scale für Frauen), Anamnese und Risiken fokussiert werden, am besten mit Hilfe von Erfassungsbögen und Listen. Dann folgen Erstbefunde wie Vitalitätsmessung bzw. biologische Altersmarker und Laborbefunde.

Biologische Altersbestimmung

Der Alterungsprozess des Menschen verläuft individuell und in verschiedenen Organen deutlich unterschiedlich. Alterungsspezifische Veränderungen sind weniger chronologisch, sondern durch eine intrinsische „biologische Uhr“ geregelt [1, 5]. Typische Altersveränderungen wie hängende, faltige Altershaut, Minderung von Vitalität und Mobilität, nachlassende Muskelkraft, Muskelabbau und Zunahme des Körperfetts, reduzierte sportliche, körperliche und geistige Leistungsfähigkeit sowie Einschränkung

» *Altersveränderungen laufen nach einem individuell unterschiedlichen Zeitplan ab* der Sexualität laufen nach einem individuell unterschiedlichen Zeitplan ab. Während sich einige organische Leistungen im Verlauf des Lebens nahezu linear und unbeeinflusst durch Lebensstil vermindern, sind andere Funktionen wie muskuläre und geistige Leistung stark von persönlicher und körperlicher Beanspruchung sowie durch Anforderungen in Beruf und Freizeit geprägt.

Parallel zur biologischen organischen Funktionsschwäche nehmen chronische Erkrankungen, z. T. mit tödlichem Ausgang, deutlich an Häufigkeit zu, wie z. B. Karzinome, kardiovaskuläre Erkrankungen (Herzinfarkt, Schlaganfall), Pneumonie und Demenz, und mindern krankheitsbezogen die Vitalität.

Biochronologischer Verlauf der physischen „Vitalität"

Unter dem Begriff „Vitalität" versteht man die einzelne oder gesamte organische Körperfunktion, welche stufenweise vom Erhalt des Lebens bis zur höchsten Leistungsfähigkeit reicht. Die überwiegende Zahl der physiologischen, biologischen und biochemischen Funktionen verläuft nach einem ähnlichen und typischen Muster: Rascher Anstieg vom Zeitpunkt der Geburt bis zum 18.–25. Lebensjahr, Maximum und kurzes Plateau, gefolgt von einem nahezu linearen Abfall während des Erwachsenenalters. Dieser Abfall ist über weite Strecke adaptiv reguliert, d. h. die noch im Überschuss vorhandene Funktion oder Substanz verhindert die Wahrnehmung von Defiziten (Krankheitssymptomen), bzw. ein relatives Defizit kann durch andere Körperfunktionen kompensiert werden. Erst von einer bestimmten nichtadaptiven Insuffizienzgrenze an kommt es zu typischen Defiziten, die zu diagnostizierbaren Krankheiten führen [3] (Abb.1). Organfunktionen wie Knochendichte, Hautdicke, glomeruläre Filtrationsrate, Lungenfunktion, maximale Sauerstoffaufnahme und die meisten endokrinen Funktionen verlaufen nach dem gleichen biomathematischen Muster.

» Erst von einer bestimmten nichtadaptiven Insufizienzgrenze an kommt es zu typischen Defiziten

Der vorgegebene Kurvenverlauf füllt den Übergangsbereich zwischen vollkommener Gesundheit und Krankheit aus, so dass Untersuchungen in diesem funktionellen

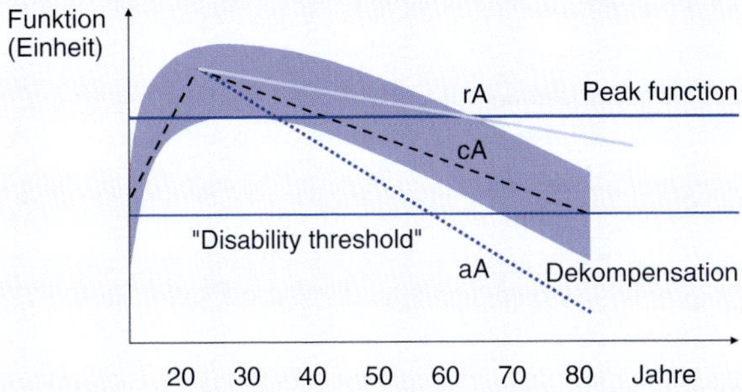

Abb. 1: Der biologische Alterungsprozess verläuft in nahezu sämtlichen Organen nach einem programmierten zeitlichen Schema ab: Die maximale „peak function" ist bei beiden Geschlechtern mit 18–25 Jahren erreicht, nimmt dann konstant ab und führt bei Unterschreiten der „diability threshold" zur Dekompensation bzw. Zusammenbruch der Funktion. Bei retardiertem (rA), chronologischem (cA) und akzeleriertem (aA) Altern ist dieser Prozess entsprechend verlangsamt(rA), normal (cA) bzw. beschleunigt (aA).

Bereich Aussagen über den aktuellen Zustand in Richtung zu „mehr Gesundheit" oder „näher an Krankheit" definieren. So sollten biologische Altersuntersuchungen besser als Vitalitätsparameter (Indikatoren der Vitalität, d. h. Lebensfähigkeit unterschiedlicher Organgruppen), und weniger als biologische Altersmarker verstanden werden.

Biologische Vitalitätsparameter werden aus Untersuchungsbefunden unterschiedlicher Organsysteme definiert, welche den altersbedingten Vitalitätsverlust anzeigen, wie z. B. von Lunge, Kreislauf, Gehirn, Muskulatur, Gelenken und Hormonsystem. Dazu gehören auch Risikobefunde, die eine ernsthafte intrinsische Gefährdung für die Gesundheit und damit der Vitalität anzeigen und damit das biologische Altern beschleunigen.

» *Biologische Vitalitätsparameter werden aus Befunden unterschiedlicher Organsysteme definiert*

Indikatoren des biologischen Alters

Für die Definition des biologischen Alters wurden in zahlreichen Publikationen unterschiedlichste Organbefunde und Messparameter mit altersentsprechendem Verlauf gewählt, die sich somit als Indikatoren zur Definition von Vitalität und biologischem Alter eignen [1, 5, 6]:

- *Anthropomorphie des Körpers:* BMI, Taillenumfang (Männer), Taille/Hüft-Quotient (Frauen)
- *Körperkomposition:* Verhältnis von Muskel- und Fettmasse in Prozent)
- *Kreislaufparameter:* Der Indikator höchster Validität zur Bestimmung der Herz-Kreislauf-Fitness ist VO_2 max, (Ergo-Spirometrie am Fahrradergometer oder als Step-Test). In vereinfachter Form kann Blutdruck und Puls in Ruhe sowie nach Belastung in einem gestuften Test (z. B. Fahrradergometer-, Kniebeugen-Test) gemessen werden mit Bestimmung des Puls-Index.
- *Nierenfunktion:* Endogene Kreatinin-Clearance, Kreatininwert
- *Knochenmasse:* Z-Score mittels Osteodensitometrie
- *Hauttrophik:* Messung von Hautdicke, Fingernagel-Wachstum (in cm/Woche)
- *Lungenfunktion:* Forced Exspiratory Vital Capacity (FVC) und Forced Exspiratory Vital Capacity in 1 sec (FVC-1 sec). Diese Vitalkapazität ist nur mäßig gut mit dem Altern korreliert.
- *Muskelfunktion:* Handkraft, Messung der Anzahl von Muskelleistungen (z. B. Wandstützen, Liegestützen, Sit-ups, Kniebeugen etc.) pro Zeiteinheit, muskelphysiologische Untersuchung, Muskelgeschwindigkeit und Muskelkoordination („Finger-tapping")
- *Gehirnfunktion:* Quantifizierung der Gehirnfunktionen: Sensorik, Wachheit (Vigilanz), Gedächtnis (Memory), Kognition, Assoziation (Plastizität)
- *Hormonfunktion:* Östradiol (Frau), Testosteron, freies Testosteron (Mann), DHEAS (Dehydroepiandrosteronsulfat), IGF-1 (Insulin-like Growth Factor)
- *Risikolabor:* Indikatoren der sog. Volkskrankheiten
  - Fettstoffwechsel: Cholesterin gesamt, HDL-Cholesterin, LDL-Cholesterin, Triglyzeride,
  - Diabetes mellitus Typ 2: HBA1c, Glukose und Insulin: nüchtern und 120 min nach 75 g Glukose (oral)
  - Bestimmung unabhängiger Risikoparameter für die Entstehung der Arteriosklerose: Lipoprotein (a), Homocystein, Fibrinogen, C-reaktives-Protein h.s.

- Malignommarker Mann: PSA (Prostata-spezifisches Antigen)
- *Oxidationsstatus:* Totale oxidative (TOC) und antioxidative (TAC) Kapazität, evtl. Malondialdehyd (Parameter der Lipidoxidation)
- *Immunologische Parameter:* Differenzial-Lymphozytogramm mit Bestimmung der prozentualen und numerischen Anteile von T-Lymphozyten, CDK-4/CDK-8-Ratio und Aktivität der natürlichen Killerzellen (in%)

Praktische Vitalitätsmessung und Bestimmung von biologischen Altersmarkern

Derzeit sind mehrere Testsysteme erhältlich, die mit unterschiedlicher Logistik und Ausstattung biologische Altersmarker ermitteln. Die einzelnen konfektionierten Messsysteme haben folgende Besonderheiten:

H-SCAN™ nach Hochschild (ähnlich Age-Scan von Antox)

» *H-SCAN™ nach Hochschild erfasst 12 unterschiedliche Messparameter*

Der H-SCAN nach Hochschild erfasst mit einer eigens entwickelten Hardware, einem Kästchen mit sechs Lämpchen und Tasten, welches an einen PC mit Windows 95 oder 98 angeschlossen wird, insgesamt 12 unterschiedliche Messparameter:

- *Sensorik:* Höchster hörbarer Ton, Akkomodationsfähigkeit des Auges, vibrosensitive Tiefensensibilität der Hand
- *Vigilanz und Reaktion:* Reaktionstest auf akustischen und optischen Reiz
- *Memory-Test:* Messung der Merkfähigkeit einer numerischen Reihe unterschiedlich aufleuchtender Lämpchen
- *Muskelphysiologie:* Muskelgeschwindigkeit, Muskelkoordination (Finger-tapping)
- *Lungenfunktion:* FEV (Forced Exploratory Vital Capacity) und FEV 1 Sek. sowie
- *Komplexe Tests* von Wahrnehmungs-Entscheidungsreaktionen.

Die Normwerte der einzelnen Parameter wurden an 2462 Personen in den USA erhoben und validiert [2]. Das gesamte Testsystem ist sinnvoll zusammengefügt und wird mit einem Windows-Programm interaktiv zwischen Proband/-in und Messplatz navigiert und geleitet. Am Ende erhält jede/r Proband/-in einen Ausdruck der Einzeldaten (Balken mit entsprechenden Perzentilenangaben), einschließlich einem Komplettausdruck der Daten der Lungenfunktionsprüfung. Das System ist zwar originell, aber einseitig auf ZNS- und Lungen-Daten reduziert, welche nur ausschnittsweise die Vitalität des Individuums ausweisen.

» *Das System ist einseitig auf ZNS- und Lungen-Daten reduziert*

Interdisziplinäre Funktionsdiagnostik nach *Pöthig*: Komplettcheck

Der Testplatz ist umfangreicher als H-SCAN™ und umfasst 47 unterschiedliche Tests mit zahlreichen Einzelgeräten und folgenden Untersuchungsinhalten [4]:

- *Allgemeine Vitalitätsparameter:* Systolischer Blutdruck, diastolischer Blutdruck, „Pulsperformance-Index", Belastungspuls, Vitalkapazität, Sauerstoffpartialdruck, Handkraft und Sehnenstreckvermögen, Zahnstatus.
- *Parameter der Gehirnfunktion:* Sensorische Tests (Seh- und Hörvermögen), Gehirnfunktionstests: Farb-Wort-Test nach *Stroop*, visomotorische Koordination, psychomotorische Ausdauer, Konzentrationsvermögen (Landolt-Test), Strategiebildung, Gedächtsnisleistung, Orientierungsvermögen.
- *Beschwerdeindex*
- *Psychosoziale Parameter* (Fragebogen-Tests): Extro-/Introversion, Rigiditätsindex, Selbstkontrolle, soziale Resonanz, soziale Dominanz, soziale Potenz, soziale Aktivität

» *Funktionsdiagnostik nach Pöthig schließt u.a. psychosoziale Faktoren mit ein*

Dieses Testsystem umfasst ein weitläufigeres Spektrum von Altersmarkern und schließt psychosoziale Faktoren und andersartige Befundkomplexe (z. B. Konzentrationsvermögen, visomotorische Koordination, psychomotorische Ausdauer) mit ein. Einzelne Bereiche sind deutlich überrepräsentiert und ergeben damit eine völlig andersartige Gewichtung der unterschiedlichen Organfunktionen. Die Messinstrumente und -systeme sind sehr einfach gestaltet und gewählt, was nicht unbedingt nachteilig ist. Nachteilig ist der Preis, die Notwendigkeit einer ständigen Präsenz von Assistenzpersonal und die umständliche Auswertung.

BioAging®-System
Es handelt sich um ein ganzheitliches Komplettsystem zur Vitalitätsdiagnostik und biologischen Altersbestimmung, welches auf einem einfachen Windows-PC ohne spezielle Hardware absolviert werden kann. Das Programm besteht aus einer CD-ROM für die Microsoft-Betriebssysteme Windows 98, 2000 und XP, welches durch kleine Zusatzgeräte (Handkraftmesser, Lungenfunktions-Set, Maßband, Kopfhörer, digitales Blutdruckgerät) ergänzt wird. Diese Zusatzgeräte sind entweder über die serielle Schnittstelle angeschlossen oder die wenigen anderen Daten (z. B. Handkraftmessung) werden analog über die Tastatur eingegeben. Die Daten sind durch mehrere wissenschaftliche Studien an >1200 Personen validiert.

» *BioAging-System: ganzheitliche Vitalitätsdiagnostik und biologische Altersbestimmung*

Das BioAging®-System besteht aus:
- *Gesundheitsanamnese:* ausführliche und detaillierte Eigen-, Ernährungs-und Sport-Anamnese
- *Gesundheitsdiagnostik:* Erfasst werden Funktionen folgender Körpersysteme:
  - Anthropomorphie: BMI, Taillenumfang (in cm)
  - Muskulatur: Handkraft beidseits, Zahl der Wandstützen pro Minute, Muskelgeschwindigkeit und Muskelkoordination (Fingertapping)
  - Lungenfunktion: Forced Vital Capacity (FEV) und Forced Vital Capacity 1 Sek. (FEV1 sec), Vitalkapazität (VK)
  - Herz-Kreislauftest: VO_2 max (Spiroergometrie am Fahrradergometer) oder alternativ Blutdruck und Puls (in Ruhe sowie nach 10 Kniebeugen) mit Bestimmung des Pulsindex
  - Dehnbarkeit der Gelenke (Schulter/Armgelenk, Wirbelsäule)
  - Gehirnfunktion:
    Sensorik (höchster hörbarer Ton, Visustest)
    Vigilanz und Reaktion: Reaktionszeit auf akustischen und optischen Reiz
    Memory-Funktion: Abstraktes (Zahlen) und optisches Gedächtnis (Bilder),
    konzentrativer/assoziativer Test: Testskala mit Landoltringen
    Stimmung: Depressionsskala

- Hormone: (s. oben)
- Risikolabor: (s. oben)
- Osteodensitometrie (T- und Z-Score)

» *Gesundheitsreport als Grundlage für die anschließende ärztliche Beratung*

- Gesundheitsreport: Sämtliche erhobenen Daten werden durch einen Textgenerator zu einem individuellen Gesundheitsreport textlich und grafisch zusammengefasst, als Grundlage für die anschließende ärztliche Beratung (Abb. 2).

Vitalitätsdiagnostik als Präventionsinstrument

Die Erhebung biologischer Vitalitäts- und Altersparameter ist nicht dazu da, dem Patienten – je nach Ergebnis – schmeichelhafte oder deprimierende „Altersdiagnosen" zu liefern. Vielmehr können und sollen die Befunde zum Anlass für eine konkrete medizinische Prävention oder Intervention werden. Im Vordergrund steht dabei:

- Erkennung von Gesundheitsrisiken
- Festlegung organbezogener Defizite oder Insuffizienzen
- Festlegung der biologischen Alterung

Statt subjektiv geäußerter Symptome erhält der Arzt exakte, objektiv gemessene, alterskorrelierte Befunde. Obgleich Symptome nicht ungeeignete Sensoren der Organfunktionen sind, haben objektive Messwerte einen höheren Stellenwert. Bei wissenschaftlich gesicherten biologischen Vitalitätsparametern und Altersindikatoren kann man den jeweiligen funktionellen Organzustand sicher diagnostizieren und von einer Alterskorrelation ausgehen.

» *Nachweisbare Funktionsschwächen behandeln, bevor Krankheit eintritt*

Mit der Vitalitätsdiagnostik und Messung biologischer Altersparameter hat der Arzt die Möglichkeit, beginnende Organinsuffizienzen bereits vor den als „pathologisch" definierten Grenzen zu erkennen und zu behandeln. Statt der Behandlung von Symptomen, die meist erst später auftreten, kann er konkret nachweisbare Funktionsschwächen behandeln, bevor eine oft irreparable Krankheit eingetreten ist. Durch geeignete Behandlungskonzepte und/oder gesundheitsfördernde Maßnahmen ist eine echte Prävention möglich. Die Vitalitätsdiagnostik ist somit ein geeignetes diagnostisches Präventionsinstrument, um über die all-

Diagnostik, Karin Mustermann — 1000, 01.10.2004

	Differenz	Biologisches Alter 51.1 (Chronologisches Alter)
1. Anamnese Familienanamnese Persönliche Anamnese	- 0,3	50,8
2. Lebensstil Lebensstilanamnese Sportanamnese Ernährungsanamnese	+ 0,0	51,1
3. Körperkomposition Body-Mass-Index	+ 1,5	52,6
4. Gehirnfunktion		
4.1 Vigilanz Visuelle Reaktionszeit Akustische Reaktionszeit	- 31,1	20,0
4.2 Sensorik Obere Hörgrenze	+ 16,9	68,0
4.3 Memory Anzahl gemerkter Zahlen Anzahl Memory-Versuche	- 3,6	47,5
4.4 Assoziative Tests Landolt Index	- 20,5	30,6
4.5 Koordination Muskelgeschwindigkeit Fingertapping Index	- 15,6	35,5
5. Herz-Kreislauf Blutdruck Systolisch Ruhe VO2 Max	- 18,6	32,5
6. Lungenfunktion Forcierte Vitalkapazität (FVC) Forcierte exp. Vitalkapazität (FEV1)	- 10,4	40,7
7. Muskulatur Handkraft Balancetest Zeit Anzahl Wandstützen Zeit für 10 Kniebeugen	+ 2,3	53,4
8. Gelenk-Dehnbarkeit Fingerabstand hinter Rücken Abstand Finger-Boden	- 17,4	33,8
9. Biochemische Altersmarker DHEAS IGF-1 Testosteron Freies testosteron	+ 17,1	68,2
Gesamtdurchschnitt	- 8,4	42,7

Abb. 2: Beispiel aus dem Gesundheitsreport von BIO|AGING-System: Angabe der Ergebnisse sowohl als analoge Daten als auch in Form von Grafiken (grün = besser als altersentsprechend, rot = schlechter als altersentsprechende Daten).

gemeinen Empfehlungen zu gesundem Lebensstil hinaus die körperlichen und geistigen Funktionen durch gezielte Maßnahmen zu optimieren.

Literatur:

1. **Balin AK (ed).** Practical Handbook of Human Biologic Age Determination. Boca Raton: CRC-Press, 1994.
2. **Hochschild R.** Can an index of aging be constructed for evaluating treatments to retard aging rates? A 2462-person study. J Gerontol 1990; 45: 187-214.
3. **Hofecker G, Skalicky M, Kment A, Niedermüller H.** Models of the biological age of the rat I. A factor model of age parameters. Mech Age Dev 1980; 14: 345-360.
4. **Meissner-Pöthig D, Michalak U, Beier W, Schulz J.** Interdisziplinäre Vitalitätsdiagnostik und functional age index in der gerontolgischen Prävention und Rehabilitation. Ärztez Naturheilverf 1995; 8: 578-587.
5. **Murray IM.** Assessment of physiologic age by combination of several criteria - vision, hearing, blood pressure and muscle force, J Gerontol 1951; 6: 122-127.
6. **Wolf AS.** Das Anti-Aging-Erstgespräch, Erstbefunde und Erstlabor, In: Römmler A, Wolf AS (Hrsg), Anti-Aging-Sprechstunde, Teil 1: Leitfaden für Einsteiger. Berlin: Congress Compact Verlag, 2002: 25-38.

3.2 Hormonsupplementation im Rahmen des Alterungsprozesses

Klaus Fritz

Hormone und Alterungsprozess

Wichtige Kennzeichen des Alterungsprozesses sind Veränderungen der Synthese und Freisetzung eines Großteils der körpereigenen Hormone (Tab. 1). Man nimmt an, dass „biologische Uhren“ über diese Veränderung der Syntheserate der Hormone in den Alterungsprozess eingreifen. Die „biologischen Uhren“ sind (noch nicht genau definierte) Gene, die wahrscheinlich in Interaktion mit Umwelt- und/ oder inneren Faktoren aktiviert werden.

Die Veränderungen betreffen nicht alle Hormonachsen zu einem bestimmten Zeitpunkt in gleichem Maße. Einige Hormonachsen reagieren sensibel auf den Alternsprozess, andere Hormonachsen bleiben dagegen bis ins hohe Alter und bei Auftreten von chronischen Erkrankungen erstaunlich stabil. Vergleichbar zu dem bekannten Begriff „Menopause“ wurden daher zur besseren Unterscheidung die Begriffe Andropause, Adrenopause, Somatopause und Melanopause eingeführt (Tab. 2). Die eingeschränkte Hormonproduktion bei den einzelnen Hormonachsen kann mit klinischen Symptomen einhergehen.

Tab. 1: Veränderungen der Syntheseraten von Hormonen im Verlauf des Alternsprozesses.

Abnahme	unverändert	Zunahme
▶ Aldosteron	▶ ACTH	▶ FSH
▶ Calcitonin	▶ Kortisol	▶ Insulin
▶ DHEA	▶ Renin	▶ LH
▶ Glucagon	▶ STH (Männer)	▶ Parathormon
▶ IGF 1	▶ TSH, Thyroxin	▶ Testosteron (Frauen)
▶ STH (Frauen)		
▶ Trijodthyronin		
▶ Testosteron (Männer)		
▶ Östrogene (Frauen)		

Tab. 2: Veränderungen bei den am Alterungsprozess beteiligten Hormonachsen.

Menopause	Sistieren des Menstruationsgeschehens durch drastische Abnahme der Östradiolproduktion in den Ovarien. Körperliche und psychische Folgen.
Andropause	Der Menopause vergleichbarer Vorgang beim Mann, allerdings weniger abrupt. Allmähliches Nachlassen der Bildung von Gesamt- und freiem Testosteron. Körperliche Einschränkungen und psychische Folgen können, müssen aber nicht parallel mit dem Testosteronabfall eintreten.
Adrenopause	Deutlich abfallende Konzentrationen von DHEA (Dehydroepiandrosteron) und DHEAS (DHEA-Sulfat) bei weitgehend normalem ACTH-Spiegel
Somatopause	Abfall von STH (somatotropes Hormon, Somatotropin) und IGF-1 (insulin like growth factor 1, Insulin-ähnlicher Wachstumsfaktor 1) bei gleichzeitigem Anstieg der entsprechenden Bindungsproteine für IGF 1
Melanopause	Nachlassen der Melatonin-Amplitude und Abnahme der nächtlichen Melatonin-Sekretionsspitzen

» *Hormonbedingte Hautveränderungen*

Die unterschiedlichen Hautveränderungen, die bei der Hautalterung aufgrund von Hormonmangel, meist einem Mangel an Sexualhormonen, auftreten können, lassen sich wie folgt zusammenfassen:

- Veränderung der Epidermis
  - variierende Zellzahl in allen Epidermisschichten
  - unterschiedliche Keratinozytentypen
  - reduziertes Zellwachstum in der Basalzellschicht
  - reduzierte Melanozytenzahl
  - reduzierte Zahl von Langerhanszellen
  - Abflachung der dermatoepidermalen Zone
- Veränderungen in der Dermis
  - reduzierte Fibroblastenzahl
  - Abnahme der Kollagensynthese
  - Ausdünnung und Horizontalisierung der Kollagenfasern

  - Reduktion und falsche Vernetzung der elastischen Fasern
  - Abnahme der Hyaluronsäure-Synthese
  - verminderte Wasserbindung
  - reduzierte Zahl von Mastzellen
  - Reduktion der Gefäße
- Veränderung der Hautanhangsgebilde
  - Abnahme der Haarfollikeldichte
  - Haardepigmentierung
  - Abnahme der Schweißdrüsendichte
  - Reduktion der Talgsynthese
  - Zunahme des Talgdrüsenvolumens
  - brüchige Nägel

Therapeutisch ist eine Kontrolle bzw. Stimulation der Proliferation der basalen Hautschichten von Interesse, um die Regenerationsvorgänge der Haut zu aktivieren.

Durch die therapeutisch-präventive Zufuhr der zu wenig gebildeten Hormone können bestimmte klinische Defizite beim Patienten, darunter auch Hauterscheinungen, aufgehoben werden. Inwieweit Hormongaben den Alterungsprozess insgesamt und speziell auch der Haut beeinflussen, kann noch nicht abschließend beurteilt werden.

Da die langfristigen Folgen einer Hormonsupplementation in keiner Weise abzuschätzen sind, ist die Mehrzahl der Substanzen bei uns nicht zur Therapie – zumindest nicht mit Ziel einer „Anti-Aging-Therapie“ – zugelassen. Selbst die weltweit am häufigsten praktizierte Hormonersatztherapie mit Östrogenen bzw. Östrogen-Gestagen-Kombinationen bei postmenopausalen Frauen wird heute deutlich zurückhaltender als noch vor drei oder vier Jahren eingeschätzt (s. S. 226).

» Therapiebedürftigkeit nicht allein vom Hormonwert abgängig

Grundsätzlich gilt bei jeder Hormonsubstitution: Nicht nur der ermittelte Hormonwert, sondern auch der subjektive Leidensdruck und Testungen zu verschiedenen Parametern des Alterns in entsprechenden Testbatterien sollte in die Entscheidung zu einer Hormonsubstitution beim individuellen Patienten einfließen.

Hormonsubstitution bei Männern und Frauen

Somatotropes Hormon (Wachstumshormon)

Die Spiegel des somatotropen Hormons (STH = Wachstumshormon, GH = growth hormone) nehmen bei Männern und Frauen mit dem Alter ab. Auf diesen Hormonabfall werden eine ganze Reihe von altersassoziierten Veränderungen zurückgeführt: Abnahme der Knochen- und Muskelmasse, Zunahme der Fettmasse, Stammfettsucht, erhöhter Taille-Hüfte-Quotient, vermindertes psychisches Wohlbefinden, reduzierte allgemeine Leistungsfähigkeit.

Da die Symptomatik des hypophysären GH-Mangels den Beschwerden älterer Menschen ähnelt, kann bei entsprechendem Hormonbefund eine GH-Substitution versucht werden. Dabei sollten allerdings verschiedene Aspekte beachtet werden. Eine GH-Abnahme wird durch körperliche Inaktivität sowie eine Adipositas verstärkt und kann durch Aufnahme eines körperlichen Trainings und Gewichtsreduktion auch ohne Supplementation wieder angehoben werden.

» *Einsatz von Wachstumshormon in der Anti-Aging-Medizin umstritten*

Die Deutsche Gesellschaft für Angewandte Endokrinologie stellt in ihren Richtlinien fest: Der Einsatz von Wachstumshormon in der Anti-Aging-Medizin ist nicht durch eine zugelassene Indikation gedeckt. Studiendaten, die einen funktionellen Nutzen in diesem Einsatzgebiet belegen, liegen nicht vor. Außerdem fehlen Daten zur Sicherheit [4, 28].

Eine relative Behandlungsindikation mit GH- oder IGF1-Gabe ist nur bei ausgeprägtem klinischen Beschwerdebild zu diskutieren, d. h. bei Vorliegen von deutlich reduzierter Muskelmasse, Adipositas (erhöhter Body Mass Index, erhöhtes Taille-Hüfte-Verhältnis), Abgeschlagenheit und reduzierter Leistungsfähigkeit. Zusätzlich muss ein GH-Mangel nachgewiesen sein.

Zur Diagnostik eines GH-Mangels gehört:

- Bestimmung des Body Mass Index
- Anamnesebogen zur Lebensqualität
- Bestimmung von GH, IGF1 (Werte sollten 2 Standardabweichungen unter dem Medianwert eines gesunden 40-Jährigen liegen)
- Stimulationstests

  - Hypoglykämie-Test, alternativ
  - Infusion von 0,5 g L-Argininhydrochlorid oder auch
  - GHRH-Test (1 µg/kg KK GHRH), cave Hypoglykämie
- Knochenmarker für Knochenabbau
- T3, T4
- Kortisol
- 17-β-Östradiol
- SHBG, Testosteron, DHEAS
- evtl. Prolaktin und Lipidstatus
- Röntgen Hypophyse, Sonographie, CT oder MRT, bei Somatopause fakultativ

» *Wichtige Differenzialdiagnosen*

Aus Sicherheitsgründen sollten überprüft werden:
- Tumormarker (Prostata, Mamma, Darm)
- Haemoccult-Test
- Lipidstatus
- Koronarsymptome
- Diabetes mellitus Typ 2

Die Eingangsparameter sollten anfangs alle drei, dann alle sechs Monate überprüft werden.

In der Therapie eines GH-Mangels hat sich folgendes Vorgehen bei der Dosierung bewährt:
- Erster Monat: 0,15 mg/Tag
- Bessert sich die Symptomatik und/oder steigt der IGF1-Wert über 50%, kann auch bei moderaten Nebenwirkungen im zweiten Monat die Dosis beibehalten werden.
- Ab drittem Monat kann die Dosis in Abhängigkeit von IGF1-Wert und klinischer Symptomatik um 0,08 bis 0,15 mg/Tag erhöht werden.
- Bessern sich die Beschwerden bei Persistieren von Nebenwirkungen sollte die Dosis reduziert werden.
- Kommt es unter 0,15 mg/Tag im ersten Monat zu keiner Besserung kann ab dem 2. Monat auf 0,3 mg/Tag und in den folgenden Monaten noch weiter erhöht werden.
- Nach anhaltender Besserung kann die Substitution abgesetzt und die Symptomatik überprüft werden.

» *Kontraindikationen*

Als Kontraindikationen einer GH-Substitution gelten:
- Tumorerkrankungen aktiv oder in der Anamnese, insbesondere Kolonkarzinom

- Diabetes mellitus
- schwere Organerkrankungen

Begründung: GH kann das Wachstum von Tumoren stimulieren, insbesondere das Wachstum eines Kolonkarzinoms. So entwickeln beispielsweise Patienten mit einer Akromegalie signifikant häufiger als Gesunde Malignome des Gastrointestinaltrakts. Außerdem entwickeln Männer mit IGF1-Werten im oberen Viertel des Normbereiches zwei- bis viermal häufiger ein Prostatakarzinom als Männer mit IGF1-Werten im unteren Normbereich.

» *Vorsichtsmaßnahmen und Abbruchkriterien*

Abgebrochen werden sollte die GH-Substitution, wenn sich ein Verdacht auf eine Tumorerkrankung, einen Diabetes oder andere schwere Organerkrankungen ergibt. Das gilt auch für das Auftreten eines Karpaltunnelsyndroms und bei Überschreiten der 97. Perzentile der Alters- und Geschlechtsnorm unter möglichst niedriger STH-Dosis.

Besondere Vorsicht, Dosisanpassung und Kontrolle der Hormonwerte ist geboten bei der Gabe von weiteren Hormonen bzw. Abweichungen in deren Werten: Hydrokortison/Kortisonacetat, L-Thyroxin, Sexualsteroide, Insulin. Auch bei einer Hochdrucktherapie sollte eine GH-Substitution überdacht werden.

Behandlungen mit GH sind bislang nicht durch evidenzbasierte Studien wissenschaftlich belegt, d. h. es fehlen prospektive, kontrollierte Studien sowie Langzeit-Anwendungsbeobachtungen im Bereich Anti-Aging-Medizin. Die Therapien sollten daher als individueller Heilversuch deklariert und die Patienten umfassend aufgeklärt werden.

Die nicht unerheblichen Kosten für Diagnostik und Therapie von Alterserscheinungen gehören in den Selbstzahlerbereich. Dies gilt für Mitglieder der gesetzlichen Kassen und in der Regel wohl auch bei privat Versicherten, da es sich nicht um die Behandlung einer konsumierenden Krankheit sondern eine Lifestyle-Medikation handelt.

Melatonin

» *Verzögerung von Altern durch Melatonin nicht belegt*

Mit Beginn der Anti-Aging-Welle in den USA wurde Melatonin als typisches „Anti-Aging-Hormon“ gefeiert. Doch gibt es bisher keine seriöse Humanstudie, die den Nutzen von Melatonin in der Verzögerung von Alterungsprozessen, der Karzinomprophylaxe oder der Verbesserung der sexuellen Vitalität belegt.

In topischer Anwendung hat Melatonin eine suppressive Wirkung auf die Ausbildung eines UV-Erythems, wirkt sich aber negativ auf die Kollagenneubildung aus.

Parallel zu der im Alter abnehmenden Melatoninproduktion nehmen Schlafstörungen zu. Durch abendliche Melatoningaben wird die Zeit bis zum Einschlafen erheblich verkürzt und die Schlafdauer verlängert. Die Einnahme von Melatonin zur falschen Tageszeit kann allerdings zur Verstärkung von Durchschlafstörungen führen. Zur Verbesserung des Durchschlafens stehen auch Melatonin-Retardkapseln zur Verfügung, die das Hormon zeitlich verzögert über die gesamte Nacht abgeben.

» *Melatonin als Schlafhormon*

Zur Substitution stehen über internationale Apotheken beziehbare Fertigpräparate in Dosierungen von 1 mg und 3 mg oder Melatonin als Rezeptur zur Verfügung.

Melatonin ist in den USA oder via Internetapotheke (z. B. www.docmorris.com) als Nahrungsergänzungsmittel erhältlich. In Mitteleuropa bleibt Melatonin ein Arzneimittel ohne offizielle Zulassung. Auf ärztliche Verordnung hin kann Melatonin auch aus Skandinavien von verschiedenen Herstellern bezogen werden.

Schilddrüsenhormone

Werden typische Alterserkrankungen geklagt, die mit Abgeschlagenheit oder Apathie einhergehen, sollte auch, vor allem bei Frauen, an das Vorliegen einer Hypothyreose gedacht werden. Fehlfunktionen der Schilddrüse verursachen ähnliche Symptome wie der Abfall der Sexualhormone. Schilddrüsenhormone sollten deshalb als Kofaktor in der Hormonbehandlung berücksichtigt werden. Sie wirken selbst aber kaum direkt beim Auftreten von Alterserscheinungen.

Parathormon

Parathormon steigert die Knochendichte und wird aus den Nebenschilddrüsen freigesetzt. Bei Osteoporose könnte der Einsatz sinnvoll sein, kontrollierte Untersuchungen, die Parathormon für Anti-Aging-Indikationen empfehlen, sind nicht bekannt.

Prolaktin
Bei Schlafdefizit kommt es zu einem Prolaktinanstieg, der gleichzeitig die Kortisonausschüttung reduziert. Folge ist eine vermehrte Fetteinlagerung und Insulinresistenz. Fazit: Biorhythmus beachten, Schlafmangel vermeiden um endokrinologische Alterungsvorgänge nicht zu beschleunigen.

Androgene
Androgene, zu dem neben Testosteron auch das Dehydroepiandrosteron (DHEA) gezählt wird, hatten über längere Zeit in der Hormonersatztherapie der Frau kaum Bedeutung. Über den Einfluss aus den USA findet jedoch nun auch bei uns vor allem die DHEA-Substitution bei Frauen zunehmend Anhänger.

Dehydroepiandrosteron (DHEA) und sein Sulfatester DHEAS stellen den größten Hormonpool des Körpers dar. Gebildet wird DHEA beim Mann wie bei der Frau in der Nebennierenrinde und stellt das Ausgangsprodukt für die geschlechtsspezifischen Hormone dar. Die androgene Wirksamkeit von DHEA ist sehr viel geringer als die von Testosteron.

Die höchsten DHEA-Konzentrationen finden sich bei Frauen um das 20., bei Männern um das 30. Lebensjahr. Danach fallen die Hormonwerte kontinuierlich auf ein 20%-Niveau im Alter von 70 Jahren.

Für DHEA ist eine Vielzahl von physiologischen Wirkungen beschrieben. Relativ gut erforscht sind immunologische und endokrine Effekte sowie eine Beeinflussung des psychischen Wohlbefindens. Die Wirkungen im Einzelnen:

» *Physiologische DHEA-Wirkungen*

- Verbesserung vor allem der zellulären Immunität u. a. über die Stimulation der TH1-Zellaktivität und der Aktivität der natürlichen Killerzellen (NK-Zellen)
- Kortisol-Antagonismus
- Steigerung der Muskelmasse
- Stimulation der Produktion von GH und IGF1 und dadurch Reduktion der Fettmasse
- Zunahme von Libido und sexueller Aktivität bei Männern und Frauen
- Verbesserung der psychischen Befindlichkeit

Mit diesen physiologischen Wirkungen des DHEA lassen sich auch die Symptome der Adrenopause, also das Nachlassen der Hormonsyntheseleistung der Nebennierenrinde, beschreiben. Dazu gehören:

» *Symptome eines DHEA-Mangels in der Adrenopause*

- Müdigkeit, Leistungsabfall
- Gewichtszunahme (viszeral und subkutan)
- Hauttrockenheit, Hautatrophie, nachlassende Körperbehaarung
- Muskelatrophie, Osteoporose
- Schwitzen
- Schlafstörungen, Depressionsneigung
- Immuninsuffizienz

Nach oraler Gabe wird DHEA geschlechtsspezifisch metabolisiert. Bei Männern wird nach oraler DHEA-Gabe eine Zunahme von 17-hydroxy-Progesteron, Östron und 17-β-Östradiol, nicht aber von Testosteron und Dihydrotestosteron beobachtet. Einen Testosteronanstieg erreicht man durch DHEA-Zufuhr bei Männern also eher nicht.

Bei Frauen kann dagegen DHEA zum Ausgleich der Androgen-Balance gegeben werden. Nach oraler DHEA-Gabe kommt es im weiblichen Organismus zu einem signifikanten Anstieg von zirkulierendem Androstendion, Testosteron und Dihydrotestosteron. Allerdings sollte DHEA bei Frauen vor allem nach der Menopause immer mit Östrogenen kombiniert werden.

Sowohl bei Männern als auch bei Frauen führt die orale Gabe von DHEA bei gestörtem Wohlbefinden zu deutlichen antidepressiven und anxiolytischen Effekten. Altersabhängig erniedrigtes DHEA ist aber umgekehrt nicht zwingend mit einer Einschränkung der Befindlichkeit assoziiert.

Zu therapeutischen Zwecken werden bei der Frau 15–20/25 mg/Tag und bei Männern 25–50 mg/Tag gegeben.

Androstendion ist bisher kaum untersucht und könnte in Teilen der Wirksamkeit dem des DHEA entsprechen. Die propagierte muskelanabole Wirkung ist in kontrollierten Studien bisher nicht bestätigt worden.

Hormonsubstitution beim Mann (Aging Male)

Der alternde Mann erleidet zwar nicht einen so abrupten Hormonabfall wie die Frau im Klimakterium, doch stellen sich auch bei ihm, wenngleich eher schleichend, etwa ab der Lebensmitte vergleichbare Symptome eines Hormonabfalls ein: Symptome wie Gelenk- und Muskelschmerzen, Schlafstörungen, depressive Verstimmung und sexuelle Probleme.

Diese Symptomatik wird in der Literatur häufig als partielles Androgendefizit des alternden Mannes (PADAM) bezeichnet. Eine Hormonsubstitution kann helfen, die Symptome zu lindern.

» Abnahme von biologisch aktivem Testosteron

In den mittleren Lebensjahren kommt es zu einer allmählichen Abnahme von Testosteron, Dehydroepiandrosteron (DHEA) und DHEA-Sulfat (DHEAS) bei gleichzeitiger Zunahme des Sexualhormon-bindenden Globulins (SHBG) und damit einem Abfall des ungebundenen biologisch aktiven Testosterons. Parallel sinken auch Testosteronmetabolite wie Östradiol. 20% der 60-Jährigen und 35% der 80-Jährigen haben einen erniedrigten Testosteronspiegel.

Aufgrund der Verstoffwechselung von DHEA zu Östrogenen sollten zum Ausgleich eines Testosteronmangels Männer nicht mit DHEA, sondern Testosteron substituiert werden – wenn hierfür eine Indikation gesehen wird.

» Indikationsstellung für Testosteronsubstitution

Basis einer Indikationsstellung für eine Testosteronsubstitution sind Serum-Testosteronwerte unterhalb der Referenzgrenze von 12 nmol/l. Zusätzlich müssen subjektive Beschwerden vorhanden sein, die sich am besten anhand eines Fragebogens quantifizieren lassen. Nur wenn subjektive und objektive Kriterien für einen Testosteronmangel vorliegen, ist die Indikationsstellung gerechtfertigt [29].

Die Diagnosekriterien in Form des Aging-Male-Fragebogens werden auch im Konsensuspapier der interdisziplinären Arbeitsgruppe „Der alternde Mann“ aufgeführt (Abb. 1). Der Fragebogen erfasst körperliche Beschwerden wie Hitzewallungen und Muskelkraft, sexuelle Beschwerden wie Libido, Potenz und Bartwachstum sowie psychische Beschwerden wie z. B. Reizbarkeit oder depressive Verstimmungen, die dann in einem Scoresystem bewertet werden.

Die Testosteronsubstitution kann oral, intramuskulär oder transdermal erfolgen. Als Präparate stehen dafür zur Verfügung (nach [7]):

- Oral/sublingual:
  - Testosteronundecanoat p.o. (z. B. Andriol® Kapseln) 2- bis 4-mal 40 mg/Tag

AKTION MANN VITAL – FÜR MEHR MÄNNERGESUNDHEIT

FRAGEBOGEN*

Welche der folgenden Beschwerden haben Sie zur Zeit? Geben Sie bitte an, wie stark Sie davon betroffen sind. Wenn Sie eine der genannten Beschwerden nicht haben, geben Sie bitte „keine" an.

	BESCHWERDEN	keine 1	leichte 2	mittlere 3	starke 4	sehr starke 5	Punkte
1.	**Verschlechterung des allgemeinen Wohlbefindens** (Gesundheitszustand, subjektives Gesundheitsempfinden)	○	○	○	○	○	___
2.	**Gelenk- und Muskelbeschwerden** (Kreuz-, Gelenk-, Glieder- oder Rückenschmerzen)	○	○	○	○	○	___
3.	**Starkes Schwitzen** (unerwartete/plötzliche Schweißausbrüche, Hitzewallungen, unabhängig von Belastung)	○	○	○	○	○	___
4.	**Schlafstörungen** (Einschlaf- oder Durchschlafstörungen, zu frühes und müdes Aufwachen, schlecht schlafen, Schlaflosigkeit)	○	○	○	○	○	___
5.	**Erhöhtes Schlafbedürfnis** (häufige Müdigkeit)	○	○	○	○	○	___
6.	**Reizbarkeit** (Aggressivität, durch Kleinigkeiten schnell aufgebracht, missgestimmt)	○	○	○	○	○	___
7.	**Nervosität** (innere Anspannung, innere Unruhe, nicht still sitzen können)	○	○	○	○	○	___
8.	**Ängstlichkeit** (Panik)	○	○	○	○	○	___
9.	**Körperliche Erschöpfung/Nachlassen der Tatkraft** (allgemeine Leistungsminderung, Abnahme der Aktivität, fehlende Lust zu Unternehmungen, Gefühl weniger zu schaffen bzw. zu erreichen)	○	○	○	○	○	___
10.	**Abnahme der Muskelkraft** (Schwächegefühl)	○	○	○	○	○	___
11.	**Depressive Stimmung** (Mutlosigkeit, Traurigkeit, Weinerlichkeit, Antriebslosigkeit, Stimmungsschwankungen, Gefühl der Sinnlosigkeit)	○	○	○	○	○	___
12.	**Gefühl, Höhepunkt des Lebens ist überschritten**	○	○	○	○	○	___
13.	**Entmutigt fühlen, Totpunkt erreicht**	○	○	○	○	○	___
14.	**Verminderter Bartwuchs**	○	○	○	○	○	___
15.	**Nachlassen der Potenz**	○	○	○	○	○	___
16.	**Abnahme der Anzahl der morgendlichen Erektionen**	○	○	○	○	○	___
17.	**Abnahme der Libido** (weniger Spaß am Sex, kaum Lust auf Sexualverkehr)	○	○	○	○	○	___
		Gesamtpunktzahl					___

Haben Sie andere wesentliche Beschwerden? Ja ○ Nein ○

Wenn „Ja", bitte angeben ____________________

Abb. 1: Aging-male-Fragebogen der interdisziplinären Arbeitsgruppe „Der alternde Mann".

AKTION MANN VITAL
FÜR MEHR MÄNNERGESUNDHEIT

FRAGEBOGEN

AUSWERTUNG

Gesamtpunktzahl:	17–26 Punkte	27–36 Punkte	37–49 Punkte	≥ 50 Punkte
Stärke der Beschwerden:	keine	leichte	mittel-starke	starke
	○	○	○	○

Name, Vorname: ______________________

Datum der Befragung: ______________________

Gesamtpunktzahl 17 bis 26
Es besteht kein Grund zur Beunruhigung. Sie haben keine ausgeprägten Beschwerden. Sobald die Symptome allerdings zunehmen, sollten Sie sich vertrauensvoll an Ihre Ärztin/Ihren Arzt wenden, um Ihre Beschwerden abklären zu lassen.

Gesamtpunktzahl 27 bis 50
Die Beschwerden sind bei Ihnen leicht, mittelstark oder stark ausgeprägt. Eine der möglichen Ursachen dafür kann ein Nachlassen der körpereigenen Testosteron-Produktion (Androgene) sein. Wenden Sie sich bitte mit dem ausgefüllten Fragebogen vertrauensvoll an Ihre Ärztin/Ihren Arzt, um Ihre Beschwerden abklären zu lassen.

Weitere Informationen finden Sie unter **www.mannvital.de** im Internet.

Praxisstempel

* Heinemann et al.: The Aging Males' Symptoms (AMS) rating scale. Cultural and linguistic validation into English. The Aging Male 2001; 4(1): 14-22.

Abb. 1: *Fortsetzung.*

  - Testosteroncyclodextrin sublingual (z. B. 3-mal 5 mg/Tag), bisher nur in klinischen Studien eingesetzt
  - Mesterolon (Vistimon® Tabletten)
- Transdermal:
  - Testosteron als Gel zur täglichen transdermalen Substitution (Androtop® Gel, Testogel®)
  - Testosteronpflaster zur Anwendung auf der Scrotalhaut (z. B. Testoderm® 15 mg, Pflaster einmal täglich wechseln)
- Intramuskulär und andere Depotformen:
  - Testosteronenanthat i.m. (z. B. Testoviron®-Depot, in unterschiedlichen Dosierungen), Injektion alle 2 bis 3 Wochen
  - Testosteronimplantat zur Implantation unter die Abdominalhaut, pro Einzelsubstitution 3 bis 6 Implantate (200 mg/6 Monate)
- Testosteronundecanoat i.m. (z. B. 1000 mg in 10 bis 12 Monaten, bisher nur in klinischen Studien)

Die scrotale Applikation kann Reizungen verursachen, Injektionen werden als unangenehm und aufwendig empfunden, der Effekt einer oralen Substitution ist von Compliance und Resorption abhängig und daher Schwankungen unterworfen. Die neuen, gut verträglichen Gele zur lokalen, einmal täglichen Applikation auf den Oberarm dürften von den Patienten am ehesten akzeptiert werden (www.mannvital.de und www.jenapharm.de).

» Anwenderfreundliche Testosteron-Gele

Die ärztliche Erfahrung hat gezeigt, dass nach Besserung der geklagten Symptome durch die Testosteronsubstitution manche Männer wieder vermehrt körperlichen Aktivitäten nachgehen und die hierdurch bedingte Eigenproduktion von Testosteron bzw. die Zunahme an Vitalität eine langfristige Substitution entbehrlich machen. Eine Testosteronsubstitution kann also dazu dienen, eine klinische Besserung der Aging-male-Syndrome initial anzustoßen. Dies kann in einem Absetzversuch überprüft werden.

Welche biologischen Wirkungen von Testosteron und seinen Metaboliten zu erwarten sind, zeigt Tabelle 3.

Wichtig bei einer Testosteronsubstitution ist insbesondere die Überwachung der Prostata, um die Aktivierung okkulter Karzinome nicht zu übersehen. Palpation, ggf. Ultraschall und die Überprüfung der PSA-Werte gehören

Tab. 3: Biologische Wirkungen von Testosteron und seinen Metaboliten.

Erwünschte Effekte	Unerwünschte Effekte
▶ Verbesserung kognitiver Funktionen ▶ Zunahme von Muskelkraft* ▶ Abnahme des Fettgewebeanteils* ▶ Zunahme der Knochendichte* ▶ Verbesserung von Libido und sexueller Funktion* ▶ Verbesserung der kardiovaskulären Funktion?	▶ Gynäkomastie ▶ Akzeleration nicht erkannter Prostatamalignome ▶ Verschlechterung einer Schlafapnoe ▶ Polyglobulie ▶ Verschlechterung der kardiovaskulären Funktion?

* Wirkungen sind durch klinische Studien belegt.

dazu. Bei Familienanamnese mit gehäuften Prostatakarzinomen und -adenomen sollte man den Nutzen der Substitution gegen die Risiken zusammen mit dem Patienten sehr vorsichtig abwägen.

Problematisch kann eine Testosteron-Substitution bei Männern mit (beginnendem) Haarausfall sein. Hier bietet sich eine zusätzliche Gabe des 5-alpha-Reduktasehemmers Finasterid (Propecia® oder Proscar®) an. Die Kombination mit Finasterid schützt außerdem vor einer nachteiligen Volumenzunahme der Prostata. Allerdings kann unter Finasterid der PSA-Wert nicht mehr als Kontrollparameter für eine mögliche Karzinombildung herangezogen werden, da dieser Wert unter Finasterid nicht mehr ansteigt. Auch hier muss Nutzen und Risiko sorgfältig gegeneinander abgewogen werden.

» *Nutzen und Risiken sorgfältig abwägen*

Hormonsubstitution bei der Frau

Am besten untersucht sind die Schwankungen des hypothalamisch-hypophysär-gonadalen Regelkreises beim Klimakterium der Frau, bei dem der Abfall der Östrogenkonzentration bekanntlich zu der typischen Symptomatik der Wechseljahre beiträgt.

Die zentrale, unbestrittene Aufgabe jeder Hormonersatztherapie ist und bleibt die Behandlung der endokrin-vasovegetativen Hormonausfallserscheinungen: Nächtliche

Schlafstörungen aufgrund von Hitzewallungen mit nachfolgenden Schweißausbrüchen, die häufig von Frierattacken gefolgt sind, können zu Einschränkungen des Tagesablaufes bis hin zu depressiven Verstimmungen mit hohem Leidensdruck führen, vielschichtige Dysfunktionen, die durch Hormonersatztherapie behoben werden können. Diese Dysfunktionen zeigen ihre stärkste Ausprägung um das 50. Lebensjahr [24].

Von zentraler Bedeutung hierbei sind die Östrogene. Je nach Substitution des Steroidgerüsts am A-Ring unterscheidet man die drei natürlich vorkommenden Östrogene:

- Östron: Leithormon in der Postmenopause; Synthese vor allem im Unterhautfettgewebe
- Östradiol: Leithormon in der Geschlechtsreife; Synthese überwiegend im Ovar
- Östriol: Schwangerschaftshormon; Synthese überwiegend in der Plazenta

Die stärkste biologische Wirkung am Östrogenrezeptor besitzt das Östradiol. Therapeutisch bzw. in der Supplementation kommen in der Postmenopause das natürliche Östradiol und die Östradiolester bzw. konjugierte equine Östrogene zum Einsatz.

» Östradiol mit stärkster Hormonwirkung

Durch präventive Östrogensubstitution kann es unter anderem möglich sein, der Hautalterung und eventuell altersassoziierten Hauterkrankungen vorzubeugen. Dazu gehören u.a. ein Nachlassen der Spannkraft der Haut, ebenso wie eine Abnahme der Wassereinlagerung und der Neubildung kollagener Fasern. Die Trockenheit der Haut nimmt zu.

Für die Östrogene sind zahlreiche Wirkungen auf die Haut beschrieben. Dazu gehören:

- Verbesserung der Hautbarriere
- Verbesserung der Hautqualität
- Zunahme der Feuchtigkeit
- Stimulation der Mukopolysaccharid-Synthese
- Stimulation der Hyaluronsäure-Synthese
- Verbesserung der Wundheilung
- Steigerung der Blutzirkulation in Hautkapillaren
- Verbesserung der Haarqualität
- Zunahme der Hautdicke
- Zunahme des Kollagengehaltes

» Östrogenwirkungen auf die Haut

- Abnahme der Hautfalten
- Erhöhung der IGF1-Rezeptoren auf den Keratinozyten
- Stimulation der Prostaglandin-D2-Synthese, dadurch Stimulation der Lipidsynthese [3].

Etwa 30% des Kollagens gehen bei der Frau in den ersten Jahren nach Eintritt der Menopause verloren. Studien zeigen sowohl unter lokaler wie auch systemischer Applikation beispielsweise eine Zunahme der Hautdicke und eine Abnahme von Falten.

» *Lokale Östrogenapplikation*

Da Östrogene die Kollagenneuproduktion unterstützen, kann ggf. eine lokale Östrogenapplikation bei Chemical peels, Injektion von Fillern oder dem nicht ablativen Subsurfacing sinnvoll sein.

Beliebt sind bei den Patientinnen Phytoöstrogene aus verschiedenen pflanzlichen Quellen, die teilweise als Arzneimittel und teilweise (vor allem Sojaprodukte) als Nahrungsergänzungsmittel angeboten werden.

Aktuelle Empfehlungen zur Hormonersatztherapie

Nachdem in epidemiologischen Berichten ein erhöhtes Brustkrebsrisiko bei Frauen unter einer Hormonersatztherapie (HRT) vor allem mit Östrogen-Gestagen-Kombinationen festgestellt worden war, ordnete das Bundesinstitut für Arzneimittel und Medizinprodukte (BfArM) 2003 neue Risikoangaben für HRT-Präparate an. So erhielten die Produktinformationen von Arzneimitteln zur Hormonersatztherapie (HRT) erweiterte Angaben zum Risiko von venösen Thromboembolien, koronarer Herzkrankheit, Schlaganfall, Brustkrebs und Ovarialkarzinom. Diese Risiken hatten sich in mehreren großen epidemiologischen Studien, darunter der 2003 publizierten „Million Women Study" [6, 18], gezeigt.

Grundsätzlich gilt: Arzneimittel zur HRT sollten nur noch zur Behandlung ausgeprägter Wechseljahresbeschwerden angewendet werden. Außerdem wird empfohlen, die Behandlung so kurz und so niedrig dosiert wie möglich durchzuführen.

Für eine über Jahre durchgeführte HRT zur Vorbeugung einer Osteoporose hält das BfArM das Nutzen-Risiko-Verhältnis für Nicht-Risikopatientinnen für ungünstig. Das Amt hat bei seinen Partnern in der EU veranlasst, dass auch zu diesem Punkt eine gemeinsame Bewertung erarbeitet wird, wobei aber auch Osteoporose-Risikopatientinnen besonders Rechnung getragen werden soll.

Die „Million Women Study" hat zudem Hinweise bestätigt, dass Kombinationen von Östrogenen und Gestagenen – in der Sequenztherapie als auch der kontinuierlichen Kombinationstherapie – das Brustkrebsrisiko erheblich stärker erhöhen als eine Östrogengabe allein. Solche Kombinationen erhalten nicht-hysterektomierte Frauen, bei denen die Gestagene als Endometriumschutz dazugegeben werden. Dadurch soll einer ungezügelten Endometriumproliferation und einer damit auch möglicherweise einhergehenden Karzinomgefahr vorgebeugt werden.

» Besondere Aufmerksamkeit bei Östrogen-Gestagen-Kombinationen

Die Autoren der Studie schätzen, dass in industrialisierten Ländern etwa 32 von 1000 Frauen, die keine HRT durchführen, zwischen ihrem 50. und 65. Lebensjahr eine Brustkrebsdiagnose zu erwarten haben. Die Anwendung von reinen Östrogenpräparaten über fünf Jahre führt pro 1000 Frauen zu ca. 1,5 zusätzlichen Brustkrebsfällen. Bei 10-jähriger Anwendung solcher Östrogen-Monopräparate treten etwa fünf zusätzliche Brustkrebsfälle pro 1000 Anwenderinnen auf. Bei einer HRT mit Kombinationspräparaten aus Östrogenen und Gestagenen sind die entsprechenden Zahlen für zusätzliche Brustkrebsfälle etwa viermal so hoch (sechs im Fünfjahreszeitraum bzw. 19 im Zehnjahreszeitraum).

Die Studie zeigt außerdem, dass Frauen, die HRT-Präparate anwenden, zusätzlich ein höheres Risiko im Vergleich zu den Nicht-Anwenderinnen haben, an Brustkrebs zu sterben. Außerdem ist das Brustkrebsrisiko schon innerhalb des ersten Behandlungsjahres einer HRT mit Östrogen-Gestagen-Kombinationen erhöht. Bestätigt wird aber ebenso, dass das Brustkrebsrisiko nach Absetzen einer HRT innerhalb weniger Jahre wieder auf das altersentsprechende Grundrisiko zurückgeht [18].

Für Ärzte und Anwenderinnen gilt vorläufig, dass insbesondere Östrogen-Gestagen-Kombinationen zur Behandlung ausgeprägter Östrogenmangelsymptome nur nach ausführlicher Aufklärung der Patientin über die bereits im ersten Anwendungsjahr zu erwartenden Risiken verordnet oder angewendet werden sollten. Dabei ist die individuelle Gesundheitssituation der Frau zu berücksichtigen

» Über Risiken aufklären!

(Familienanamnese Mammakarzinom). Die Behandlung sollte so kurz und so niedrig dosiert wie möglich erfolgen. Bei Frauen ohne Gebärmutter sollten nur Östrogene und nicht Östrogen-Gestagen-Kombinationspräparate angewendet werden. Differenziert nimmt zu dieser Thematik eine Arbeit von *Rabe* et al. Stellung [24].

Nach neuen Empfehlungen des BfArM vom 6. 5. 2004 zur Osteoporoseprävention sowie den Leitlinien des Dachverbands Deutschsprachiger Wissenschaftlicher Gesellschaften für Osteologie sollen primär Alternativen wie Bisphosphonate und Raloxifen gewählt werden, eine Hormonersatztherapie mit Östrogenen oder Östrogen-Gestagen-Kombinationen sei nur dann indiziert, wenn Unverträglichkeiten oder Kontraindikationen gegen die Alternativen vorliegen (s. unten). Bei Frauen in der frühen Postmenopause ist allerdings nach einer aktuellen Stellungnahme der International Menopause Society keine alternative Therapie bezüglich der Osteoporoseprävention vorteilhafter als die Hormonersatztherapie.

» *Empfohlene HRT-Indikationsgebiete*

Mittlerweile hat sich international ein weitgehender Konsens über die Indikationen für eine Hormonersatztherapie mit einer alleinigen Östrogenbehandlung oder einer kombinierten kontinuierlichen bzw. sequenziellen Östrogen-Gestagen-Behandlung etabliert, die u. a. durch die Food and Drug Administration und das National Institute of Health (NIH) in den USA und anderen internationalen Institutionen unterstützt wird. Danach ist die HRT indiziert zur:

- Behandlung mäßiger und schwerer klimakterischer (vaso-vegetativer) Beschwerden (Verbesserung der Symptome in 95% aller Fälle innerhalb von spätestens 4 bis 8 Wochen)
- Prävention der Osteoporose unter sorgfältiger Berücksichtigung anderer therapeutischer Optionen (Bisphosphonate, Selective Estrogen Receptor Modulators [SERMs, z. B. Raloxifen]) und eines entsprechend angepassten Lebensstils
- mittelstarker bzw. schwerer Urogenital- und Vaginalatrophie

Entsprechend der Million Women Study und der ein Jahr davor publizierten WHI-Studie [6] ist das Risiko eines

Mammakarzinoms unter kombinierter HRT bei einer Therapiedauer von über fünf Jahren erhöht. In der Mehrzahl aller zu diesem Thema durchgeführten Untersuchungen sind die unter HRT diagnostizierten Mammatumoren klein und weisen eine geringe Aggressivität auf. In den meisten Beobachtungsstudien war die brustkrebsbedingte Mortalität unbeeinflusst oder erniedrigt. Die spezifische Letalität war in der Million Women Study nicht signifikant erhöht. In der WHI-Studie fanden sich diesbezüglich keine Unterschiede zwischen der Hormon- und Plazebogruppe.

Vor Beginn einer Hormonersatztherapie gilt es daher, Risikopatientinnen zu identifizieren. Dazu empfehlen *Rabe* et al. folgendes Vorgehen:

» *Vor Therapiebeginn Mammographie*

Vor dem erstmaligen Beginn einer Hormontherapie sollte möglichst eine Mammographie durchgeführt werden. Dies ist zum einen eine Maßnahme der generellen Früherkennung von Tumoren. Sie ist aber insbesondere für Frauen unter einer Hormonersatztherapie wichtig, weil die Sensitivität der Mammographie zumindest bei einem Teil der behandelten Frauen verringert sein kann.

Zur Identifikation von Risikopatientinnen bieten sich verschiedene Tests bzw. anamnestische Erhebungen an:

- Gynäkologische Untersuchung einschließlich Zervixzytologie und Ultraschall (Endometrium, Ovarien); Test auf okkultes Blut im Stuhl
- eingehende anamnestische Erhebung des Brustkrebsrisikos, Mammographie bzw. Mammasonographie
- Risiko-Screening Programm (keine GKV-Leistung; IGeL-Leistung): Blutbild, Blut-Lipiduntersuchungen, Leberenzyme, evtl. Abdominalultraschall und Diabetes-Screening; Thrombophilie-Screening nur nach spezieller Indikation (z. B. Familienanamnese, s. unten)
- Knochendichtemessung und Frakturrisiko anhand von Ultraschall (Routine-Screening) bzw. klassisch mit der DXA-Untersuchung
- Erhebung des familiären oder eigenanamnestischen Risikos für kardiovaskuläre Erkrankungen, insbesondere Thromboembolien; Untersuchung des Blutgerinnungssystems, z.B.
  - Faktor-V-Leiden-Genmutation
  - APC-Resistenz

- Protein C,
- Protein S
- Antithrombin-III
- Prothrombin-Polymorphismus
- Homocystein
- MTHFR-Mutation (Methyltetrafolsäurereduktase)

▶ Gen-Chip-Diagnose

Die prädiktive Bedeutung einer Genchip-Identifikation von Markern mono- und polygenetischer Erkrankungen muss noch weiter validiert werden. Die pathogene Bedeutung der Single-Nukleotid-Polymorphismen (SNP) muss ebenso erst anhand klinischer Assoziationsstudien und Bevölkerungsstudien evaluiert werden. Zurzeit wird ein Screening für BRCA-1- und BRCA-2-Gen-Mutationen nicht empfohlen. Nur bei gezielter Indikationsstellung zur Abklärung eines Thrombophilie-Risikos können Genuntersuchungen vor Beginn einer Hormontherapie empfohlen werden.

» *Topische Behandlung mit Phytoöstrogenen*

Eine topische Behandlung mit Phytoöstrogenen und solchen, die mangels Penetration keine systemischen Effekte hervorrufen, ist für ästhetische Indikationen sicher vorteilhaft – auch für Männer kann dies zutreffen.

Bei der systemischen Östrogensubstitution muss die Risikopatientin ausgeschlossen und die Therapie auf etwa fünf Jahre limitiert werden. Im Einzelfall sollte differenziert vorgegangen werden. Näheres dazu ist zu finden unter [24].

Literatur

1. **AACE.** Clinical Practice Guidelines for the Prevention and Treatment of Postmenopausal Osteoporosis, 1996.
2. **Bhasin S, Storer TW, Bermen N, Callegari C, et al.** The effects of supraphysiologic doses of testosterone on muscle size and strength in normal men. N Engl J Med 1996; 335: 1–7.
3. **Brincat M (ed).** Hormon replacement therapy and the skin, Carnforth Lancaster, York: Parthenon, 2001.
4. **Büber V, et al.** Wachstumshormontherapie in der Somatopause, Richtlinien der Deutschen Gesellschaft für Angewandte Endokrinologie. DGAE, September 2000
5. **Castelo-Branco C, Duran M, González-Merlo J.** Skin collagen changes related to age and hormone replacement therapy. Maturitas 1992; 15: 113–119.

6. **Chlebowski RT, Hendrix SL, Langer RD, Stefanick ML, et al.** Influence of estrogen plus progestin on breast cancer and mammography in healthy postmenopausal women: the Women´s Health Initiative Randomised Trial. JAMA 2003; 289: 3243–3253.
7. **Fahlenkamp D, Schmailzl KJG, Lenk S.** Der alternde Mann – Theorie und Praxis der Testosterontherapie. Heidelberg, Berlin: Springer, 2000: 106.
8. **Fischer T, Wigger-Alberti W, Elsner.** Melatonin in der Dermatologie. Experimentelle und klinische Aspekte. Hautarzt 1999; 50: 5–11.
9. **Fluhr JW, Pelosi A, Lazzerini S, Dikstein S, Berardesca E.** Differences in corneocyte surface area in pre- and post-menopausal women. Skin Pharmacol Appl Skin Physiol 2001; 14 (suppl): 10–16.
10. **Flynn MA, Weaver-Osterholtz D, Sharpe-Timms KL, Allen S, Krasie G.** Dehydroepiandrosterone replacement in aging humans. J Clin Endocrinol Metab; 1999; 84: 1527–1533.
11. **Fritz K.** Endokrinologische Aspekte der Hautalterung. In: Krutmann J, Diepgen T (Hrsg.): Hautalterung. Heidelberg, Berlin: Springer, 2003.
12. **Huber J.** Klimakterium – Diagnose und Therapie. BMV-Verlag 1995.
13. **Kaufmann KD, Olsen EA, Whiting D, Savin R, et al.** Finasterid in the treatment of men with androgenetic alopecia (male pattern hair loss). J Am Acad Dermatol 1998; 36: 578–589.
14. **Konsensuspapier** der interdisziplinären Arbeitsgruppe „Der alternde Mann“ der Deutschen Gesellschaft für Andrologie, der Deutschen Dermatologischen Gesellschaft, der Deutschen Gesellschaft für Endokrinologie und der Deutschen Gesellschaft für Urologie. Hautarzt 2001; 9: 788–789.
15. **Labrie F, Diamond P, Cusan L, Gomez JL, et al.** Effect of 12 months dehydroepiandrosteron replacement therapy in bone, vagina and endometrrium in postmenopausal women. J Clin Endocrinol Metab 1997; 82: 3498–3505.
16. **Lerchl A, Jockenhövel F, Allolio B.** Hormone gegen das Altern - Möglichkeiten und Grenzen. Dt Ärztebl 2001; 98: 2041.
17. **Lippert TH.** Traum und Realität in der Melatoninforschung. Dt Ärztebl 1998; 95: 1791–1793.
18. **Million Women Study Collaborators:** Breast cancer and hormone-replacement therapy in the Million Women Study. Lancet 2003; 362: 419–427.
19. **Morley J, Berg van den L.** Endocrinology of aging. Totowa: Humana press, 2000.
20. **Nieschlag E, Behre HM (eds).** Testosterone: action, deficiency, substitution (2nd edition). Heidelberg: Springer, 1998

21. **Nieschlag E, v Eckardstein S.** Therapie mit Sexualhormonen beim alternden Mann. Dt Ärztebl 2000; 97: 3175.
22. **Ohta H, Makita K, Kawashima T, Kinoshita S, et al.** Relationship between dermato-physiological changes and hormonal status in pre-, peri-, and postmenopausal women. Maturitas 1998; 30: 55–62.
23. **Pierard GE, Letawe C, Dowlati A, Pierard-Franchimont C.** Effect of hormone replacement therapy for menopause on the mechanical properties of skin. J Am Geriatr Soc 1995; 43: 662–665.
24. **Rabe T, Geisthövel F, Bock K, Deckner C, Mueck AO.** Hormonersatztherapie - Nutzen und Risiken. Endokrinol 2004; 1 (2): 77-81. Internet http://www.kup.at/kup/pdf/4423.pdf
25. **Rabe T, Strowitzki T (Hrsg.)** Lifestyle und Anti Aging Medizin, 2001 Baden-Baden: Rendezvous Verlag, 2001
26. **Rabe T, Strowitzki T (Hrsg.).** Lifestyle und Anti Aging Medizin, 2001: 439-450.
27. **Schreiber G, Thiele J.** Substitution von Dehydroepiandrosteron (DHEA) bei Klimakterium virile? Hautarzt, 2001; 52: 449–450.
28. **Strasburger Ch J, Jaursch-Hancke C, Kann PH, Klingmüller D, et al.** Missbräuchlicher Einsatz von humanem Wachstumshormon in der Anti-Aging-Medizin. Dt Ärztebl 2002; 99 (47): A-3177.
29. **Weidner W, Behre H, Beutel M, Brahler E, et al.** The Ageing Male. A consensus statement from the joint multidisciplinary working group of the German Society of Andrology, the German Society of Dermatology, the German Society of Endocrinology and the German Society of Urology. Urol Int 2001; 66(3):160–161.
30. **Weltman A, Weltman JY, Hartman ML, Abbott RD, et al.** Relationship between age, percentage body fat, fitness and 24 hour growth hormone release in healthy young adults: effects of gender. J Clin Endocrinol Metab 1994; 78: 543–548.

3.3 Ernährung und Gewicht

Heinz-Jürgen Hübner, Almut Christiane Schmid

Der moderne Mensch bewegt sich im Auto fort und surft im Internet. Die mentale Aktivität steht bei diesen Tätigkeiten im Mittelpunkt. Wandern und Gehen auf der Straße sowie körperliche Arbeit sind eher die Ausnahme. Daher vollzieht sich in unserem Alltag langsam ein Prozess der Aufhebung der körperlichen Erfahrung. Die gesunde Verteilung von mentaler und körperlicher Aktivität geht verloren. Man spricht in diesem Zusammenhang auch von Mentozentrizität [4].

» Die gesunde Verteilung von mentaler und körperlicher Aktivität ist verloren gegangen

So ist es in der heutigen Zivilisation schwierig, im Laufe des Lebens das Körpergewicht einigermaßen konstant zu halten bzw. bei Übergewicht das Körpergewicht zu reduzieren.

Im Folgenden geht es um die kognitiven Inhalte der Ernährungsberatung. Für die psychologischen Aspekte der Ernährung sei auf die einschlägigen Arbeiten von *Pudel* und *Westenhöfer* (z. B. [5]) verwiesen.

Definition des Übergewichts

Ein Maß für das Körpergewicht ist der Body-Mass-Index (BMI). Dieser ist wie folgt definiert:

$$\text{BMI} = \frac{\text{Körpergewicht in Kilogramm (kg)}}{\text{Körpergröße (m)}^2}$$

Die Klassifizierung des Körpergewichts nach den Kriterien der WHO [7] zeigt Tabelle 1.

Wenn dem Körper auf Dauer mehr Energie (gemessen in Kilokalorien) zugeführt wird, als er verbrennt, wird die überschüssige Energie in Form von Fettdepots gespeichert.

Ein Energieüberschuss von 7000 kcal bildet ungefähr 1 kg Fett. Wer also im Laufe einer Woche 1 kg Fett abnehmen will, muss jeden Tag 1000 kcal einsparen.

Obwohl große Studien belegen, dass unsere Energiezufuhr wesentlich geringer ist als die unserer Vorfahren,

Tab. 1: Gewichtsklassifikation bei Erwachsenen anhand des BMI.

Kategorie	**BMI (kg/m²)**	**Risiko für Begleiterkrankungen**
Untergewicht	< 18,5	niedrig
Normalgewicht	18,5–24,9	durchschnittlich
Übergewicht	≥ 25	
Präadipositas	25–29,9	gering erhöht
Adipositas Grad I	30–34,5	erhöht
Adipositas Grad II	35–39,9	hoch
Adipositas Grad III	≥ 40	sehr hoch

» *Die Rate an übergewichtigen und adipösen Personen steigt weltweit an*

steigt die Rate an übergewichtigen und adipösen Personen weltweit an. Dieser Trend ist unter anderem auf den geringen Energieverbrauch durch körperliche Bewegung zurückzuführen [2].

Nach theoretischen Berechnungen des englischen Wissenschaftlers *James* [3] kann auch eine nur geringe zusätzliche Energiemenge, z. B. 50 kcal/Tag – das entspricht einem halben Müsliriegel – über einen Zeitraum von einem Jahr zu einer Zunahme des Körpergewichts von 2,6 kg führen (Tab. 2). In zehn Jahren entspricht dies eine Gewichtszunahme von 26 kg!

Tab. 2: Adipositas: Veränderungen seit 1970 (nach [3]).

▶ Prävalenz	Weitere Gewichtszunahme in allen Industrieländern
▶ Energiezufuhr	Abnahme um durchschnittlich → –750 kcal/Tag Ursache: fettärmere Lebensmittel, gesunde Ernährung
▶ Energieverbrauch	Abnahme um durchschnittlich → –800 kcal/Tag Ursache: weniger Bewegung in Beruf und Freizeit, gestiegener TV-Konsum (> 3 h/Tag)
▶ Resultat	Positive Energiebilanz → + 50 kcal/Tag 365 Tage x 50 kcal = 18240 kcal/Jahr entspricht dem Energiegehalt von 2,6 kg Körperfett/Jahr

Vor dem Hintergrund der Bewegungspassivität kann das Körpergewicht nur über eine qualitativ und quantitativ geschickte Lebensmittelauswahl gehalten oder reduziert werden. Dieses moderne Zivilisationsproblem lässt sich nur mit einem umfangreichen und qualifizierten Ernährungs- und Bewegungswissen kompensieren.

» *Durch geschickte Lebensmittelauswahl das Körpergewicht halten oder reduzieren*

Ernährungsberatung nach den Richtlinien der Deutschen Gesellschaft für Ernährung

Es sollte nicht nach einem starren Plan gegessen werden, keine Kalorien gezählt und auch nicht jeder Bissen abgewogen werden. Es gibt keine Verbote – höchstens Empfehlungen. Die Vorstellung, dass Essen „Sünde" ist, sollte aus dem Bewusstsein verbannt werden, auch naschen ist hin und wieder erlaubt [1].

Die Ernährungspyramide (Abb. 1) zeigt, welche Lebensmittel täglich aus den verschiedenen Lebensmittelgruppen ausgewählt werden sollten. Durch ihre Ampelfarben grün, rot und gelb bietet sie für die Mengen eine gute Orientierung. Grün bedeutet: Davon kann reichlich gegessen werden. Gelb steht für „mäßig", Rot für „sparsam" [6].

Getränke

An der Basis der Pyramide stehen die Getränke. Täglich sollten 1,5–2 Liter Flüssigkeit in Form energiearmer Getränke wie Wasser, ungesüßte Kräuter- und Früchtetees, Gemüsesäfte und verdünnten Fruchtsäfte getrunken werden. Auch Kaffee und Tee werden zu den Getränken gezählt. Milch, purer Saft und Limonaden sind als Getränke zu kalorienreich, wenn eine Gewichtsreduzierung erwünscht ist.

» *Genügend Flüssigkeit in Form energiearmer Getränke*

Kohlenhydrate

Stärkereiche Lebensmittel wie Brot, Getreide, Getreideflocken und Beilagen wie Kartoffeln, Nudeln, Reis, stellen die Basis einer gesunden Ernährung dar. Täglich sollten fünf bis sechs Portionen von diesen Lebensmitteln verzehrt werden. Dies entspricht ca. fünf Scheiben Brot, davon zwei Scheiben als Vollkornbrot, ersatzweise ein Teil als Getreideflocken; oder rund 250 g gekochte Kartoffeln, Reis oder Nudeln. Produkte aus Vollkorn bevorzugen!

» *Stärkereiche Lebensmittel sind die Basis einer gesunden Ernährung*

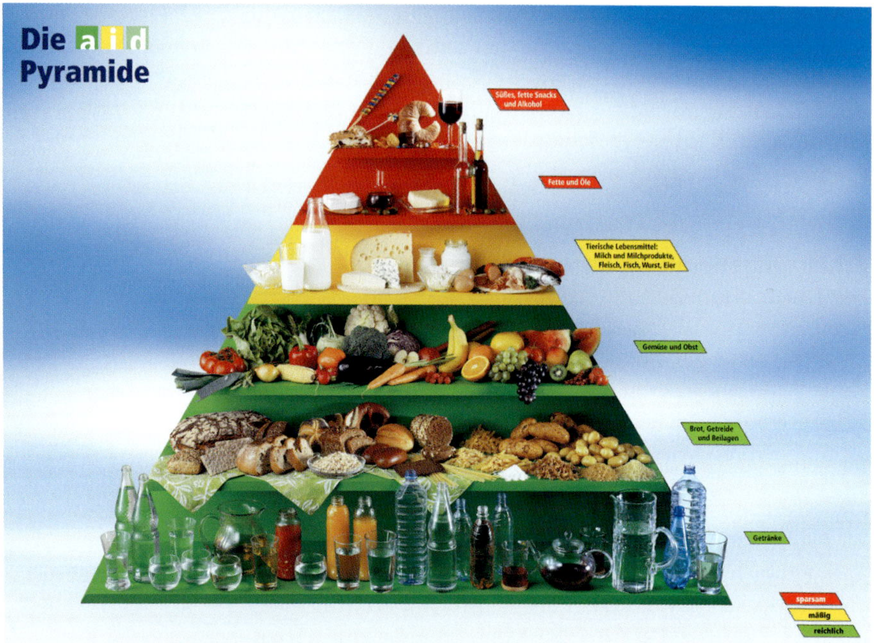

Abb. 1: Die Lebensmittelpyramide (aid-infodienst).

Eine Portion entspricht 1–1,5 Scheiben Brot oder einer Beilagenportion Nudeln, Kartoffeln oder Reis.

Obst, Gemüse und Salat bzw. daraus hergestellte Produkte stellen das nächste Segment der Pyramide dar. Täglich sollten drei Portionen Gemüse und zwei Portionen Obst, also insgesamt fünf Portionen verzehrt werden.

Eine Portion entspricht ca. 200 g gegartem Gemüse („eine Handvoll“) oder 100 g Rohkost oder einer Portion Salat oder einem Stück Obst (Apfel oder Banane) oder einem Glas Saft mit 200 ml.

» Tierische Lebensmittel vorwiegend in fettarmer Form

Proteine

Hochwertige tierische Lebensmittel wie Milch, Milchprodukte, Käse, Fleisch, Wurst, Fisch und Eier stehen weiter oben in der Pyramide.

Täglich sollten drei Portionen fettarmer Milchprodukte und eine Portion Fleisch, Fisch, Wurst oder ein Ei verzehrt werden (Faustregel „3 + 1“).

Dies entspricht täglich z. B. einem großen Glas Milch/Kefir/Joghurt/Buttermilch und zwei Scheiben Käse (60 g) sowie über die Woche verteilt: 300 bis 600 g Fleisch/fettarmer Wurst und ein bis zwei Portionen Fisch und bis zu drei Eiern.

Eine Portion entspricht 250 ml Milch bzw. Milchprodukten oder einer Scheibe Käse à 30 g oder 150 g Fleisch/Fisch oder einem Ei.

Fette und Alkohol

Streichfette und Speiseöle sind wegen des hohen Energiegehalts stets sparsam zu verwenden! Täglich sollten nur zwei Portionen davon verzehrt werden!

Dies entspricht ein bis zwei Esslöffeln hochwertigem Pflanzenöl (Raps-, Oliven-, Soja-, Distel-, Walnussöl) und ein bis zwei Esslöffeln Butter oder hochwertiger Margarine.

Eine Portion entspricht zwei Esslöffeln Öl oder 20 g Streichfett.

An der Spitze der Pyramide stehen kalorienreiche, z. T. auch fettreiche Lebensmittel wie Gebäck, Süßigkeiten, fette Snacks wie z. B. Kartoffelchips sowie Alkohol. Täglich sollte nur eine Portion davon verzehrt werden!

Dies entspricht einem Riegel Schokolade (20–30 g) oder einem Stück Kuchen oder einer Hand voll Kartoffelchips oder einem Glas Wein oder Bier.

Gewichtsreduktion durch fettarme Ernährung

Die wichtigste Empfehlung zur nachhaltigen Gewichtsreduktion lautet: Weniger Fett essen! Fett liefert mit Abstand die meiste Energie, nämlich 9 kcal pro Gramm. Im Vergleich dazu liefern sowohl Kohlenhydrate als auch Proteine 4 kcal pro Gramm [2].

Worauf in der Beratung unbedingt hingewiesen werden muss, ist die Tatsache, dass Fett nicht nur pur und in sichtbarer Form als Butter, Öl, Margarine, Speck vorkommt, sondern vor allem in versteckter Form: in Wurst, Fleisch, Fisch, Käse, Pommes frites, Kuchen, Schokolade, Süßigkeiten, etc. Wie unterschiedlich fett die Lebensmittel sind und wo Sie Fett einsparen können, zeigt Ihnen der Vergleich in der Tabelle 3.

» *Auf versteckte Fette achten*

Tab. 3: Fettgehalt von unterschiedlichen Lebensmitteln im Vergleich (nach [1]).

Lebensmittel	**Fettgehalt in Gramm**
0,25 l Vollmilch (3,5% Fett)	9
0,25 l fettarme Milch (1,5% Fett)	4
1 Scheibe Butterkäse (60% Fett i.Tr.) 30 g	10
1 Scheibe Edamerkäse (30% Fett i.Tr.) 30 g	5
1 Portion Pommes frites, 150 g	20
3 kleine Pellkartoffeln, 150 g	0,5
Erbsen und Möhren mit 2 Esslöffeln Sauce Hollandaise	17
Erbsen und Möhren mit 1 Teelöffel Butter	5
1 Halskotelett, natur, 150 g	15
1 Schweineschnitzel, natur, 150 g	3
Cervelatwurst, 30 g	13
Gekochter Schinken ohne Fettrand, 30 g	3

Durch eine richtige Lebensmittelauswahl kann die tägliche Fettzufuhr ohne große Geschmackseinbußen verringert werden. Es gibt Nährstofftabellen mit dem Fettgehalt der verschiedenen Lebensmittel. In der Beratung kommt es darauf an, die Idee zu vermitteln, dass es für viele Gerichte auch eine fettärmere, aber trotzdem schmackhafte Alternative gibt.

Bei der Zubereitung kann durch geeignete Garmethoden wie Dämpfen, Dünsten, Grillen oder Braten in beschichteten Pfannen viel Fett eingespart werden. Salatsoßen können mit weniger Öl, dafür aber mit Joghurt, Quark oder Dickmilch zubereitet werden.

» Fett als Geschmacksträger durch Würzen kompensieren

Daher gelingt eine fettärmere Ernährung am besten, wenn die Gerichte selbst zubereitet werden und auf Fertiggerichte und -soßen weitgehend verzichtet wird. Fett als Geschmacksträger kann leicht durch geschicktes Würzen kompensiert werden. Insbesondere frische Kräuter oder die Vielfalt asiatischer Gewürze können auch ein fettarmes Gericht zu einem Hochgenuss werden lassen. Es sollte ein Bewusstsein dafür geweckt werden, dass man sich zum

Zubereiten und zum Essen Zeit nehmen sollte, dann wird auch eine längere Phase mit fettsparender Ernährung zur Gewichtsreduktion keinen einschneidenden Verzicht auf Lebensqualität bedeuten und das Halten des Gewichtes nach der Gewichtsreduktion wird durch eine bewusstere Ernährung leichter fallen.

Andere Theorien zur Gewichtsreduktion

Die in den Vereinigten Staaten und in jüngster Zeit auch hierzulande propagierte kohlenhydratarme, aber fett- und eiweißreiche Ernährung („Low-Carb"), wie sie z. B. die Atkins-Diät vorsieht, wird von der Deutschen Adipositas Gesellschaft aus medizinischer Sicht abgelehnt. Kritisiert wird vor allem, dass es bisher keine aussagekräftigen Langzeitstudien zu den gesundheitlichen Auswirkungen dieser an gesättigten Fettsäuren reichen Ernährung gibt, die ein Risikofaktor z. B. für Herzinfarkt, Schlaganfall und Karzinome sein kann.

» *„Low-Carb"-Diät wird sehr kritisch bewertet*

Literatur

1. **Dohmen B.** Mein Weg zum Wunschgewicht. Schluss mit dem Diätenwahn. Hrsg: Auswertungs.- und Informationsdienst für Ernährung, Landwirtschaft und Forsten (aid) e.V. und Deutsche Gesellschaft für Ernährung (DGE), 2. Aufl., Magdeburg: Gebr. Garloff, 2000.
2. **Hauner D, Hauner H.** Wirksame Hilfe bei Adipositas. Stuttgart: Trias, 2001.
3. **James WP.** A public health approach to the problem of obesity. Int J Obes Relat Metab Disord 1995; 19, Suppl. 3: 37–45.
4. **Joisten K.** Philosophie der Heimat - Heimat der Philosophie. Akademie Verlag GmbH, Berlin 2003. Habilitationsschrift vom FB 11 Philosophie/Pädagogik der Johannes-Gutenberg-Universität Mainz, 2001.
5. **Pudel V, Westenhöfer J.** Ernährungspsychologie. Eine Einführung, 2. Aufl. Göttingen: Hogrefe, 1997.
6. **Wetzel S.** Fit ab 50 durch richtige Ernährung. Hrsg: Auswertungs.- und Informationsdienst für Ernährung, Landwirtschaft und Forsten (aid) e.V. und Deutsche Seniorenliga e.V. 3. Aufl. Köln: Moeker Merkur, 2004.
7. **WHO.** Obesity: preventing and managing the global epidemic. WHO Technical Report Series 894, Genf, 2000.

3.4 Ernährung und Haut

Eva-Maria Meigel

Die Haut ist die äußerste Schutzschicht unseres Körpers. Sie ist ständig Einflüssen von innen und außen ausgesetzt. Weit mehr als andere Organe muss das Hautorgan Kälte und Wärme, UV- Strahlung und viele Umweltschadstoffe abwehren. Zahlreiche Hautfunktionen werden zusätzlich durch intrinsische Stoffwechselprodukte beeinflusst und unterliegen der Steuerung durch Hormone. Die Ernährung als einer der wesentlichen Faktoren für die Funktion und die Gesundheit des Körpers hat großen Einfluss auf die funktionelle Intaktheit der Haut. Gesunde Ernährung und ein optimales Ernährungsregime stabilisieren die Haut und verhindern das Auftreten von Erkrankungen im Rahmen von Mangelerscheinungen. Sie spielen eine bedeutende Rolle bei der Vorbeugung und Behandlung der Hautalterung [1].

» *Beeinflussung des Alterungsprozesses durch Lebensstil, Ernährung, Umweltfaktoren und Hormone*

Altern ist ein multifaktorielles Geschehen. Der Ablauf des Alterungsprozesses, obwohl genetisch determiniert, kann durch Lebensstil, Ernährung, Umweltfaktoren und hormonale Stimulation positiv oder negativ beeinflusst werden. Das Ausmaß der Einschränkungen der vitalen Funktionen des Hautorgans im Alter wird durch Art und Zusammensetzung der täglichen Nahrungsaufnahme bestimmt. Studien an Menschen mit unterschiedlichen Hauttypen, in unterschiedlichen Klimazonen und mit unterschiedlichen Kostformen zeigen den Einfluss der Nahrungszusammensetzung auf Photoaging und Faltenbildung [2].

Eine Ursache für das Auftreten von Hautalterung ist die Schädigung der Hautzellen durch freie Radikale. Zahlreiche Untersuchungen legen nahe, dass die im Jahre 1956 von *Denham Harman* postulierte „free radical theory of aging“ [3] im Rahmen des Photoaging eine wichtige Rolle spielt [4]. Der aerobe Organismus des Menschen ist zeitlebens dem reaktiven Agens Sauerstoff ausgesetzt. Reaktive Sauerstoffverbindungen (ROS) und andere Oxidantien werden im menschlichen Organismus selbst und durch äußere Einflüsse gebildet. Sie sind in der Lage, alle biologischen Systeme anzugreifen und zu stören. Im Laufe der Evolution hat sich aus Gründen der Anpassung an diese Gegebenheiten ein antioxidatives Schutzsystem ausgebildet. Dieses versucht, die schädliche Wirkung der Oxidantien zu verhindern. Werden die antioxidativen Systeme durch innere Faktoren (z. B. Alterungsprozesse) oder äußere Faktoren (z. B. Rauchen, UV-Bestrahlung) verbraucht, so werden vermehrt ROS gebildet und es entsteht oxidativer Stress [5].

Die Haut ist besonders reich an Fetten und Proteinen, die von freien Radikalen leicht geschädigt werden können. Daher hat die Natur die Haut mit einem komplexen antioxidativen Netz ausgestattet, das Zellen und Hautstrukturen schützt [6].

» Die Fette und Proteine der Haut können von freien Radikalen leicht geschädigt werden

Strategien zur Prävention von Hautalterung bevorzugen in der Regel die topische Anwendung von Anti-Aging-Maßnahmen. Wissenschaftliche Untersuchungen, die sich mit Wirkungen der Nahrungsaufnahme auf das zelluläre Altern der Haut befassen, sind in der Minderzahl. Konkrete Aussagen über die Wirksamkeit von Nahrungszusammensetzung oder Nahrungsergänzung sind auf Grund dieser Datenlage nur schwer darzustellen. Dennoch lassen Vergleiche mit anderen Lebens- und Ernährungsformen, wie beispielsweise mit der asiatischen Ernährung, den Rückschluss auf eine gesunde Alterung des Körpers und damit auch der Haut zu [7].

Ausreichende und gesunde Ernährung versorgt unseren Organismus mit Makro- und Mikronährstoffen (Tab 1). Hautzellen sind besonders teilungsfreudig und stoffwechselaktiv. Dieser ständige Erneuerungsprozess setzt eine

» Das Hautorgan ist anfällig für eine unausgewogene und mangelhafte Ernährung

Tab. 1: Grundregeln für eine gesunde Ernährung.

- mehrmals täglich Obst und Gemüse essen
- mediterane Ernährung anstreben
- Zuckerverbrauch einschränken
- Vollkornprodukte statt Weißmehl
- ausreichend Fisch essen
- Fleischverzehr reduzieren
- hochwertige pflanzliche Fette mit essenziellen Fettsäuren verwenden
- ausreichend Flüssigkeit aufnehmen
- auf Genussmittel verzichten

ausreichende Versorgung der Zellen aller Organe voraus. Wegen des hohen Bedarfs an Nährstoffen ist gerade das Hautorgan anfällig für eine unausgewogene und mangelhafte Ernährung. Seit langem sind Erkrankungen der Haut bekannt, die durch Mangel an Nährstoffen ausgelöst werden. Klassische Beispiele sind die Mangelerkrankungen Pellagra und Skorbut. Unzweifelhaft spielen Fehl- und Mangelernährung bei der vorzeitigen Auslösung altersbedingter Störungen und Erkrankungen eine wesentliche Rolle [8].

Mikronährstoffe für die Haut

» *Mikronährstoffe sind zum Teil essenziell und haben regulatorische Bedeutung*

Der mengenmäßig größte Teil unserer Ernährung besteht aus den Makronährstoffen: Kohlenhydrate, Fette und Proteine. Sie sind die Energie- und Bauelemente unseres Körpers. Mikronährstoffe werden nur in geringen Mengen benötigt und haben regulatorische Bedeutung, jedoch keinen kalorischen Wert. Dennoch ist ein Teil dieser Stoffe essenziell, da sie vom Organismus nicht selbst gebildet werden können und nur über die Nahrung zugeführt werden. Zu den Mikronährstoffen zählen Vitamine, Mineralstoffe und Spurenelemente, sekundäre Pflanzenstoffe, essenzielle Fettsäuren und Aminosäuren.

Antioxidantien

Unter den Mikronährstoffen in unserer Nahrung finden sich zahlreiche Antioxidantien, Stoffe, die dem reaktiven oxidativen Stress entgegenwirken. Hierzu gehören die Vitamine A, C und E; zahlreiche Enzyme wie die Superoxyd-Dismutase, die Glutathion-Peroxidase und die Katalase; sekundäre Pflanzenstoffe wie Karotinoide und Polyphenole.

Fehlen dem Körper durch mangelhafte Ernährung ausreichend Antioxidantien, so kommt es zu einem Ungleichgewicht zwischen freien Radikalen und antioxidativen Substanzen [9]. Oxidativer Stress ist unter anderem ein Risikofaktor für atherogene Gefäßerkrankungen, Krebserkrankungen und die Beschleunigung der Zellalterung.

Vitamine C und E

Vitamin C ist das wichtigste wasserlösliche Antioxidans des Körpers. Seine aktive biologische Form wirkt antioxidativ und ist ein Kofaktor der Kollagensynthese [10]. Kollagen stellt die Basis für das Bindegewebe von Knochen, Zähnen, Knorpel und Unterhaut dar.

» Vitamin E schützt die Lipidstrukturen der Zellmembranen vor Oxidation

Eine weitere bedeutende Aufgabe des Vitamin C ist die Regeneration der oxidierten Form des α-Tocopherol, die im menschlichen Organismus aktive Form des Vitamin E [11]. Die Hauptaufgabe des fettlöslichen Vitamin E ist es, die Lipidstrukturen der Zellmembranen vor Oxidation zu bewahren.

Studien mit Vitamin C und E bei Tier und Mensch zeigen, dass die isolierte Gabe eines Antioxidans nicht ausreichend effektiv ist. So konnte gezeigt werden, dass Vitamin E oral allein verabreicht keinen photoprotektiven Effekt hat, während Vitamin E in Kombination mit Vitamin C oder Q10 und Karotinoiden durchaus wirksam ist [12, 13].

Co-Enzym Q10 (Ubichinon)

Q10 ist ein bei allen Lebewesen vorkommendes Antioxidans, das besonders an der inneren Membran von Mitochondrien wirkt. Im menschlichen Organismus ist die Zelle generell in der Lage, Q10 selbst zu bilden. Mit zunehmendem Alter nimmt jedoch die Menge an körpereigenem Q10 ab. Da hierdurch die Atmungskette in der Zelle und die ATP-Erzeugung gestört wird, ist es sinnvoll, Q10 besonders im Hinblick auf die Hautgesundheit zu substituieren [14].

» Q10 wirkt besonders an der inneren Membran von Mitochondrien

Karotinoide

Sie gehören zu den pflanzlichen Vorstufen des Vitamin A, die der Mensch in körpereigenes Vitamin A umwandeln kann. In der Pflanze hat es die Aufgabe, photoprotektiv zu wirken. Da Karotinoide nicht im menschlichen Körper gebildet werden können, ist die wichtigste Quelle für den Menschen Obst und Gemüse. Gut untersucht ist die antioxidative Wirkung von β-Karotin und dem in u. a. Tomaten vorkommenden Lycopin. Lichtschutzeffekte durch Verzehr karotinreicher Nahrung (z. B. Tomatenpaste) konnten nachgewiesen werden [15].

» Vitamin A wirkt photoprotektiv

Auch ein Effekt auf die Proliferationstendenz in der Basalmembran konnte sowohl in In-vitro-, als auch in In-vivo-Studien mit inneov-Hautdichte® aufgezeigt werden (EADV Poster 2002). Das darin enthaltene Lycopin wurde in einem besonderen Verfahren mit Molkeprotein versetzt. Dies gewährleistet eine höhere und zuverlässige Bioverfügbarkeit, um oben genannte Effekte erzielen zu können.

Polyphenole
Sekundäre Pflanzenstoffe sind Botenstoffe der Natur. Unter diesem Begriff werden derzeit 30000–50000 aktive Substanzen subsumiert. 5000–10000 davon sind Bestandteil unserer Nahrung. Polyphenole sind wichtige Repräsentanten dieser Stoffgruppe. Zu den Polyphenolen gehört die Gruppe der Phytohormone, denen große Bedeutung beigemessen wird.

Phytohormone. Besonders die Isoflavone Genistein und Daidzein haben östrogenartige Wirkung. Sie besitzen die Fähigkeit, die Östrogenrezeptoren der Zellen zu besetzten, die jedoch bei ihnen um den Faktor 10^{-2}–10^{-3} geringer ist als die des körpereigenen Hormons 17β-Östradiol. Isoflavone kommen überwiegend in Hülsenfrüchten und anderen Schmetterlingsblütlern vor. Die Sojabohne sowie der Rotklee enthalten die Isoflavone Genistein und Daidzein. Lignane als weitere Abkömmlinge der Isoflavone finden sich in Vollkorn, Leinsamen und Kürbiskernen.

» *Isoflavone wirken günstig auf den Erhalt des Kollagens in der Haut*

In der Postmenopause kommt es durch Abfall der Östrogene im Organismus der Frau zur intrinsischen Hautalterung. Beschleunigter Verlust an Kollagen und extrazellulärer Matrix sind die Folge. Durch wissenschaftliche Forschung wurden in den letzten Jahren zahlreiche positive Effekte der Isoflavone beschrieben [16]. Neben den günstigen bzw. protektiven Effekten auf die Blutfettwerte, das Herz-Kreislauf-System, die Entwicklung von Tumoren, die Osteoporose sowie endogene Hormone, sind auch für die Haut beeindruckende Ergebnisse gezeigt worden. Beeinflussung des Photoaging durch spezifische Wirkungen auf den Erhalt des Kollagens in der Haut macht diese Stoffe besonders für die Behandlung postmenopausaler Hautalterung interessant [17].

Grüner Tee

Er wird weltweit wegen seines Aromas, aber auch wegen seiner gesundheitsfördernden Wirkung getrunken. Die Polyphenole, die sich im Blatt des Teebusches (Camelia sinensis) befinden, haben starke antioxidative Wirkung. Darüber hinaus wird diesen Substanzen antiinflammatorische und antikanzerogene Wirkung nachgesagt. Der für die pharmakologische Wirkung verantwortliche Bestandteil ist das Epigallocatechin-3-gallat, dessen photoprotektive Wirkung an der Haut sowohl für die lokale als auch für die orale Gabe nachgewiesen wurde [18].

Omega-3-Fettsäuren

Mehrfach ungesättigte Fettsäuren, besonders die Omega-3-Fettsäuren, müssen als essenzielle Fettsäuren mit der Nahrung aufgenommen werden. Omega-6- und Omega-3-Fettsäuren sind Komponenten der Phospholipide, die die Zellmembraneigenschaften aller Zellen des Körpers beeinflussen. Sie erhöhen die Permeabilität und Fluidität der Zellmembran, stimulieren die Produktion der Eicosanoide, deren Wirkung hormonartig ist und die stark entzündungshemmend – auch auf die Zellen der Haut – wirken.

Ausgangssubstanz der Omega-3-Fettsäuren ist die α-Linolensäure, durch deren Umwandlung Eicosapentaensäure (EPA) und Docosahexaensäure (DHA) entstehen. α-Linolensäure ist in grünem Blattgemüse, besonders in spinatähnlichen Pflanzen und Nüssen enthalten [19]. Leinöl, Rapsöl, Sojaöl, Weizenkeimöl und Wallnussöl enthalten ebenfalls α-Linolensäure. Die längerkettigen Omega-3-Fettsäuren wie EPA und DHA finden sich ausschließlich in Kaltwasser-Meeresfischen wie Hering, Lachs und Makrele.

Epidemiologische Studien zeigen, dass bereits eine einzige Fischmahlzeit pro Woche zu einer signifikanten Senkung der kardiovaskulären Mortalitätsrate führt [20]. Eine besondere Bedeutung kommt DHA bei der fetalen Entwicklung zu. EPA und besonders DHA werden während der Schwangerschaft dem mütterlichen Organismus entzogen, da sie z. B. für die fetale Hirnentwicklung essenziell sind. Bezüglich der Haut wirken Omega-3-Fettsäu-

» *Omega-3-Fettsäuren wirken gegen vorzeitige Hautalterung und -trockenheit* ren gegen vorzeitige Alterung und Hauttrockenheit (z. B. inneov-Hautaufbau). Von guter Wirkung wird auch bei Neurodermitis und Psoriasis berichtet.

Spurenelemente

Zink

» Zinkmangel führt zu Dermatosen, Haar- und Nagelverlust

Zink ist ein wichtiges Antioxidans. Es stabilisiert die Struktur von Zelleiweiß und ist Bestandteil von Enzymen und Metalloproteinen. Der Stoffwechsel der Sexualhormone und die Regulierung der Immunantwort sind nur einige Beispiele für die vielfältigen Funktionen dieses essenziellen Spurenelementes. Mangelzustände des Zinkhaushaltes führen besonders an der Haut zu schweren Dermatosen, Haar- und Nagelverlust.

Selen

Ebenfalls ein essenzielles Spurenelement ist das Selen, das hauptsächlich mit pflanzlicher und tierischer Nahrung aufgenommen wird. Ein Boden mit geringem Selengehalt bringt auch selenarme Pflanzen hervor. Europa gilt als Zone mit selenarmem Boden [21]. Selenoproteine werden in das Enzym Gluthation-Peroxidase eingebaut. Dieses Enzym schützt Zellmembranen vor oxidativem Stress und Lipidperoxidation. Selen passt auf Grund seiner Eigenschaften gut mit anderen Antioxidantien in das antioxidative Netz, z. B. mit Q10 und Vitamin C.

» Selen passt gut in das antioxidative Netz

Kosmetische Effekte durch Ernährung

Dass Mikronährstoffe, auf die Haut aufgebracht, wirksam sind, ist lange bekannt. Die Erkenntnis setzt sich immer mehr durch, dass man kosmetische Effekte auch durch gezielte Nahrungsaufnahme oder Nahrungsergänzungsmittel bewirken kann (Tab. 2). Besondere Bedeutung hat dabei die Tatsache, dass unsere Nahrungsmittel trotz mengenmäßigem Überangebot ärmer an Mikronährstoffen sind als früher. Die Ursachen dafür ist in schlechteren Anbau-, Zucht-, Transport- und Lagerungsbedingungen unserer Lebensmittel zu suchen. Hinzu kommen zubereitungs-

Tab. 2: Mikronährstoffe in Lebensmitteln.

Nährstoff	Lebensmittel
Vitamin E	Sonnenblumenöl, Olivenöl, Weizenkeimöl
Vitamin C	Sanddorn, Johannisbeere, Paprika, Broccoli, Kiwi, Rosenkohl
β-Karotin	Süßkartoffel, Karotte, Honigmelone, Spinat, Aprikose, Pfirsich
Lycopin	Tomate, Wassermelone, Guave, rosa Grapefruit
Q10	Sojabohne, Walnüsse, Weizenkeime, grüne Bohnen, Spinat, Sardinen
Isoflavone	Hülsenfrüchte wie Sojabohne, Linsen und Bohnen
Katechine	Tee
Omega-3-Fettsäuren	Leinöl, Rapsöl, Sojaöl, Weizenkeimöl, Walnussöl
EPA/DHA	Kaltwasserfische, Hering, Lachs, Makrele
Zink	Leber, Austern, Linsen, gelbe Erbsen, Weizenvollkorn, weiße Bohnen, Weizenkleie, Mais, Haferflocken
Selen	Hering, Thunfisch, Sardine, Sojabohne, Rindfleisch, Schweinefleisch, Paranüsse, Brazil Nuts

bedingte Verluste (z. B. Fertiggerichte), die zu einem Mangel an Nahrungsqualität führen.

Gerade das moderne Leben mit Alltagsstress, umweltbedingten Belastungen des Organismus und einer zunehmenden Lebenserwartung verlangt eine ausgewogene, nährstoffreiche Ernährung. Unterschiedliche individuelle Faktoren, die im genetischen, altersbedingten oder Lifestylebereich liegen, machen eine individuelle Zufuhr von Nährstoffen notwendig. Nicht selten ist es sinnvoll, zur normalen Ernährung Mikronährstoffe als Supplemente zuzuführen. Rauchen, Alkoholkonsum, UV-Strahlung, physischer und psychischer Stress, hohe Schadstoffbelastung, Medikamenteneinnahme und Altersituationen wie das Klimakterium sind mit höherer Belastung durch Radikale

» *Oft ist es sinnvoll, Mikronährstoffe als Supplement zuzuführen* verbunden und verlangen eine erhöhte Zufuhr von Antioxidantien.

» Oxidativer Stress kann mittels „Free Oxygen Radicals Test" bestimmt werden

Voraussetzung für eine Empfehlung an den Patienten ist die genaue Erhebung der Anamnese bezüglich Lifestyle, genetischer Disposition, Krankheitsvorgeschichte und Medikamenteneinnahme. Eine Bestimmung von oxidativem Stress mittels des „Free Oxygen Radicals Test" (FORT) aus dem Kapillarblut ermöglicht eine rasche Bestimmung der aktuellen Situation in der Praxis. Dieser einfache und kostengünstige Test ist meist ausreichend. Bleibt der Test trotz Antioxidantiengabe pathologisch, so sind weitere Analysen notwendig.

Bei der Auswahl und der Gestaltung der Ernährung sollten zunächst die Empfehlungen der Deutschen Gesellschaft für Ernährung herangezogen werden (www.dge.de). Erfordert es der Gesundheitszustand des Patienten oder die individuell erhobenen Befunde, so kann auf Nahrungsergänzungsmittel zurückgegriffen werden. Zahlreiche Kombinationspräparate befinden sich derzeit bereits im Markt.

Nutrikosmetik

Unter diesem Begriff verbirgt sich ein neuer Trend zur ganzheitlichen Hauternährung, sei es durch Functional Food (Nahrungsmittel mit einem gesundheitsfördernden Zusatz) oder durch Nahrungsergänzungsmittel, die mehrere sich ergänzende Substanzen enthalten und besonders auf individuelle Bedürfnisse abgestellt sind. Nutrikosmetik wird täglich angewendet und ist für einen längeren Zeitraum der Einnahme konzipiert. Solche Maßnahmen sind unter dem Aspekt der Prävention für bestimmte Bevölkerungsgruppen zu sehen, besonders für ältere Menschen. Dabei ist der ästhetische Gewinn der Nutrikosmetik als positiver Nebeneffekt durchaus erwünscht.

» Prävention durch Mikronährstoffe – mit ästhetischem Gewinn als erwünschtem Nebeneffekt

Die Kombination von äußerlich aufgebrachten und innerlich verabreichten Wirkstoffen ist erfolgversprechend. Aus dem Bereich Nutrikosmetik ist in naher Zukunft mit überzeugenden Resultaten zu rechnen.

Literatur

1. **Boelsma E, Hendriks H, Roza L.** Nutritional skin care: health effects of micronutrients and fatty acids. Am J Clin Nutr 2001; 73: 853–864.
2. **Purba M, Kouris-Blazos A, Wattanapenpalboon N, Lukito W, et al.** Skin Wrinkling: Can food make a difference. Am J Clin Nutr 2001; 20: 71–80.
3. **Harman D.** Aging: a theory based on free radical and radiation chemistry. J Gerontol 1956; 2: 298–300.
4. **Trautinger F.** Mechanisms of photodamage of the skin and its functional consequences for skin aging. Clin Exp Dermatol 2001; 26: 573–537.
5. **Sies H.** Biochemistry of oxidative stress. Angew Chem Int Ed 1986; 5: 1058–1071.
6. **Thiele JJ, Schröter C, Hsieh SN, Podda M, Packer L.** The antioxidant network of stratum corneum. In: Thiele JJ, Elsner P (eds): Oxidants and Antioxidants in Cutaneos Biology. Basel: Karger, 2001: 26–42.
7. **Correa P.** Epidemiological correlations between diet and cancer frequency. Cancer Res 1981; 41: 3685–3690.
8. **Volkert D.** Malnutrition. In: Nikolaus T (Hrsg). Klinische Geriatrie. Berlin, Heidelberg: Springer, 2001: 338–350.
9. **Packer L, Valacchi G.** Antioxidants and the response of skin to oxidative stress. Skin Pharmacol Appl Skin Physiol 2002; 15: 282–290.
10. **Peterkovsky B.** Ascorbate requirements for hydroxylation and secretion of procollagen: relation to inhibition of collagen synthesis in scurvy. Am J Clin Nutr 1991; 54 (Suppl): 35S–40S.
11. **Chan AC.** Partners in defense, vitamin E and vitamin C. Can J Physiol Pharmacol 1993; 71: 725–731.
12. **Mireless-Rocha H, Galindo I, Huerta M, Trujillo-Hernandez B, et al.** UVB protection with antioxidans: effects of oral therapy with alpha-tocopherol and ascorbic acid on the minimal erythema dose. Acta Derm Venerol. 2002; 82: 21–24.
13. **Passi S, De Pita O, Grandinetti M, Simotti C, Littaru GP.** The combined use of oral and topical lipophilic antioxidants increases their levels both in sebum and stratum corneum. Biofactors 2003; 18:289–297.
14. **Podda M. Packer L.** Ubiquinol: a marker of oxidative stress in skin. 9th Intl. Symp. Biomed. and Clin.Aspects of Coenzyme Q10 (1996); 9: 43–44.
15. **Stahl W, Heinrich U, Jungmann H, Sies H, Tronnier H.** Dietary tomato paste protects against UV-induced erythema in humans. J Nutr 2001; 131: 1449–1451.
16. **Setchell K, Cassidy A.** Dietary isoflavones: Biological effects and relevance to human health. J Nutr 1999; 129: 758–767.

17. **Keil D, Bayerl C.** Phytooestrogene als Antiaging-Mittel. Akt Dermatol 2002: 69–73.
18. **Mukhtar H, Ahmad N.** Tea polyphenols: prevention of cancer and optimizing health. Am J Clin Nutr 2000; 71; (Suppl. 6) 1698s–702S.
19. **Simopoulos AP.** Omega-3 fatty acids in health and disease and in growth and development. Am J Clin Nutr 1991; 54: 438–463.
20. **Siscovick DS, Raghunathan TE, King I, Weinmann S, et al.** Dietary intake and cell membrane levels of long-chain n-3 polyunsaturated fatty acids and the risk of primary cardiac arrest. JAMA 1995; 274: 1363–1367.
21. **Drobner C, Thomas A.** Selenversorgung und Selenbilanz Erwachsener in Deutschland. In: Anke M et al.(eds). Mengen und Spurenelemente. Leipzig: Schubert, 627–634.

Weiterführende Literatur

Biesalski HK. Vitamine, Spurenelemente und Mineralstoffe, Stuttgart: Thieme, 2002.
Burgerstein. Burgersteins Handbuch der Nährstoffe. Heidelberg: Haug, 2002.
Watzl B, Leitzmann C. Bioaktive Substanzen in Lebensmitteln. Stuttgart: Hippokrates, 1999.
Ohlenschläger G. Freie Radikale, oxidativer Stress und Antioxidantien. Köln: Reglin, 2000.
Carper J. Nahrung ist die beste Medizin, Berlin: Ullstein, 2003.
Simopoulos A. The Omega Diet, Harper Perennial, 1999.
Pauling L. Das Vitaminprogramm. München: Mosaik, 1992.

Internet-Adressen

- Curriculum Ernährungsmedizin der Bundes- Ärztekammer
- Forum Orthomolekulare Medizin – www.f.o.m.de
- Anti-Aging Sprechstunde – www.antiaging- seminar.de
- Deutsche Gesellschaft für Antiaging und Alterspraevention – www.gsaam.de
- European Center for Aging Research and Education – www.ecare.de
- Deutsche Gesellschaft für Ernährung – www.dge.de
- Übersicht über Hersteller von Nahrungsergänzungsmitteln: Vitafoods international – www.vitafoods.eu.com

3.5 Psychologische Aspekte des Alterns

Uwe Gieler

Die Psychologie spielt beim Älterwerden – wer wollte dies bezweifeln – eine erhebliche Rolle. Kennen nicht alle in der Medizin und Kosmetik Tätigen den deutlichen Unterschied zwischen biologischem und „gefühltem" Alter? Manchmal hat man den Eindruck, diejenigen, die wirklich positiv zu sich und ihrem Alter stehen können, werden viel besser mit den Einschränkungen des Alterns fertig als diejenigen, die sich intensiv darum bemühen, es durch Anwendung aller möglicher Maßnahmen zu verhindern. Das Akzeptieren der eigenen Persönlichkeit – was leichter gesagt ist als getan – stellt hier das große Problem dar. Nach einer im Jahr 2003 durchgeführten repräsentativen Umfrage des USUMA-Instituts [6] verwenden ca. 10% aller Deutschen zwischen 14 und 75 mindestens eine Life-Style-Medikation, wie zum Beispiel ein Potenzmittel, ein Haarwuchsmittel oder kosmetisch-dermatologische Behandlungen, Frauen mehr als Männer. 3,2% benutzen mehr als eine Medikation und erfüllen damit die von *Brosig* et al. [6] entwickelten Kriterien des „Dorian-Gray-Syndroms". Dabei sind es nicht einmal die älteren, die mehr auf Life-style-Medikamente zurückgreifen, bei den 35- bis 44-Jährigen sind es 13,5%, zwischen 45 und 54 Jahren 13,4% und zwischen 55 und 64 Jahren 10,5% der Bevölkerung, die mindestens eine Life-Style-Medikation anwendet.

» *10% der Deutschen zwischen 14 und 75 benutzen Life-Style-Medikationen*

Mental jung bleiben

Es stellt sich natürlich auch die Frage, ob psychologische Methoden hilfreich sind, um sich auch im Alter mental und geistig fit zu halten und somit vielleicht auch gesundheitlichen Problemen vorzubeugen. Leider fehlen hier weitgehend gesicherte Daten, so dass nur allgemein den Patienten angeraten werden kann, sich ein mentales Training selbst anzueignen und sich durch einen selbst gesteckten geistigen Anreiz (z. B. auch durch Lösen von Kreuzworträtseln) mental jung zu halten. Auch hier zeigt die Erfahrung im Umgang mit Älteren, dass alle, die sich schon in jüngeren

Jahren um eine geistige Flexibilität bemüht haben, diese in der Regel bis ins Alter hinein aufrechterhalten können. Bisher existieren keinerlei medikamentöse Hilfen zur Unterstützung der normalen geistigen Fähigkeit im Alter. Bei der Diagnose einer Gedächtnisstörung, die im Zweifelsfall durch eine Gedächtnisambulanz mittels verschiedener Konzentrationstests gesichert werden kann, sollte andererseits nicht lange gezögert werden, durch moderne Psychopharmaka hier eine Verbesserung zu erreichen. Die Durchführung einer solchen Behandlung erfolgt sinnvollerweise in Abstimmung mit dem Psychiater, der die entsprechenden Medikamente und deren unerwünschte Wirkungen genau kennt.

» *Bei gesicherter Diagnose einer Gedächtnisstörung: moderne Psychopharmaka*

Es ist in einer größeren Studie bei über 70-Jährigen klar gezeigt worden, dass psychiatrische Störungen wie Depression, zerebrovaskuläre Erkankungen und Demenz sich bei ungefähr 30% älterer Menschen findet, bei Frauen häufiger als bei Männern, da die Frauen älter werden als Männer [26]. Die Häufigkeit nimmt mit zunehmenden Alter zu und sollte auch in der Anti-Aging-Medizin berücksichtigt werden, um im Zweifelsfall frühzeitig eine entsprechende psychiatrische oder psychotherapeutische Diagnostik durchführen zu lassen. Dies ist umso wichtiger, da hier eine frühzeitige Behandlung häufig die Entwicklung entscheidend aufhalten kann!

Sexualität im Alter

Sexualität im Alter ist ein schambesetztes Thema, das fast nie in der Arzt-Patient-Interaktion thematisiert wird. Umfragen bei Patienten konnten zeigen, dass bei Neurodermitis und Psoriasis, die auch die Genitalregion betreffen können, nur etwa 2% der Patienten von den behandelnden Dermatologen auf ihre Sexualität oder mögliche Probleme damit angesprochen wurden [16]. Betrachtet man statistisch-epidemiologische Daten, so sollte man fast glauben, weniger Sexualität wäre besser. Katholische Priester und Nonnen haben nämlich die höchste Lebenserwartung! Nun wäre allerdings die Entscheidung, zur Altersprophylaxe Priester oder Nonne zu werden, vielleicht kein probates Mittel.

Aus der psychologischen Forschung ist allerdings wiederum auch bekannt, dass Sexualität sich im Alter zwar durchaus verändert in dem Sinne, dass es ein mehr von Zärtlichkeit und weniger an mechanistischer Sexualität gibt, Studien an entsprechenden Alterspopulationen zeigen aber auch, dass Sexualität im Alter keineswegs zum Erliegen kommt, sondern je nach Persönlichkeit ein Bestandteil des Lebens bleiben kann. In einer Studie hinsichtlich Körperbeschwerden bei Frauen konnten *Beutel* et al. [4] zeigen, dass, wie zu erwarten, mit dem Alter auch die Anzahl an Körperbeschwerden ansteigt. Diese Faktoren sind aber offenbar eindeutig von psychologischen Faktoren und der Komorbidität von Depression und Angststörungen abhängig. Sexuelle Aktivität und Interesse sind natürlich vom Alter abhängig, jedoch ist auch in neueren Studien gezeigt worden, dass das sexuelle Interesse kaum nachlässt. Bei Männern im Alter zwischen 40 und 60 Jahren konnte in einem 9-Jahres-Follow-up dargestellt werden, dass die sexuelle Aktivität zwischen dreimal im Monat und weniger als einmal im Monat mit dem Alter abnimmt [3]. Die Frequenz der Erektion durch Masturbation nimmt dagegen kaum ab. Einer von 22 Männern entwickelt im Alter von 60 bis 69 Jahren eine erektile Dysfunktion [14] ohne vorher irgendwelche Störungen dieser Art gehabt zu haben. Psychoanalytisch kann man die Veränderungen mit zunehmenden Alter auch als Reifung der libidinösen Aktivität verstehen und in diesem Zusammenhang verstehbar machen [7]. Hier sollten jedoch in der Beratung keine Angaben zur Häufigkeit oder Notwendigkeit gemacht werden, vielmehr sollte nach Problemen und körperlichen Einschränkungen gefahndet werden, um diese durch entsprechende Hilfen zu mindern. *Read* [25] stellt deshalb auch klar heraus, dass im Alter ebenso wie in der Jugend eine große Spanne von sexuellem Interesse und in der Häufigkeit sexueller Betätigung besteht.

» Sexualität kommt im Alter keineswegs zum Erliegen

Das Entstellungsproblem

» Das Entstellungsproblem wird in der Anti-Aging-Medizin oft verkannt

Das Entstellungsproblem bei Patienten mit Hautveränderungen wie Falten, Keratosen, Juckreiz und Ähnlichem wird in der Anti-Aging-Medizin oft verkannt und dadurch

Fehlindikationen für kosmetische Dermatologie gestellt, die dem Patienten keine Besserung seiner teilweise zwanghaften Beschäftigung mit dem eigenen Äußeren bieten. Die körperdysmorphe Störung wurde bisher unter verschiedenen Bezeichnungen dargestellt. In der Dermatologie und der psychosomatischen Medizin wurde bisher von Entstellungssyndrom gesprochen, die ICD 10 kategorisierte die Erkrankung in die Gruppe der somatoformen Störungen unter Hypochondrie (F 45.2). Andere gängige Begriffe sind „Non-Dermatological Disease" [8]; Hässlichkeitssyndrom; Thersites-Komplex (Thersites war der hässlichste Krieger im Heer von Odysseus nach der Sage Homers). Im angloamerikanischen spricht man von „Body Dysmorphic Disorder" [1, 23].

Die Prävalenz der körperdysmorphen Störung wird nach *Philipps* [23] mit ca. 1–4% der amerikanischen Bevölkerung angegeben [17, 18]. *Bohne* et al. [5] zeigten an amerikanischen Studenten, dass 4% die Kriterien der körperdysmorphen Störung nach DSM-IV [2] erfüllten, die relative Anzahl der verglichenen deutschen Studenten entsprach dieser Zahl. In einer bisher noch nicht veröffentlichten Studie anhand einer repräsentativen Bevölkerungsgruppe in Deutschland fanden wir ca. 1% Menschen, die an einer körperdysmorphen Störung litten, bei einer eher hoch angesetzten Grenze mittels Fragebögen. In der Hautklinik und in dermatologischen Praxen scheint die Störung noch häufiger aufzutreten. Nach einer von der eigenen Arbeitsgruppe durchgeführten Erfassung somatoformer Störungen in einer Universitätsambulanz wurden 195 konsekutive Patienten erfasst. Darunter befand sich eine Anzahl von ca. 10% mit einer körperdysmorphen Störung [12]. *Kapfhammer* fand in seiner psychiatrischen Konsilstichprobe 0,5% von Patienten, die an einer solchen körperdysmorphen Störung litten [15].

» *Diagnose der körperdysmorhen Störung durch Analog-Skala*

Diagnostisch ist die körperdysmorphe Störung vor allem durch die hohe Diskrepanz zwischen der vom Untersucher eingeschätzten und der vom Patienten erlebten Entstellung gekennzeichnet. Ein einfaches Schema zu Ermittlung dieser Diskrepanz hat sich für uns in der Behandlung und diagnostischen Einschätzung gut bewährt. Der Betroffene erhält eine visuelle Analog-Skala (VAS) von 1 bis 10 und soll auf dieser anzeigen, wie stark er sich

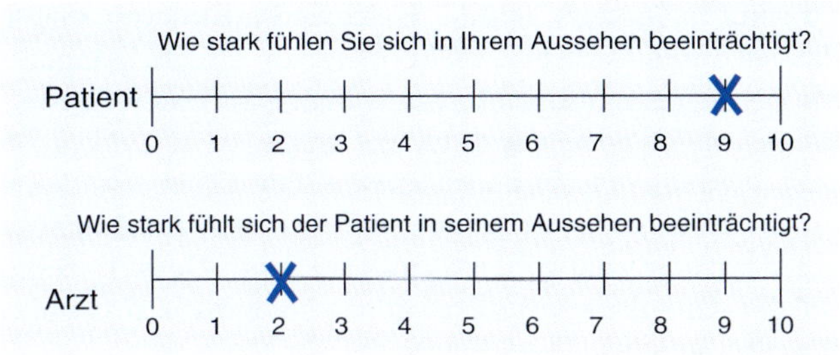

Abb. 1: Evaluation der körperdysmorphen Störung mit visuellen Analog-Skalen. Differenz VAS Patient vs. Arzt > 4 Punkte: körperdysmorphe Störung wahrscheinlich.

selbst entstellt fühlt, gleichzeitig schätzt der Untersucher die quasi objektive Entstellung ein (Abb. 1). Wenn sich eine Diskrepanz von mehr als vier Einheiten auf der VAS darstellt, besteht der Verdacht auf eine körperdysmorphe Störung, die dann genauer abgefragt und gesichert werden sollte. Eine genauere Diagnostik ist durch die inzwischen international gut entwickelten Fragebögen zur Entstellungsproblematik möglich, die in den USA von *Philipps* et al. [21, 22], *Dufresne* et al. [9] und *Jorgensen* et al. [13] sowie in Deutschland von *Stangier* et al. [28] entwickelt wurden.

Die Kenntnis der körperdysmorphen Störung ist gerade für die Dermatologen, die sich im Bereich der Anti-Aging-Medizin betätigen, von großer Bedeutung. Da die Patienten in aller Regel für entsprechende Eingriffe und Maßnahmen eher ungeeignet sind und sich durch solche auch kaum zufrieden stellen lassen, geht der Behandler meist ein hohes Risiko ein, wenn er dennoch den Eingriff auf Wunsch des Patienten vornimmt. Patienten sind nach *Philipps* et al. [20] in bis zu 25% mit dem Eingriff unzufrieden und haben nicht das Gefühl, dass es ihnen besser geht. Dies führt leicht zu Konflikten und es besteht die Gefahr von juristischen Auseinandersetzungen mit diesen Patienten. Ihre Überzeugung, entstellt zu sein, ist mental fixiert und nicht durch einen Anti-Aging-Eingriff zu verbessern, ohne auch die psychische Stabilität verbessert zu haben. Gerade deshalb muss der Dermatologe beim Aufklärungsgespräch zu Anti-Aging-Eingriffen auf diese

» *Gefahr von juristischen Auseinandersetzungen*

Störung besonders achten. Erschwerend kommt hinzu, dass es einen fließenden Übergang von Unzufriedenheit mit dem eigenen Aussehen und einem manifesten Entstellungsproblem gibt. Nur durch die anamnestischen Fragen nach depressiven oder sozialphobischen Komorbiditäten, die in ca. 30 - 60% vorhanden sind, lässt sich die Diagnose einer körperdysmorphen Störung sichern. Deshalb sollte für die Anti-Aging-Medizin in der Diagnostik folgendes beachtet werden:

- Vorhandensein der körperdysmorphen Störung nicht negieren
- Gezieltes Fragen nach Einschränkungen im Leben bei Verdacht auf Entstellung
- Abklärung, ob ein Anti-Aging-Eingriff wirklich das psychisch evidente Problem mildern kann oder vielmehr nur zu einer vermutlichen Verschärfung des Problems führt.

» *Vor Verbesserung des Äußeren: Stärkung des Selbstbewusstseins*

Bei diesen Patienten sollte vor der Maßnahme zur Verbesserung des Äußeren die Stärkung des Selbstbewusstseins stehen.

Psychotherapie im Alter

Nun stellt sich die Frage, ob Psychotherapie im Alter denn noch nützlich und hilfreich sein kann. Noch vor kurzem hätten viele dies eher mit nein beantwortet. Inzwischen gibt es jedoch eine spezielle Psychotherapie im Alter, die Gerontopsychotherapie, die nicht mit der Gerontopsychiatrie verwechselt werden darf, bei der es eher um den Umgang mit Demenz-Zuständen geht. Vielmehr haben sich gerade in den letzten 10 Jahren schon Ausbildungsgänge zur Alterspsychotherapie herausgebildet, die sich mit den speziellen Aspekten von Psychotherapie bei Älteren beschäftigt. Gerade im Alter spielen suizidale Gedanken oder sogar ernsthafte Suizidabsichten eine große Rolle und die Inzidenz an Suiziden ist bei Menschen ab 65 Jahren deutlich erhöht. Außerdem ist aus den Behandlungen von Trauma-Opfern (Kriegsschäden, KZ-Haft, Verfolgung und Vertreibung) sehr gut bekannt, dass viele Symptome und psychische Störungen erst nach einigen Jahrzehnten auftreten, nach einer scheinbar guten Bewältigung der Probleme. Daher wird in der Alterspsychotherapie der Aufarbeitung der eigenen Biografie und der Bewältigung und Akzeptanz der Lebenssituation große Aufmerksamkeit gewidmet [24]. Auch wenn hier die wissenschaftliche Evaluation noch fehlt bzw. größere Studien zur Zeit noch in der Durchführung sind, kann man eine Psychotherapie auch im Alter sehr oft empfehlen. Indikationen hierzu sind, z. B.:

» *Aufarbeitung der eigenen Biografie und Akzeptanz der Lebenssituation*

- Depression und Schlafstörungen
- Ängste und Phobien (vor allem soziale Phobie)
- Wunsch nach Aufarbeitung aufkommender Erinnerungen
- Probleme in der Verarbeitung chronischer Erkrankung
- Probleme in der Verarbeitung/Akzeptanz des Alterns

In unserer stationären Psychosomatik gibt es schon lange keine Altersgrenze mehr nach oben und ein 75-jähriger Patient kommentierte den erfolgreichen Abschluss seiner Behandlung einmal mit den Worten: „Ich hätte nie gedacht, dass ich in meinem Leben noch einmal so viel Einsicht und Verständnis für mein Leben entwickeln kann“.

Literatur:

1. **Altamura C, Paluello MM, Mundo E, Medda S, Mannu P:** Clinical and subclinical body dysmorphic disorder. Eur Arch Psychiatry Clin Neurosci 2001; 251: 105–108.
2. **American Psychiatric Association.** Diagnostic and Statistical Manual of Mental Disorders, ed 4. Author, Washington DC, 1994.
3. **Araujo AB, Mohr BA, McKinlay JB.** Changes in sexual function in middle-aged and older men: longitudinal data from the Massachusetts Male Aging Study. J Am Geriatr Soc 2004; 52: 1502–1509.
4. **Beutel ME, Weidner K, Schwarz, Brähler E.** Age-related complaints in women and their determinants based on a representative community study. Eur J Obstet Gynecol Reprod Biol 2004; 117: 204–212.
5. **Bohne A, Keuthen NJ, Wilhelm S, Deckersbach T, Jenike MA:** Prevalence of symptoms of body dysmorphic disorder and its correlates: a cross-cultural comparison. In: Psychosomatics 2002; 43: 486–490.

6. **Brosig B, Gieler U, Brähler E.** Lifestyle drugs: Psychosocial predictors and prevalence in a representative German population sample. J Europ Pharmacol, 2005 (in review)
7. **Charazac PM.** Love and sexuality in the elderly. Rev Prat 54; 2004: 739–741.
8. **Cotterill JA.** Dermatologic nondisease. Dermatol Clin 1996; 14: 439–445.
9. **Dufresne RG, Phillips KA, Vittorio CC, Wilkel CS.** A screening questionnaire for body dysmorphic disorder in a cosmetic dermatologic surgery practice. Dermatol Surg 2001; 27: 457–462.
10. **Gieler U, Niemeier V.** Psychologische Aspekte der Rosazea. In: Schöfer H (Hrsg). Rosazea – Klinik und aktuelle Therapie. Stuttgart: Thieme, 2003: 79–85.
11. **Gieler U.** Psychodynamische Diagnostik und Therapie der körperdysmorphen Störung. In:Aglaja Stirn, Oliver Decker, Elmar Brähler (Hrsg.) Körperkunst und Körpermodifikation. Gießen: Psychosozial-Verlag, 2003: 55–64.
12. **Gieler U, Stangier U, Niemeier V.** Somatoforme Syndrome in der Dermatologie. In: Kapfhammer HP, Gündel H (Hrsg). Psychotherapie der Somatisierungsstörungen. Stuttgart: Thieme, 1997: 104–116.
13. **Jorgensen L, Castle D, Roberts C, Groth-Marnat G.** A clinical validation of the Dysmorphic Concern Questionnaire. In: Aust N Z J Psychiatry 2001; 35: 124–128.
14. **Jung A, Schill WB.** Male sexuality with advancing age. Eur J Obstet Gynecol Reprod Biol 2004; 15: 123–125.
15. **Kapfhammer HP, Gündel H (Hrsg).** Psychotherapie der Somatisierungsstörungen. Stuttgart: Thieme, 1997: 104–116.
16. **Niemeier V, Gieler U.** Skin Disease and Sexuality. In: Koo JYM, Lee CS (eds). Psychocutaneous Medicine. New York, Basel: Dekker, 2003: 375–383.
17. **Oosthuizen P, Castle DJ, Lambert T.** Dysmorphic concern: Prevalence and associations with clinical variables. Aust N Z J Psychiatry 1998: 32: 129–132.
18. **Otto MW, Wilhelm S, Cohen LS, Harlow BL.** Prevalence of body dysmorphic disorder in a community sample of women. Am J Psychiatry 2001; 158: 2061–2063.
19. **Philips KA, Dufresne RG.** Body dysmorphic disorder. A guide for dermatologists and cosmetic surgeons. Am J Clin Dermatol 2000; 1: 235–243.
20. **Philips KA, Dufresne RG, Wilkel CS, Vittorio CC.** Rate of body dysmorphic disorder in dermatology patients. J Am Acad Dermatol 2000; 42: 436–441.
21. **Phillips, KA, Atala KD, Pope HG. ():** Diagnostic instruments for body dysmorphic disorder. New Research Program and Abstracts. In: American Psychiatric Association: 148th annual meeting. Miami: American Psychiatric Association, 1995: 157.

22. **Phillips KA, Hollander E, Rasmussen SA, Aronowitz BR, et al.** A severity rating scale for body dysmorphic disorder: Development, reliability, and validity of a modified version of the Yale-Brown Obsessive Compulsive Scale. Psychopharmacol Bull 1997; 33: 17–22.
23. **Phillips KA, McElroy SL, Keck PE, Pope HG, Hudson JI.** Body dysmorphic disorder: 30 cases of imagined ugliness. Am J Psychiatry 1993; 150: 302–308.
24. **Radebold H.** „Kriegskinder“ im Alter – bei Diagnose historisch denken. Deutsches Ärzteblatt 2004; 101: 312-314.
25. **Read J.** Sexual problems associated with infertility, pregnancy, and ageing. Brit Med J 2004; 329: 559–561.
26. **Skoog I.** Psychiatric epidemiology of old age: the H70 study – the NAP lecture 2003. Acta Psychiatr Scand 2004; 109: 4–18.
27. **Stangier U.** Hautkrankheiten und körperdysmorphe Störung. Göttingen: Hogrefe, 2002.
28. **Stangier U, Hungerbühler R, Meyer A, Wolter M.** Diagnostische Erfassung der Körperdysmorphen Störung: Eine Pilotstudie. Nervenarzt 2000; 71: 876–84.

Internet-Hinweise:

www.psychodermatology.info
Dysmorphophobie: www.dysmorphophobie.de

4 Betriebsführung, Organisation und Marketing

4.1 Juristische Grundlagen ärztlicher Anti-Aging-Aktivitäten

Gerd Krieger

Mit dem Bedürfnis des älter werdenden Menschen, sich nicht nur die Vitalität zu erhalten, sondern auch äußerlich attraktiv und ästhetisch zu bleiben, wächst auch die Zahl der Berufsgruppen, die sich mit den entsprechenden Bedürfnissen dieser Menschen befassen. Fitness-Center stehen hoch im Kurs, Kosmetik ist gefragt und auch verschiedene Fachdisziplinen von Ärzten wie Hautärzte, Frauenärzte, ästhetische Chirurgen und Psychologen befassen sich mit nachteiligen Folgen des Alterns.

Abgrenzung

Eine strenge Trennung gibt es zwischen den Behandlungen und Eingriffen, die medizinische Kenntnisse voraussetzen und solchen Behandlungen, bei denen dies nicht der Fall ist. Durch § 1 des Heilpraktikergesetzes (HPG) wird unterschieden zwischen der so genannten Heilkunde, die nur ein approbierter Arzt oder aber ein zugelassener Heilpraktiker ausüben darf, und sonstiger Tätigkeit, die nicht der Heilkunde zugerechnet wird. Nach § 1 Abs. 2 HPG ist Heilkunde im Sinne dieses Gesetzes jede berufs- oder gewerbsmäßig vorgenommene Tätigkeit zur Feststellung, Heilung oder Linderung von Krankheiten, Leiden oder Körperschäden bei Menschen, auch wenn sie im Dienste von anderen ausgeübt werden. Das Gesetz macht keinen Unterschied, ob es sich um körperliche oder psychische Krankheiten und Leiden handelt. Heilkunde liegt immer dann vor, wenn diese Tätigkeit nach allgemeiner Auffassung medizinische Fachkenntnisse voraussetzt und wenn die Behandlung gesundheitliche Schädigungen verursachen kann. Die medizinischen Fachkenntnisse können sich dabei auf die Feststellung, Heilung, Linderung oder den Eingriff selbst beziehen [1, 2, 3].

» *Heilkunde darf nur ein approbierter Arzt oder ein zugelassener Heilpraktiker ausüben*

Approbierten Ärzten vorbehalten sind daher vor allem plastisch-chirurgische Eingriffe, die Laserbehandlung, die Hormonsubstitution, das Faltenunterspritzen mit Botulinumtoxin, Fillern oder Hyaluronsäure, das Kaltkauterverfahren (umstritten), die Bestrahlung mit UV-A und UV-B und ähnliche Verfahren.

Da der Arzt jedoch diese vorgenannten Behandlungen teilweise unter entsprechender Anweisung und Überwachung delegieren kann, empfiehlt sich eine enge Zusammenarbeit von Ärzten und sonstigen Berufsgruppen.

» Auch die Fachgruppen der Ärzte sind an ihre Gebietsgrenzen gebunden

Es ist dabei aber nicht nur zwischen ärztlicher Behandlung einerseits und nicht notwendigerweise ärztlicher Behandlung andererseits zu unterscheiden. Auch die Fachgruppen der Ärzte sind an ihre jeweiligen Gebietsgrenzen, wie sie sich aus der Weiterbildungsordnung ergeben, gebunden [4]. Fachfremd und unzulässig ist z. B. die kosmetische Laserbehandlung durch einen Frauenarzt [5]. Das Überschreiten der Fachgebietsgrenzen stellt nicht nur eine Berufsrechtswidrigkeit, sondern auch einen Wettbewerbsverstoß dar. Die Ärztekammer überwacht die Einhaltung der Gebietsgrenzen und auch der Arzt, in dessen Fachgebiet eingegriffen wird, kann nach dem Wettbewerbsrecht eine Unterlassung verlangen.

Gewerbliche Tätigkeit des Arztes

» Der ärztliche Beruf ist kein Gewerbe

Die ärztliche Tätigkeit wird u. a. durch das Berufsrecht, das Gebührenrecht und das Steuerrecht beeinflusst, insbesondere soweit es den Grenzbereich zwischen medizinisch indizierter und nicht indizierter Tätigkeit betrifft. Das Berufsrecht (§ 1 MBO) schreibt vor, dass der ärztliche Beruf kein Gewerbe ist. Danach ist es Aufgabe des Arztes, das Leben zu erhalten, die Gesundheit zu schützen und wiederherzustellen sowie Leiden zu lindern. Darüber hinaus gehört aber auch zur ärztlichen Tätigkeit jede Behandlung, die nach dem HPG approbierten Ärzten zugewiesen ist und die daher nur in einer ärztlichen Praxis ausgeübt werden darf. Dies selbst dann, wenn die entsprechende Behandlung nicht den vorgenannten Aufgaben des Arztes entspricht und sogar steuerrechtlich als Gewerbe einzuordnen ist.

Hat die Tätigkeit aber keinen ärztlichen Bezug mehr, wie z. B. bei der rein kosmetischen Behandlung, dann ist es dem Arzt untersagt, diese Behandlung in seiner eigenen

Praxis durchzuführen. Viele Ärzte gründen entsprechende Institute oder kooperieren mit solchen, wie z. B. Fitness-Studios und Kosmetik-Instituten. Diesen ist aber aus den o. g. Gründen untersagt, Heilbehandlungen durchzuführen, selbst wenn diese im Institut einem approbierten Arzt zugewiesen werden.

Kooperationen

Gerade auch im Bereich der ästhetischen Behandlung von älter werdenden Menschen empfiehlt sich eine weit fachübergreifende Zusammenarbeit von Ärzten untereinander oder auch von Ärzten mit Nicht-Ärzten. Anti-Aging ist ein weit fachübergreifendes Tätigkeitsfeld.

» *Anti-Aging ist ein fachübergreifendes Tätigkeitsfeld*

Es stellt sich also die Frage, wie eine solche Zusammenarbeit juristisch vor allem unter Berücksichtigung des ärztlichen Berufsrechts gestaltet werden kann.

Zunächst kann selbstverständlich jeder im Rahmen seines eigenen Berufsbildes tätig werden, gleichgültig ob Arzt oder Nicht-Arzt. Eine übergreifende Zusammenarbeit ist dann z. B. durch Zuweisung möglich. Aber bereits hier stoßen Ärzte an ihre Grenzen. Ärzten ist es untersagt, einen Patienten einem bestimmten Therapeuten zuzuweisen. Innerhalb der Ärzteschaft gilt zunächst die freie Arztwahl. Aber auch die Zuweisung an andere Institutionen, die meist gewerblich tätig sind, ist dem Arzt nach seiner Berufsordnung untersagt. Er darf für bestimmte Personen keine Werbung machen. Ausnahmen gelten nur bei besonderen Gründen, wenn z. B. der Patient des Orthopäden eine gezielte krankengymnastische Behandlung benötigt oder dem Hautarzt bekannt ist, dass ein bestimmtes Kosmetik-Institut eine konkrete Behandlung durchführt, die sonst nicht allgemein angeboten wird.

Faktisch wird eine konkrete Zuweisung häufig dadurch umgangen, dass sich ergänzende Berufsgruppen in einem Gesundheitszentrum zusammenschließen. Der jeweils selbständige Orthopäde, Chirurg oder Physiotherapeut praktizieren unter einem Dach, wobei eventuell sogar ein Therapiezentrum angeschlossen ist. An diesem Therapiezentrum könnten die vorgenannten Berufsgruppen sogar kapitalmäßig beteiligt sein, dürfen aber nicht nach außen als Partner auftreten. Das Gesundheitszentrum kann sich sogar eine gemeinsame Kooperationsform, beispielsweise der GmbH geben. Unter bestimmten Umständen ist auch die Gründung einer Partnerschaftsgesellschaft möglich. An der Trägergesellschaft können alle beteiligt sein, d. h. Ärzte und Nicht-Ärzte. Das Gesundheitszentrum mietet z. B. Räumlichkeiten an, stellt Einrichtungen und eventuell sogar Personal zur Verfügung. Jeder übt seine eigene Tätigkeit unabhängig von den anderen Einrichtungen aus. Aus praktischen Gründen werden dabei die Patienten die Weiterbehandlung durch die anderen Einrichtungen suchen, ohne dass es ausdrücklich einer Zuweisung bedarf.

» *Die einzelnen Unternehmen müssen streng voneinander getrennt sein*

Die einzelnen Unternehmen (z. B. Praxen oder Institute) müssen jedoch streng voneinander getrennt sein, da auch vor allem bei den Ärzten gegenseitige Schweigepflicht besteht. Die Behandlungsräume, eventuell auch Wartezimmer und Sanitärräume, müssen getrennt werden. Beim Personal muss die Gewähr für die Einhaltung der Schweigepflicht gegeben sein.

Dies gilt auch dann, wenn ein Arzt mit dem Angehörigen eines anderen, nicht-ärztlichen Berufes zusammenarbeiten will. Der Dermatologe, der mit einem Kosmetik-Institut zusammenarbeiten, dieses eventuell sogar selbst einrichten will, hat für getrennte Eingänge, d.h. auch getrennte Räumlichkeiten, weitgehend personelle Trennung und vor allem auch Trennung der Buchhaltung Sorge zu tragen. Er sollte jeden Eindruck vermeiden, dass es sich um eine gemeinsame Einrichtung handelt. Möglich ist aber, dass z. B. eine Kosmetikerin am Vormittag in der Arztpraxis und am Nachmittag im Kosmetik-Institut tätig ist, wenn sie getrennt als Angestellte geführt wird.

Erfolgt keine Trennung, kann dies auch erhebliche steuerliche Nachteile bewirken.

» *Ärzte können Angehörige ärztlicher Hilfsberufe beschäftigen*

Kein Problem bereitet es, wenn Ärzte im Rahmen ihrer ärztlichen Tätigkeit z. B. Angehörige ärztlicher Hilfsberufe beschäftigen. Der vorgenannte Dermatologe kann daher zur Durchführung medizinisch-kosmetischer Behandlungen (z. B. Behandlung von Altersflecken) eine Kosmetikerin anstellen. Diese darf aber nur solche Behandlungen durchführen, die nach den eingangs genannten Vorschriften der Heilkunde zugerechnet werden können. So darf diese Kosmetikerin in der Arztpraxis keine allgemeine Kosmetik wie Körperpflege durchführen und auch keine kosmetischen Mittel verkaufen. Dann ist die Grenze zur gewerblichen Tätigkeit überschritten, die vom Arzt bzw. in einer Arztpraxis nicht ausgeführt werden darf. Die Abgrenzung wird häufig schwierig sein, so beispielsweise bei Massagen, Licht- und Wärmeanwendung, prophylaktischen Kuren oder der Nachbehandlung nach einem kosmetischen Eingriff.

Im Gegensatz zu Ärzten sind den Nicht-Ärzten, die sich im Rahmen gewerblicher Tätigkeit mit dem alternden Menschen befassen, keine Grenzen bei einer Zusammenarbeit untereinander gesetzt.

Abrechnungsfragen

An dieser Stelle soll nur auf allgemeine Grundlagen der Abrechnung eingegangen werden, konkrete Tipps zur Abrechnung einzelner Leistungen s. Kap. 4.3, S. 280 ff.

Handelt es sich um medizinisch indizierte Leistungen wie z. B. der plastisch-chirurgische Eingriff nach einem Unfall oder die medizinisch gebotene Hormonsubstitution bei der Frau, dann kann sogar eine vertragsärztliche Leistung vorliegen mit der Folge, dass die gesetzliche Krankenkasse die Kosten übernimmt. In jedem Fall empfiehlt sich jedoch, in Zweifelsfällen vor Beginn der Behandlung bei der zuständigen Krankenkasse anzufragen.

Handelt es sich um keine vertragsärztliche Leistung, dann muss jede ärztliche Behandlung zwingend nach den Vorschriften der GOÄ abgerechnet werden (§ 12 Abs. 1 MBO). Dies gilt für alle medizinischen Behandlungen wie z. B. kosmetisch-chirurgische Eingriffe, Entfernung von Altersflecken oder Besenreisern, es sei denn, sie befinden sich im Gesicht, Faltenbehandlung mit Unterspritzen, Peeling, Lifting und Laserbehandlung. Entgegen allgemeiner Übung, insbesondere in der ästhetischen Chirurgie, darf keine Pauschale für eine ärztliche Behandlung vereinbart werden. Die GOÄ sieht keine Pauschalen vor. Nur unter den in § 5 GOÄ genannten Voraussetzungen können Gebührenvereinbarungen getroffen werden. In jedem Fall sollte der Patient aber auch davon unterrichtet werden,

» *Es darf keine Pauschale für eine ärztliche Behandlung vereinbart werden* welche Kosten etwa auf ihn bei normalem Verlauf der Behandlung zukommen. Insoweit besteht eine Informationspflicht.

Eine Besonderheit gilt dann, wenn einem Arzt bekannt ist, dass sein Patient zwar Mitglied der gesetzlichen Krankenkasse ist, die Behandlungskosten aber nicht von der Krankenkasse erstattet werden. Dies ist u. a. bei so genannten individuellen Gesundheitsleistungen (IGeL) der Fall. Dann hat der Arzt auch bei einer rein medizinisch-kosmetischen Behandlung mit diesem Patienten einen schriftlichen Behandlungsvertrag abzuschließen, in welchem er u.a. darauf hinweisen muss, dass die Kosten für diese Behandlung nicht von der Krankenkasse erstattet werden (§ 3 Abs. 1 BMV-Ä).

» *Institute sind nicht an Gebührenvorschriften gebunden*

Im Gegensatz hierzu sind die Institute nicht an Gebührenvorschriften gebunden. Sie haben lediglich vor Beginn der Behandlung auf die Gebühren hinzuweisen, wobei sich einerseits empfiehlt, die Gebührentabelle sichtbar auszuhängen und andererseits eine schriftliche Vereinbarung über die Behandlung abzuschließen. Dabei sollte aber darauf hingewiesen werden, dass Umsatzsteuer anfällt.

Aufklärung

Eine zentrale Verpflichtung bei jeder ärztlichen oder auch nicht-ärztlichen Behandlung, die mit gewissen Risiken verbunden ist, ist die Aufklärung. Das Aufklärungsgespräch, das rechtzeitig vor der Behandlung geführt werden muss, damit sich der Patient auch noch gegen die Behandlung entscheiden kann, muss eventuelle Risiken einschließen. Insbesondere zur ärztlichen Aufklärung hat die Rechtsprechung festgestellt, dass umso intensiver auch über kleinste Risiken aufgeklärt werden muss, je weniger indiziert die Behandlung ist. Handelt es sich somit um reine Maßnahmen des Anti-Aging, dann hat der Arzt ein intensives Aufklärungsgespräch zu führen, das umfassend Vorteile und Nachteile der beabsichtigten Behandlung darstellt. Die Aufklärungspflicht ist für den Arzt berufsrechtlich festgeschrieben (§ 8 MBO).

Zur Rechtzeitigkeit des Aufklärungsgespräches ist festzustellen, dass bei kleineren Eingriffen diese Aufklärung unmittelbar vor dem Eingriff oder der Behandlung stattfinden kann. Handelt es sich aber um größere Operationen mit Risiken, die dann, wenn sie tatsächlich eintreten, eventuell Auswirkungen auf die Lebensgestaltung des Patienten haben können (z. B. Lifting), dann soll die Aufklärung spätestens am Vortag, möglichst aber bei der ersten Operationsbesprechung durchgeführt werden.

Hat der Arzt eine Behandlung nach unzureichender oder sogar ohne Aufklärung durchgeführt und führt diese Behandlung, insbesondere bei chirurgischen Eingriffen, zu nachteiligen Folgen, dann haftet der Arzt auch dann, wenn er für diese Folgen nicht verantwortlich ist. Die von dem nicht ordnungsgemäß aufgeklärten Patienten gegebene Einwilligung in die Behandlung hat diese nicht rechtmäßig gemacht. Schon aus diesem Grunde kann eine Haftung gegeben sein.

Bei jeder, besonders aber bei einer kosmetischen Behandlung sollte der Patient oder Kunde darauf hingewiesen werden, dass nur eine fachgerechte Behandlung, nicht jedoch auch ein bestimmter Erfolg geschuldet wird. Dies ist nur dann anders, wenn beispielsweise ein Facharzt für Plastische Chirurgie, möglichst noch mit Bildmaterial, seine Erfolge z. B. bei Lifting werbend darstellt, so dass bei dem Patienten der Eindruck entsteht, dass auch bei ihm dieses Resultat erreicht wird.

» *Es wird nur eine fachgerechte Behandlung, nicht ein bestimmter Erfolg geschuldet*

Aber nicht nur Ärzte sollten Aufklärungsgespräche führen, sondern auch alle Personen, die Behandlungen durchführen,die mit einem bestimmten Risiko verbunden sind. Die Patientin, die von der Kosmetikerin mit einem bestimmten Wirkstoff eingerieben wird, kann allergisch reagieren, der Osteoporose-Patient, der eine Massage erhält, kann einen Knochenbruch erleiden und die krankengymnastisch behandelte Wirbelsäule kann Lähmungserscheinungen zeigen.

Dokumentation

Der Arzt hat die von ihm getroffene Diagnose sowie die vorgeschlagene Therapie und die dann ausgeführte Therapie genau zu dokumentieren, einerseits als Gedächtnisstütze für ihn selbst, andererseits aber auch für den Patienten. Eine zeitnah gefertigte Dokumentation hat, sofern es zu Auseinandersetzungen kommt, hohen Beweiswert.

Wichtig ist, dass vor allem auch das vorgenannte Aufklärungsgespräch detailliert dokumentiert wird. Die Aufzeichnung sollte sich dabei nicht nur auf den Hinweis beschränken, dass eine Aufklärung erfolgt ist, sondern auch, über welche alternativen Therapien und deren Risiken aufgeklärt worden ist. Der Gynäkologe, der bei einer Frau eine Hormonsubstitution durchführt, sollte die Aufklärung über die Wirkungsweise und die Dosierung schriftlich zu den Krankenunterlagen nehmen, damit er dann, wenn bei der Patientin nachteilige psychologische Probleme auftreten, belegen kann, dass seine Verordnung dem Standard entsprochen hat.

Haftung und Versicherung

Mediziner und Nicht-Mediziner haften dann, wenn sie fehlerhaft behandelt haben. Zunächst ergibt sich eine solche Haftung aus dem abgeschlossenen Behandlungsvertrag. Hat die Behandlung aber auch negative körperliche Folgen, dann wird in aller Regel eine Körperverletzung vorliegen, wenn die Behandlung nicht lege artis ausgeführt worden ist.

Aufgrund einer Gesetzesänderung verjähren die Ersatzansprüche des Patienten nach drei Jahren, beginnend mit der Behandlung bzw. dem Zeitpunkt, zu welchem dem Patienten bekannt wurde, dass eine fehlerhafte Behandlung durch den betreffenden Behandler vorlag.

» *Ausreichende Versicherung gegen die Risiken ist notwendig*

Jeder, der am Menschen irgendeine Behandlung durchführt, sollte sich gegen die damit verbundenen Risiken ausreichend versichern. Eine solche Versicherung ist für Ärzte berufsrechtlich vorgeschrieben. Die Höhe der Versicherungssumme einer solchen Berufshaftpflichtversicherung richtet sich nach den mit der Behandlung verbundenen Risiken. Soweit der Arzt aber medizinisch nicht indizierte Behandlungen insbesondere auch kosmetischer Art durchführt, sollte er sich bei seiner Haftpflichtversicherung erkundigen, ob diese vom Versicherungsschutz umfasst werden. Gerade bei ästhetischen Operationen und sonstigen nicht notwendigerweise gebotenen Behandlungen können die Schadenersatzsummen außerordentlich hoch sein, mit der Folge, dass dies für den zur Zahlung verpflichteten Arzt zum Existenzrisiko wird. Dies trifft im Übrigen aber auch auf andere Behandler zu, so vor allem auf Physiotherapeuten und Masseure, durch deren Behandlung sich Körperschäden bei den Behandelten einstellen können.

Literatur

1. **BVerwG** NJW 1959, 833
2. **BVerwG** NJW 1966, 418.
3. **BVerwG** NJW 1973, 579.
4. **BVerfG** NJW 1972, 1504.
5. **Krieger G.** Klare Sache – Lasern ist eine ärztliche Tätigkeit. Wer die Fachgrenzen überschreitet verstößt gegen Wettbewerbsrecht. Der Deutsche Dermatologe 2001; 49: 612–613.

4.2 Juristische Grundlagen des Praxismarketings

Gerd Krieger

Allgemeine Grundsätze

Werbung ist allgemein erlaubt, sie unterliegt aber besonderen Beschränkungen. Für Ärzte sind die Möglichkeiten, für ihre Behandlungen und Methoden zu werben, durch berufsrechtliche Vorschriften in wesentlichen Punkten eingeengt.

» *Gesetz über den Unlauteren Wettbewerb*

Wer im Bereich des Anti-Aging tätig ist, unterliegt bei der Werbung zunächst allgemeinen Grundsätzen, wie sie durch das Gesetz über den Unlauteren Wettbewerb (UWG) aufgestellt werden. Die Werbung muss inhaltlich richtig sein und darf andere Unternehmen, insbesondere Konkurrenten, nicht diskriminieren. Wer hiergegen verstößt, riskiert Unterlassungsklagen von Verbraucherverbänden oder aber auch dieser Konkurrenten. Die Regeln, die sich aus dem UWG ergeben, sind sowohl von gewerblichen Unternehmen als auch von Ärzten, die nicht gewerblich tätig werden, einzuhalten.

Beschränkungen durch das Heilmittelwerbegesetz

» *Heilmittelwerbegesetz und Arzneimittelgesetz*

Eine weitere Beschränkung für die Werbung sowohl von Instituten als auch von Ärzten ist die Werbung mit Heilbehandlungen bzw. Heilmitteln. Schutzziel der Bestimmungen des Heilmittelwerbegesetzes (HWG) und des Arzneimittelgesetzes ist in erster Linie, den Gefahren zu begegnen, die der Gesundheit des Einzelnen und den Gesundheitsinteressen der Allgemeinheit durch unsachgemäße Selbstmedikation drohen, unabhängig davon, ob sie im Einzelfall wirklich eintreten. Darüber hinaus soll aber auch verhindert werden, dass durch eine mit Übertreibungen arbeitende suggestive oder marktschreierische Werbung kranke und besonders ältere Menschen zu Fehlentscheidungen beim Arzneimittelgebrauch und bei der Verwendung anderer Mittel zur Beseitigung von Krankheiten oder Körperschäden verleitet werden. So hat der Bundesgerichtshof (BGH, Urt. v. 26. 9. 2002 – I ZR 101/00) festgestellt, dass der anlagebedingte Haarausfall bei einem Mann weder eine Krankheit noch einen Körperschaden im Sinne der vorgenannten Vorschriften darstellt und die Werbung für eine Eigenhaartransplantation selbst mit einer Vorher-/Nachher-Abbildung einer behandelten Person nicht dem Werbeverbot des HWG unterliegt. Dies sogar dann, wenn die Beseitigung des eingetretenen Haarausfalles einen chirurgischen Eingriff erfordert und somit Ärzten vorbehalten ist.

Weitere Beschränkungen gibt es für Kosmetik-Studios, Therapiezentren und ähnliche Institute nicht. Ein Hinweis ist jedoch erforderlich: Die Werbung mit Lichtbildern von Kunden bedarf der Zustimmung des Abgebildeten.

Ärztliche Werbebeschränkungen

Demgegenüber sind Ärzte bei ihrer Werbung weiteren Einschränkungen unterworfen. Während früher Ärzten die Werbung grundsätzlich verboten war, wurde dieses Verbot vom Bundesverfassungsgericht hinterfragt. Die Präsidentin dieses Gerichtes [1] bestätigt, dass es das Schutzgut der Volksgesundheit rechtfertigt, den Ärzten Werbebeschränkungen aufzuerlegen, denn diese sollen einer gesundheitspolitisch unerwünschten Kommerzialisierung des Arztberufes vorbeugen und eine Verfälschung des Berufsbildes verhindern. Dem gegenüber muss aber für eine interessengerechte und sachangemessene Information, die keinen Irrtum erregt, im rechtlichen und geschäftlichen Verkehr Raum bleiben. So wird das dringende Informationsbedürfnis sowohl des Arztes als auch der Heilung suchenden Bevölkerung anerkannt. Es wird abgewogen, ob ein Verbot der Information den Gesundheitsinteressen mehr dient als eine Freigabe von Information, weil es sich beispielsweise um eine Methode oder Behandlung handelt, die nicht von jedem Arzt beherrscht und angeboten wird. Wer sie erlernt hat, hat auch ein berechtigtes Interesse daran, die Patienten über sein spezifisches Leistungsspektrum zu informieren. Auch bei der Heilung suchenden Bevölkerung besteht eine verbreitete Nachfrage nach Heilmethoden.

» Berufsordnung der Ärzte wurde 2003 weiter liberalisiert

Diese Grundsätze haben inzwischen auch in Beschlüssen auf dem Ärztetag 2003 Niederschlag gefunden, indem die Berufsordnung weiter liberalisiert worden ist. Noch nicht alle regionalen Ärztekammern haben aber diese Liberalisierung umgesetzt.

Für die einzelnen Werbemöglichkeiten bedeutet dies, dass z. B. auch über die in der Weiterbildungsordnung genannten Gebiets- oder Zusatzbezeichnungen hinaus besondere Behandlungsmethoden aufgeführt werden können (z. B. Akupunktur) [2].

Internet für Ärzte

Besonders liberal ist die Rechtsprechung mit der Werbung von Ärzten im Internet. Dabei ist zu berücksichtigen, dass die Internet-Werbung als passive Darstellungsform nicht unaufgefordert potenziellen Patienten aufgedrängt wird, sondern von diesen erst aktiv aufgerufen werden muss. Deshalb sind im Internet eingestellte Informationen über den beruflichen Werdegang des Arztes, seine Praxiserfahrungen und seine Erfahrungen in einem bestimmten Behandlungsgebiet sachangemessen und entsprechen einem legitimen Informationsinteresse und -bedürfnis der Patienten [3].

» Im Internet kann Sympathie-Werbung zulässig sein

Die Mitteilung eines Arztes in seinem Internet-Auftritt, bestimmte Tätigkeitsgebiete stellten seine Praxisschwerpunkte dar, enthält nur die Angabe, er sei auf diesen Gebieten nachhaltig tätig und verfüge deshalb insoweit dort über besondere Erfahrungen. Eine negative Aussage über die Tätigkeitsgebiete und Erfahrungen anderer Ärzte ist damit nicht verbunden. Das vom werbenden Arzt immer zu beachtende Sachlichkeitsgebot verlangt von diesem auch nicht, sich auf die Mitteilung nüchterner Fakten zu beschränken. Vielmehr ist, da darüber hinausgehende Angaben ebenfalls zu dem auch emotional geprägten Vertrauensverhältnis zwischen Arzt und Patient beitragen können, eine Sympathie-Werbung zulässig, soweit durch sie nicht der Informationscharakter in den Hintergrund gedrängt wird [4].

Auch für Ärzte gelten die Schranken des Heilmittelwerbegesetzes (HWG). So waren die Gerichte bisher der Meinung, dass es Ärzten untersagt ist, mit dem Präparat

„Botox®" oder dessen Inhaltsstoff „Botulinumtoxin" im Internet zu werben, weil dies eine Werbung für ein Arzneimittel darstellen soll. Hierzu hat das Bundesverfassungsgericht (Beschl. v. 30. 4. 2004–1 BvR 2334/01) festgestellt, dass gerade bei diesem Medikament die Werbung des Arztes keinen Einfluss auf das Kaufverhalten der Patienten ausüben könne. Der Arzt bringt das Arzneimittel nicht in den Verkehr, sondern wendet es selbst beim Patienten an. In dem Beschluss wird noch einmal ausdrücklich bestätigt, dass die Schranken des HWG nicht anzuwenden sind, wenn keine Gefahr einer Selbstmedikation mit einem bestimmten Präparat durch den Patienten besteht. Weiter wird ausgeführt, dass ein Arzt, der auf eine entsprechende Behandlung hinweisen will, den Wirkstoff benennen kann. Würde man die Werbung mit dem Wirkstoff verbieten, wäre dem Arzt eine sinnvolle Darstellung der von ihm angebotenen Behandlung abgeschnitten. Unter diesem Gesichtspunkt hatte das Gericht sogar die Werbung mit dem Handelsnamen „Botox®" zugelassen, weil es zu dem Zeitpunkt noch keine Nachahmer-Präparate gegeben hatte. Nachdem solche Präparate jedoch auf dem Markt sind, ist es zweifelhaft, ob auch mit dem Handelsnamen geworben werden darf, vor allem aber nicht nur unter dem Gesichtspunkt des HWG, sondern aus berufsrechtlichen Gründen, weil es dem Arzt untersagt ist, für Dritte, hier für ein bestimmtes Präparat, das in Konkurrenz zu anderen Präparaten steht, zu werben.

Werbung für und durch Dritte

» Nach wie vor gilt das berufsrechtliche Verbot der Werbung für Dritte

Nach wie vor gilt das berufsrechtliche Verbot der Werbung für Dritte. So darf der Arzt z. B. in seinem Wartezimmer keine Werbebroschüren auslegen oder gar digitale Aufzeichnungen senden, in denen für Dritte und deren Produkte geworben wird. Es ist dem Arzt auch untersagt, ein Faltblatt im Wartezimmer aufzulegen, in welchem auf ein Institut oder Zentrum hingewiesen wird, in welchem Anti-Aging betrieben wird, selbst wenn er daran beteiligt ist. Wirbt dem gegenüber ein gewerbliches Unternehmen z. B. mit einer Eigenhaar-Transplantation mit dem Hinweis, dass die Transplantation durch ein erfahrenes Team von Ärzten vorgenommen wird, dann verstößt dieses Institut nicht gegen berufsrechtliche Vorschriften, weil dieses Institut nicht dem ärztlichen Berufsrecht unterliegt. Wenn die Ärzte des Teams nicht namentlich genannt sind, betreiben sie keine unzulässige Werbung [5].

Sie können aber gegen das Berufsrecht verstoßen, weil es nach wie vor unzulässig ist, dass ein Arzt außerhalb seiner Praxis Ärzten vorbehaltene Behandlungen durchführt. Auch wenn die noch nicht in allen Ärztekammern umgesetzten Beschlüsse des Ärztetages 2004 vorsehen, dass der Arzt mehrere Praxen unterhalten kann, so bedeutet dies immer nur, dass es sich jeweils um eine ärztliche Praxis und nicht ein gewerbliches Institut handeln darf. Es gilt also nach wie vor: In einem gewerblichen Institut dürfen keine Ärzten vorbehaltenen Leistungen angeboten werden; ärztliche Leistungen gibt es nur in der Arztpraxis.

» *Ärztliche Leistungen gibt es nur in der Arztpraxis*

Zusammenfassung

Es gibt bei der Werbung allgemeine Schranken, die sowohl von gewerblichen Unternehmen als auch von Ärzten einzuhalten sind. Hierzu gehören die Vorschriften des Gesetzes über den unlauteren Wettbewerb (UWG) und des Heilmittelwerbegesetzes (HWG). Besonderen Beschränkungen unterliegen Ärzte aufgrund berufsrechtlicher Vorschriften, wobei eine gewisse Liberalisierung durch Beschlüsse der letzten Ärztetage festzustellen ist. Soweit aber die berufsrechtlichen Beschränkungen zu eng sind, hat inzwischen die Rechtsprechung, insbesondere das Bundesverfassungsgericht eingegriffen. Während früher den Ärzten alle Werbung untersagt war, steht ihnen nunmehr das Recht zu, z. B. mit Praxisschwerpunkten zu werben. Dabei ist das Sachlichkeitsgebot einzuhalten. Das Interesse des Arztes, seine Leistungspalette bekannt zu machen und das Interesse der Patienten, bei einem bestimmten Behandlungsbedarf sich über diese Leistungspalette informieren zu können, wird nunmehr von der Rechtsprechung allgemein anerkannt.

» *Ärzte dürfen heute z. B. mit Praxisschwerpunkten werben*

Nach wie vor ist es aber Ärzten untersagt, Werbung für Dritte, auch deren Produkte zu machen bzw. für die Arztpraxis durch Dritte werben zu lassen.

Die Entwicklung ist im Fluss. Die weitere Entwicklung bleibt daher abzuwarten.

Literatur

1. **Jaeger**, MedR 2003, 263 ff.
2. **BVerwG**, NJW 2001, 3425.
3. **BVerfG**, NJW 2003, 3470.
4. **BGH**, MedR 2004, 212.
5. **BGH**, MedR 2003, 223.

4.3 Abrechnung ästhetischer Leistungen

Klaus Fritz, Michael Hornstein

Leistungen, für die eine Leistungspflicht der gesetzlichen Krankenversicherung (GKV) nicht besteht, weil sie nicht in den Bereich der gesetzlichen Krankenversicherung fallen oder auf Wunsch der Patientin oder des Patienten erfolgen oder das Zweckmäßige, Ausreichende und Wirtschaftliche überschreiten, können ausschließlich im Rahmen einer Privatbehandlung erbracht werden. Zu Lasten der gesetzlichen Versicherung sind ausschließlich vertraglich festgelegte Leistungen abrechenbar.

Private Kassen erlauben bei medizinischer Indikation einen größeren Spielraum. Dadurch können auch innovative oder alternative Methoden zum Einsatz kommen. Dies gilt z. B. bei manchen Behandlungen und Verschreibungen wie bei Haarausfall, Pigmentierungen, Entfernung störender Hautveränderungen usw.

Im Einzelfall wird dies der behandelnde Arzt entscheiden, plausibel erklären und so dokumentieren müssen.

Die weitaus größte Mehrzahl der ästhetischen Behandlungen jedoch wird von keiner Kassenart erstattet.

Der Mediziner ist jedoch dennoch an eine Abrechnung nach der Gebührenordnung für Ärzte gebunden (GOÄ) und kann höchstens eine Summe auf dieser Basis aushandeln, aber nicht mit Pauschalen ohne Bezug zur GOÄ abrechnen. Üblicherweise erfolgt eine detaillierte Abrechnung. Ein pauschalierter oder unabhängig von der GOÄ festgelegter Preis ist jedoch dann möglich, wenn die medizinische Leistung mit kosmetischer Zielsetzung in einem eigens dafür gegründeten gewerblichen Institut erbracht wird. In beiden Fällen, vor allem bei ärztlicher Leistungserbringung, empfiehlt sich eine schriftliche Honorarvereinbarung sowie die anschließende Erstellung einer GOÄ-Rechnung.

Steuerlich sind nur jene medizinischen Leistungen von der Mehrwertsteuer (z. Zt. 16%) befreit, die einem kurativen Zweck dienen. Im Falle von Zweifeln könnte empfehlenswert sein, den kurativen Zweck vom Patienten per Unterschrift bestätigen und dokumentieren zu lassen, um einer umfangreichen Überprüfung der Behandlungsakten im Rahmen immer schärfer werdender Steuerprüfungen vorzubeugen (Beispiel: Botulinumtoxin zu kurativen und nicht ästhetischen Zwecken).

Wird die Leistung im Institut abgerechnet, so fällt zusätzlich Gewerbesteuer an, die, an den Patienten weitergegeben, die Honorare verteuert oder den Gewinn schmälert.

Grundlage der ärztlichen Abrechnung bleiben die Ziffern der GOÄ. In vielen Fällen sind die neuen ästhetischen Leistungen darin jedoch nicht beschrieben. Daher muss auf die Möglichkeit des GOÄ zurückgegriffen werden, eine analoge, also äquivalente Bewertung der Leistung zu suchen.

Für neue medizinische Leistungen wie Lasertherapien und photodynamische Therapien stehen uns dazu offizielle Empfehlungen der Bundesärztekammer zur Verfügung. Nicht immer sind diese mit den Privatkassen in Konsens verabschiedet, wie gerade genau diese erwähnten. Dies ist aber angesichts fehlender Erstattungsmöglichkeit entbehrlich. Der Patient muss natürlich informiert werden, wenn eine Leistung von seiner privaten Kasse nicht erstattet wird.

Ziffernkombinationen, auch die unten aufgeführten, sind aufgrund der analogen Bewertung nicht mit abschließender Rechtssicherheit zu übernehmen, es handelt sich lediglich um Beispiele, die man für bestimmte Fälle empfehlen kann. Auch die Auslegung der GOÄ kann sich ändern oder Varianten der Durchführung legen andere Ziffernkombinationen nahe.

Die Ziffern

Dermatologische Lasertherapie

Der Vorstand der Bundesärztekammer hat die Beschlüsse des Ausschusses „Gebührenordnung" der Bundesärztekammer zur Analogbewertung bzw. Abrechnung folgender medizinischer Leistungen bestätigt:
Laserbehandlung von Besenreiservarizen, Teleangiektasien, Warzen u. a. Hautveränderungen, ausgenommen melanozytäre Naevi sowie aktinische Präkanzerosen, einschließlich Laser-Epilation, mit einer *Ausdehnung bis zu 7 cm^2 Körperoberfläche*, analog Nr. 2440 GOÄ (800 Punkte), bis zu dreimal im Behandlungsfall, im Falle der Behandlung

von Besenreiservarizen mit einer Laser-Impulsrate von bis zu 50 Impulsen pro Sitzung.

Laserbehandlung von Besenreiservarizen, Teleangiektasien, Warzen u. a. Hautveränderungen, ausgenommen melanozytäre Naevi sowie aktinische Präkanzerosen, einschließlich Laser-Epilation, mit einer *Ausdehnung von 7 bis 21 cm² Körperoberfläche*, analog Nr. 2885 GOÄ (1100 Punkte), bis zu dreimal im Behandlungsfall, im Falle der Behandlung von Besenreiservarizen mit einer Laser-Impulsrate von 51 bis 100 Impulsen pro Sitzung.

Laserbehandlung von Besenreiservarizen, Teleangiektasien, Warzen u. a. Hautveränderungen, ausgenommen melanozytäre Naevi sowie aktinische Präkanzerosen, einschließlich Laser-Epilation, mit einer *Ausdehnung von mehr als 21 cm² Körperoberfläche*, analog Nr. 2886 GOÄ (2770 Punkte), bis zu dreimal im Behandlungsfall, im Falle der Behandlung von Besenreiservarizen mit einer Laser-Impulsrate von mehr als 100 Impulsen pro Sitzung.

Bei Anwendung eines gepulsten Farbstofflasers ist der Ersatz der Auslagen des pro Patient verbrauchten Farbstoffs nach § 10 GOÄ möglich. Eine metrische und fotografische Dokumentation der zu behandelnden Hautläsion vor und nach Abschluss einer dermatologischen Lasertherapie wird empfohlen.

Melanozytäre Naevi sind ausdrücklich von der Laserbehandlung ausgenommen. Bei der Laserbehandlung von Besenreiservarizen ist die jeweils vorgeschriebene Mindest-Impulszahl pro Sitzung zu beachten. Laserzuschlagsziffern können bei diesem Analogansatz nicht zusätzlich angesetzt werden.[1]

Photodynamische Diagnostik (PDD) von Hautläsionen

Photodynamische Diagnostik von Hautläsionen analog Nr. 5442 GOÄ (600 Punkte).

Der Ersatz von Auslagen für die pro Patient verbrauchte photosensibilisierende Substanz wird nach § 10 GOÄ abgegolten.

[1] Bekanntmachungen: Beschlüsse des Gebührenordnungsausschusses der Bundesärztekammer. Deutsches Ärzteblatt 2002; 99 (Nr. 3): A144.

Photodynamische Therapie (PDT) von Hautläsionen
Photodynamische Lichtbestrahlung von Hautläsionen analog Nr. 566 GOÄ (500 Punkte), bis zu zweimal im Behandlungsfall, zuzüglich Ersatz von Auslagen für die pro Patient verbrauchte photosensibilisierende Substanz nach § 10 GOÄ.

Erstellung eines Behandlungsplans für die dermatologische photodynamische Therapie analog Nr. 5800 GOÄ, einmal im Behandlungsfall (250 Punkte).

Zuschlag zu der Leistung analog nach Nr. 566 für zwei weitere Bestrahlungsfelder bei ausgedehntem Befund analog Nr. 5802 GOÄ (200 Punkte).

Zuschlag zu der Leistung analog nach Nr. 5802 für jedes weitere Bestrahlungsfeld analog Nr. 5803 GOÄ (100 Punkte).

Daneben sind bei topischer Applikation des Photosensibilisators berechnungsfähig:

Nr. 209 GOÄ für das Auftragen des Photosensibilisators sowie Nr. 200 GOÄ (Okklusionsverband) und Nr. 530 GOÄ (Kaltpackung).

Weitere Ziffern, mit Auszügen der Anmerkungen aus dem Kölner Kommentar

Sticheln oder Öffnen und Ausquetschen von Aknepusteln, je Sitzung » *758*

75 Punkte € 8,55

Die Leistung nach Nr. 758 ist je Sitzung in jedem Fall nur einmal berechnungsfähig. Bei Nr. 758 handelt es sich um eine „operative Leistung“ im Sinne der Allgemeinen Bestimmungen zum Abschnitt C I. Ein Verband nach Nr. 200 ist deshalb nicht neben Nr. 758 berechnungsfähig.

Schleifen und Schmirgeln und/oder Fräsen von Bezirken der Haut oder der Nägel, je Sitzung » *743*

75 Punkte € 8,55

Bei Durchführung der Behandlung im Rahmen der Haut und im Bereich der Nägel kann die Leistung nach Nr. 743 trotz der aufgeführten Abrechnungsbegrenzung („je Sitzung“) zweimal angesetzt werden.

Im Unterschied zum Chemical Peeling (Nr. 755), sind Peeling-Masken als delegationsfähige kosmetische Leistung analog nach Nr. 743 berechnungsfähig.

» *523* **Massage im extramuskulären Bereich wie Bindegewebsmassage, Periostmassage, manuelle Lymphdrainage**

65 Punkte € 7,41

» *209* **Großflächiges Auftragen von Externa (z. B. Salben, Cremes, Puder, Lotionen, Lösungen) zur Behandlung von Hautkrankheiten mindestens einer Körperregion (Extremität, Kopf, Brust, Bauch, Rücken), je Sitzung**

150 Punkte € 17,10

In einer Sitzung nur einmal berechnungsfähig.

Die Leistung nach Nr. 209 ist unabhängig von der Anzahl der jeweils großflächig therapierten Körperregionen. Dies schließt allerdings nicht aus, dass bei Befall mehrerer Körperregionen aus medizinischen Gründen – z. B. zur Vermeidung einer zu starken Resorption und damit systemischen Wirkung des Externums – in einer einzelnen Sitzung nur ein Teil der betroffenen Körperregionen behandelt wird.

Der in der Leistungslegende verwendete Begriff der „Hautkrankheiten" schränkt die Berechnungsfähigkeit der Nr. 209 auf dermatologische Erkrankungen im eigentlichen Sinne ein. Eine analoge Verwendung bei Nicht-Hautkrankheiten scheint jedoch nicht ausgeschlossen.

» *748* **Hautdrainage**

76 Punkte € 8,66

Die Leistung nach Nr. 748 ist berechnungsfähig für die Durchführung oberflächlicher Hautinzisionen (Skarifikation) zur Entlastung des Gewebes bei Ödemen.

» *755* **Hochtouriges Schleifen von Bezirken der Haut bei schweren Entstellungen durch Naevi, narbigen Restzuständen nach Akne vulgaris und ähnlichen Indikationen, je Sitzung.**

240 Punkte € 27,36

In einzelnen schweren Fällen mit medizinischer Indikation kann dies auch zu Lasten der gesetzlichen Kassen nach EBM 2000plus abgerechnet werden.

Es wird der Einsatz von Geräten vorausgesetzt, die mindestens 3000 Umdrehungen pro Minute leisten. Als „ähnliche Indikationen" im Sinne der Leistungslegende zu Nr. 755 gelten beispielsweise Schmutz- und Schmucktätowierungen.

Zu beachten ist allerdings, dass die Frage der medizinischen Indikation im Zusammenhang mit der Entfernung von Tätowierungen ausschließlich im Hinblick auf das Problem der Kostenerstattung durch die Krankenversicherungsträger eine Rolle spielt. Die Nr. 755 ist nämlich auch dann die zutreffende Abrechnungsposition für die entsprechende ärztliche Leistung, wenn der Arzt die Tätowierung nur auf ausdrücklichen Wunsch des Tätowierten – also ohne Vorliegen einer medizinischen Indikation – entfernt (§ 1 Abs. 2 GOÄ).

Neben der Hautabschleifung (Dermabrasion) auf mechanischem Wege ist auch das chemische Haut-Peeling verbreitet. Dieses ausschließlich aus kosmetischen Gründen indizierte Chemical Peeling zielt z. B. auf die Glättung von Altersfalten, Aknenarben und Unfallnarben sowie die Entfernung oberflächlicher Pigmentflecken. Für das Chemical Peeling kann die Nr. 755 analog berechnet werden.

Implantation alloplastischen Materials zur Weichteilunterfütterung, als selbständige Leistung *» 2442*

900 Punkte € 102,60

Meist Nachkorrektur nach früher durchgeführter operativer Wiederherstellungsmaßnahme.

Injektion, subkutan, submukös, intrakutan oder intramuskulär *» 252*

40 Punkte € 4,56

Die Leistung nach Nr. 252 kann im Rahmen einer Arzt-Patienten-Begegnung mehrfach berechnet werden, wenn derselbe Wirkstoff oder verschiedene Wirkstoffe an unterschiedlichen Applikationsorten (z. B. subkutan und intramuskulär) injiziert werden müssen oder zwei unterschiedliche Wirkstoffe nicht mischbar sind und daher eine zweimalige Injektion an unterschiedlichen Stellen erforderlich ist.

Infiltrationsanästhesie kleiner Bezirke *» 490*

61 Punkte € 6,95

» *2440* Operative Entfernung eines Naevus flammeus, je Sitzung
800 Punkte € 91,20

Auch bei Lasertherapie (§ 6): Naevi flammei (Feuermale) und andere angiomatöse Hautveränderungen (z. B. Besenreiservarizen, Spider naevi) werden heute mit dem Laser (Argon- oder Farbstofflaser) behandelt. Naevi flammei können auch nach dem neuen EBM 2000plus abgerechnet werden. Die Infrarot-Koagulation ist obsolet. Bei der Behandlung von Feuermalen wird meist ein gepulster Farbstofflaser eingesetzt. Mit dem Farbstofflaser sind in einer Sitzung 2–7 cm^2 der Hautveränderung behandelbar. Bei ausgedehnten oder an heiklen Stellen lokalisierten angiomatösen Hautveränderungen sind deshalb u. U. mehrere Sitzungen erforderlich, Nr. 2440 kann somit mehrfach anfallen.

Zusätzlich Sachkosten für den verbrauchten Farbstoff (§ 10), ggf. Zuschlag nach Nr. 441, 444

» *2885* Entfernung einer kleinen Blutadergeschwulst
1110 Punkte € 126,54

Nrn. 2885–2886: Der Unterschied liegt lediglich in der Größe und damit im Umfang des Eingriffs. Ob eine Veränderung als „klein“ oder „groß“ anzusehen ist, ist nur klinisch entscheidbar, hierbei ist auch die Lokalisation der Erkrankung zu berücksichtigen (vgl. zu Nr. 2403).

Es handelt sich bei den Blutadergeschwülsten um solche, die ohne Eröffnung der Körperhöhlen erreichbar sind. Beispiele: geschwürig-thrombotischer Wandtumor, vaskulärer Glomustumor, malignes Hämangioendotheliom, Gefäßsprossung bei Morbus Kaposi, Lippenrandangiom.

Erweiterungen (Ausbuchtungen) der Krampfadern sind keine Blutadergeschwülste im Sinne der Nrn. 2885 und 2886, mithin können diese Nummern nicht anstelle der Nrn. 2881 und 2882 berechnet werden; zudem können Nrn. 2885 und 2886 nur als Zielleistungen in Rechnung gestellt werden, nicht als flankierende Maßnahmen im Zuge einer anderen Venenoperation, also nicht für Entfernung der Crosse.

Auch bei Lasertherapie von Hämangiomen (§ 6). Hämangiome sind zwar histologisch nicht vom Naevus flameus (vgl. zu Nr. 2440) zu unterscheiden, jedoch klinisch. Deshalb nicht nach Nr. 2440, sondern nach 2885 oder 2886 abzurechnen. Im Gegensatz zu 2440 aber nicht „je Sitzung“ (vgl. zu Nr. 2440), sondern pro Blutadergeschwulst nur einmal 2885 oder 2886.

Exzision einer größeren Geschwulst (z. B. Ganglion, Fasziengeschwulst, Fettgeschwulst, Lymphdrüse, Neurom) *» 2404*
554 Punkte € 63,16

Verband – ausgenommen Schnell- und Sprühverbände, Augen-, Ohrenklappen oder Dreiecktücher *» 200*
45 Punkte € 5,13

Infrarotbehandlung, je Sitzung *» 538*
40 Punkte € 2,33

Kalt- oder Heißpackung oder heiße Rolle, je Sitzung *» 530*
35 Punkte € 2,04

Photodynamische Lichtbestrahlung von Hautläsionen analog Nr. 566 *» A566*
Einfachbetrag € 29,14

Denkbare Ziffernkombinationen

Endermologie:
A 209, 764 × 2, wenn beide Beine oder Arme.

Aknebehandlung manuell-physikalisch:
758, S758, 743, 523, 530 (A 209), 748, 538

Chemical Peel:
755, 209 + z. B. € 20,– Unkosten.

PDT:
A5442 1 Feld, A566, 200, Unkosten € 4,–, 490 oder 530, A5802 2 Felder, ggf. + Medikation.

Excision mittels ablativem Laser:
(A) 2404 × n + 441(Laserzuschlag) + 443 (Zuschlag ambulantes Operieren)+ Lokalanästhesie nach 490 oder 491 + Sachkosten.

Über diesen Weg wie auch über 755 können z. B. auch Tätowierungsentfernungen abgerechnet werden, alternativ zu Laserziffern. Es ist zu entscheiden, ob eher eine Laserbehandlung der Fläche oder die Abtragung einer Hautveränderung den Leistungsinhalt erfüllt.

Filler:
2442 × 2 wenn beidseits behandelt wird + Anzahl der Injektionen nach 252.

Native Hyaluronsäure (z. B. Hyal-System®)
2442 Implantation alloplastischen Materials zur Weichteilunterfütterung 2300fach = € 120,65 *oder*
A255 pro Injektionspunkt, bei 10 Injektionspunkten, 2300fach zu je € 12,74 = € 127,40 + Materialkosten (ggf. Rechnung beilegen, wenn verlangt) *oder*
252 Injektion pro Punkt multipliziert mit Anzahl der Injektionspunkte *anschließend*
523 Massage im extramuskulären Bereich 1800fach = € 6,82 und ggf.
209 großflächiges Auftragen von Externa zur Behandlung von Hauterkrankungen = € 20,11

Botulinumtoxin:
252 × n +Materialkosten = 1 Vial (ca. € 330): wird individuell ausgerechnet.

Laser:
A2885, A 2886 (aber nicht nebeneinander), A2440, ohne Zuschläge
2404 (wenn Excision), 441, 490, S490

Es sei nochmals wiederholt: Solche Ziffernkombinationen sind aufgrund der analogen Bewertung nicht mit abschließender Rechtssicherheit zu übernehmen, es handelt sich lediglich um Beispiele.

Handelt es sich um nicht zwingend ärztliche Leistungen und werden diese nicht in einer Praxis unter Leitung eines Arztes sondern in einem kosmetisch orientierten Institut gewerblich erbracht, so entfällt jeglicher Bezug auf die GOÄ. Hier kann eine freie Preisfindung wie im übrigen gewerblichen Markt erfolgen.

4.4 Marketing – zwischen Werbung und Verbraucherinformation

Helmut S. Müller

Viele Ärzte tun sich schwer in der Akzeptanz des Begriffes „Praxismarketing", obwohl sie dies in Ansätzen – wenn oft auch unbewusst – selbst bereits praktizieren. Marketing ist nicht gleichzusetzen mit manipulativer Werbung.

Marketing bedeutet nichts anderes, als über das Angebot der Praxis zu informieren, das zu bieten und auch darzustellen, was die Erwartung der Patienten erfüllt, alles zu tun, dass sich die Patienten in der Praxis wohl fühlen, positiv über die Praxis reden und gerne wieder kommen.

Jeder freiberuflich Tätige, auch ein Arzt oder Rechtsanwalt, sollte im Rahmen seiner standesrechtlichen Möglichkeiten und nach eigener Überzeugung und Einstellung zum Beruf alle Möglichkeiten ausschöpfen, die Praxis in „positivem Licht" darzustellen.

Marketing ist nichts Unethisches, eher im Gegenteil: Marketingmaßnahmen, wie sie im Folgenden beschrieben werden, sind sinnvoll und notwendig im Sinne des stets geforderten Qualitätsmanagements und der Patientensicherheit.

Die vier Säulen des Praxismarketing

Marketingmaßnahmen einer Praxis (oder eines gewerblichen Institutes) konzentrieren sich auf vier Kernbereiche:

- Umfang und Qualität des ärztlichen Leistungsangebotes
- Kommunikation zwischen Praxispersonal und Patienten als Kunden
- Ambiente, Organisation und Service
- Werbung durch sachliche Information

» Das Leistungsprofil muss zur Praxisphilosophie passen

Das Leistungsprofil muss zur Praxisphilosophie passen. Das individuelle Versorgungsangebot bildet das Fundament für eine dauerhafte Patientenzufriedenheit. Idealerweise sollte in dem weiten Feld der Anti-Aging-Medizin, das von rein ästhetischen Korrekturleistungen bis zu ganzheitlichen Präventionsmaßnahmen reicht, ein praxiseigenes, „rundes Paket“ geschnürt werden. Ziel ist, der Verbrauchererwartung so weit wie möglich entgegen zu kommen. Dieses „Paket“ kann von Praxis zu Praxis sehr unterschiedlich ausfallen. Entscheidend ist, dass der Praxisinhaber und das Team dahinter stehen und sich damit identifizieren. Ist dies nicht der Fall, wird diese Leistung nicht verkauft und bringt keinen Erfolg.

Gesundheitsökonomen prognostizieren, dass es eine zunehmende Ökonomisierung der Gesundheitsleistungen und der Arzt-Patient-Beziehung geben wird. Der Arzt muss deshalb in Zukunft eher wegen eines unzureichenden Leistungsangebotes als auf Grund z.B. der Kosten der Leistungen mit der Abwanderung von Patienten rechnen.

Anti-Aging-Leistungen anzubieten und dieses auch mit Stolz und Überzeugung zu kommunizieren, ist ein wichtiger Marketingaspekt. Dies ist nicht unethisch. Unethisch wäre es, wenn Ärzte dieses Präventionsfeld anderen Gesundheitsanbietern überlassen würden, die weniger qualifiziert sind und unter Umständen weniger verantwortungsbewusst damit umgehen würden.

» *Ein wichtiger Marketingfaktor ist die Sozialkompetenz des Teams*

Ein weiterer wichtiger und oft unterschätzter Marketingfaktor ist die Sozialkompetenz des Teams. Die Einstellung des Personals zu ihrer Aufgabe und zum Patienten als Kunden prägt das Bild der Praxis. Der Umgang mit dem Patienten, der dort Hilfe oder eine Anti-Aging-Leistung sucht, formt das Profil und die emotionale Bewertung ebenso wie das Leistungsangebot. Neben der unverzichtbaren Fachkompetenz tragen emotionale Intelligenz und Kommunikationsfähigkeit zu einem guten Miteinander und damit zum Erfolg bei. Gerade als „schwierig“ empfundene Patienten sind Chance und Risiko zugleich. Machen Sie anspruchsvolle, kritische, ungeduldige, also „schwierige“ Patienten zu Ihren Verbündeten. Sie sind wichtige Multiplikatoren und Werbeträger. Wenn es dem Team durch geschickte Kommunikation gelingt, auch bei solchen Patienten Reizfaktoren in den Griff zu bekommen, hat ein wichtiger Marketingaspekt Früchte getragen. Der Kunde Patient muss nicht unbedingt König sein, aber er sollte sich als Gast fühlen dürfen.

Soziale Kompetenz, Einfühlungsvermögen, Konfliktmanagement und Stressbewältigung kann man erlernen. Erfahrenen und zuverlässigen Helferinnen kann man bei einem solchen Schritt-für-Schritt-Prozess die Coaching-Rolle übertragen.

Insbesondere am Telefon und am Empfang sind immer Optimierungen möglich. Mitarbeiterschulungen sollten ständiger Bestandteil von Team-Besprechungen, also der internen Kommunikation sein. Regelmäßige Teambesprechungen sind für einen auf Dauer funktionierenden Praxisablauf unerlässlich. Dabei spielt es nicht die entscheidende Rolle, wie oft die Besprechungen stattfinden und wie lange sie dauern. Wichtig ist nur, dass sie regelmäßig stattfinden und möglichst alle dabei sind.

» *Regelmäßige Teambesprechungen sind für einen funktionierenden Praxisablauf unerlässlich*

Ein freundliches Ambiente fördert ebenfalls die Patientenbindung, die Wohlfühlpraxis hat Zukunft.

Angenehmes Praxisambiente, eine runde Ablauforganisation und Service-Orientierung sind Marketingfaktoren, deren Bedeutung vielfach unterschätzt wird. Insbesondere die „Visitenkarten" einer Praxis, nämlich Empfang und Wartezimmer, sollten eine gewisse Wohnkultur aufweisen. Der Patient wünscht eine Orientierung, einen emotionalen Einklang zwischen medizinischer Leistung und Umfeld. In einer kosmetisch orientierten dermatologischen Praxis muss der ästhetische Anspruch auch im Ambiente erkennbar sein. Farb- und Lichtgestaltung, Dekoration, Bilder, Lesestoff für jedes Alter und jede Bildungsschicht sind nicht einfach nur notwendig (aber nebensächlich), sondern in vieler Hinsicht Spiegelbild der Leistungsfähigkeit einer Praxis.

» *Praxisambiente – emotionaler Einklang zwischen Leistung und Umfeld*

Gerade in den letzten Jahren haben Beschlüsse des Deutschen Ärztetages zur Lockerung des Werbeverbotes in der Musterberufsordnung für Ärzte beigetragen.

Arzt und Werbung stellen inzwischen keine sich gegenseitig ausschließenden Begriffe mehr dar. Die Berufsordnung wurde dahingehend geändert, dass der Arzt über sein Leistungsangebot informieren darf (s. Kap. 4.2, S. 272 ff). Auch wenn explizit vergleichende und marktschreierische Werbung untersagt bleibt, so sind doch hier die Tore weit aufgestoßen worden. Insbesondere im Bereich der schriftlichen Darstellung (z. B. Praxisbroschüre, Handzettel oder Aushänge), der Anzeigenwerbung und im Internetauftritt

» *Der Arzt darf über sein Leistungsangebot informieren*

gibt es neue Spielräume, die eine werblich zu nutzende Informationsvermittlung ermöglichen.

Videofilme oder PowerPoint-Präsentationen können die Printmaterialien im Wartebereich eindrucksvoll unterstützen. Der etwas versierte Arzt kann sich sicherlich PowerPoint-Präsentationen selbst erstellen. Bei der professionellen Umsetzung in audiovisuellen Medien bieten eine Reihe von Firmen Unterstützung an.

Weitere imagefördernde Marketing-Maßnahmen können öffentliche Vorträge, Informations-Seminare oder sonstiges gesellschaftliches Engagement des Praxisinhabers oder des Teams sein.

Wo auch immer die Schwerpunkte der Praxis liegen, Werbung durch Information muss und kann sie kommunizieren.

Wo liegen die Grenzen der Werbung? Das entscheidet sich immer im Einzelfall. Sicher stecken juristische Formulierungen das Feld ab. Letztlich gilt es aber, eine Maßnahme vor der Kammer vertreten zu können. Wer die Kernbotschaft für Patienten bzw. für den gesundheitsbewussten Verbraucher als sachliche, informative Aussage präsentiert, ist auf der sicheren Seite. Da insbesondere im schriftlichen Außenauftritt erhebliche Fallstricke liegen können, empfiehlt sich aber hier entsprechende Rechtsberatung.

Fazit: Die beste Werbung für eine Praxis ist der zufriedene Patient.

Beratung und Unterstützung

Bei juristischen und steuerrechtlichen Fragen bieten Verbände und verschiedene Institutionen Vermittlung und Unterstützung an. Auf S. 302 finden Sie Adressen von wichtigen Verbänden.

Weiterführende Literatur

1. **Schade HJ.** Das Handbuch zur Selbstzahlerpraxis. Landsberg: ecomed, 1999.
2. **Kardorff B.** Individuelle Gesundheitsleistungen in der Dermatologie. Berlin, Heidelberg: Springer, 2004.

4.5 Betriebsführung – die Arztpraxis als Dienstleistungsunternehmen

Helmut S. Müller

Nicht erst die Änderungsbeschlüsse der jüngsten Deutschen Ärztetage machen – sobald sie in den Länderkammern umgesetzt sind – hinsichtlich der Musterberufsordnung den Weg frei für den zukunftsorientierten inhaltlichen und strukturellen Wandel im „Dienstleistungsunternehmen" Arztpraxis.

Angebote außerhalb der GKV-Leistung wie die individuellen Gesundheitsleistungen (IGeL) – zunächst vielfach geschmäht – gehören inzwischen mehr oder weniger zum Alltag und sind dabei, ein wichtiger Teil unseres Gesundheitssystems zu werden. Decken sie doch neben den „medizinisch notwendigen" Kassenleistungen auch den „medizinisch sinnvollen" und „medizinisch wünschenswerten" Leistungsbereich ab. Der Anti-Aging-Medizin in ihrer gesamten Breite wird nicht nur mit ästhetischen Korrekturmaßnahmen, sondern auch als wichtiges Präventionsfeld in der Medizin eine immer bedeutendere Rolle zukommen.

Die Praxis nur als „Reparaturbetrieb" zu sehen, ist nicht mehr zeitgemäß. Das Dienstleistungszentrum zur Gesunderhaltung hat Zukunft. Es wird dem Mediziner nicht erspart bleiben, auch unternehmerisch zu denken.

» Das Dienstleistungszentrum zur Gesunderhaltung hat Zukunft.

Die Eckpfeiler einer erfolgreichen Betriebsführung

Sei es die Praxis oder eine assoziierte gewerbliche Betriebseinheit gleich welcher Rechtsform: beide folgen trotz unterschiedlichem Sprachgebrauch (Patient – Kunde, Empfehlung – Verkauf ...) ähnlichen unternehmerischen Kriterien.

Eckpfeiler sind:

- Analyse des „Marktes" und des eigenen Angebotes
- Strategische Planung
- Planung des Leistungs- (Produkt-)angebotes (inkl. der Preisgestaltung)
- Personalentwicklung und -führung

- Marketing und Werbung
- Einnahmen- und Kostencontrolling
- Ablaufoptimierung
- Qualitätssicherung

Dazu kommen noch die wichtigen, insbesondere bei größeren Veränderungen zu überprüfende Punkte:
- Optimierte rechtliche und steuerliche Rahmenbedingungen
- Versicherungstechnische Risikoabdeckung

Die Analyse als Basis

» Zunächst die Ausgangssituation analysieren

Wenn sich die Frage der Um- oder Neuorientierung stellt, z. B. durch eine Erweiterung des Leistungsspektrums in einem Selbstzahlerbereich wie Anti-Aging, ist es wichtig, zunächst die Ausgangssituation zu analysieren. Wie präsentiert sich die Praxis heute mit ihren Stärken und ihren Schwächen (z. B. Leistungsangebot, Infrastruktur, Ausstattung, Abläufe, Patientenstamm, Ambiente, Personalsituation und -qualifikation, Wirtschaftlichkeit usw.)? Zur qualitativen Analyse sollten Sie Ihre Praxis auch einmal nüchtern durch die Brille Ihrer Patienten betrachten. Eine Patientenbefragung mit einem schriftlichen Fragebogen gibt viele wertvolle Hinweise auf Positives, Verbesserungswürdiges und Wünsche aus Sicht Ihrer „Kunden“.

Die wirtschaftliche Situation, insbesondere wenn größere Investitionen anstehen, sollte gemeinsam mit einem Steuer- oder Finanzberater analysiert und erörtert werden.

Planung

Am Beginn des Planungsprozesses stehen drei wichtige Fragen:
- Was möchte ich tun?
- Was brauche ich dafür?
- Wie gehe ich vor?

» Erfolg nur mit Leistungen, hinter denen Sie stehen

Was Sie tun möchten, müssen Sie als Praxisinhaber selbst in Ruhe überlegen und beantworten. Geht es um das Leistungsangebot der Praxis (z. B. Anti-Aging), gilt ein Grundsatz: Tun Sie nur das, wovon Sie überzeugt sind! Nur die Leistungen, hinter denen Sie stehen, werden in Ihrer Praxis oder Ihrem gewerblichen Institut Erfolg haben. Definieren Sie Ihr „Produkt“ (Leistungsangebot), das Ihrer Praxis ein Profil gibt. Es muss zu Ihrer Praxis passen und nicht nur begonnen werden, weil es andere auch tun.

Weiterhin empfiehlt sich, das Praxisteam frühzeitig in Planungsprozesse einzubinden. Das erhöht die Motivation, bei der Umsetzung engagiert mitzuarbeiten. Insbesondere, wenn Änderungen in der Praxisorganisation, den Arbeitsabläufen und den Sprechzeiten erforderlich werden, ist die Einbeziehung der Helferinnen erfahrungsgemäß unabdingbar.

Ebenfalls im Vorfeld ist neben dem anzubietenden „Produkt“, d. h. der Dienstleistung, die Preisgestaltung zu diskutieren. Für Selbstzahlerleistungen wird in der Preisfindung sinnvollerweise die GOÄ zugrunde gelegt, wobei der Faktor in Abhängigkeit vom Umfeld bzw. in Absprache mit Kollegen der Region festgelegt wird.

» *Für Selbstzahlerleistungen die GOÄ zugrunde legen*

Personalentwicklung

Die wichtigsten Ressourcen sind die Mitarbeiterinnen und Mitarbeiter. Deshalb ist es wichtig, Personalbedarf und -qualifikation ständig auf den Prüfstand zu stellen. Sozialkompetenz und Fachkompetenz sollten Hand in Hand gehen. Schulungen, insbesondere bei Aufnahme neuer Leistungen, steigern die persönliche Qualifikation und sichern Unternehmens-Know-how.

Die Helferinnen spielen eine zentrale Rolle bei Fragen der Ablaufoptimierung und Qualitätssicherung. Deshalb ist die zielorientierte Mitarbeiterführung mit transparenten Kommunikationsstrukturen eine Grundvoraussetzung für erfolgreiches Handeln.

» *Zielorientierte Mitarbeiterführung mit transparenten Kommunikationsstrukturen*

Der Arzt als Unternehmer – rechtliche Rahmenbedingungen

Neben der fachlich-inhaltlichen Positionierung der Praxis sollte dringend auf mögliche standesrechtliche, steuerrechtliche, heilkunderelevante und sonstige rechtliche Fallstricke geachtet werden. Hier empfiehlt sich die Einbeziehung einschlägig spezialisierter und erfahrener Juristen.

So stellt sich z. B. die zentrale Frage, inwieweit Selbstzahlerleistungen, z. B. Anti-Aging-Angebote, in der Praxis angeboten oder sinnvollerweise in einem ausgelagerten gewerblichen Institut erbracht werden sollten. Insbesondere wenn es z. B. um den Verkauf von Produkten für die Ernährung, Nahrungsergänzungsmitteln oder Gesundheitsbücher geht, ist die Stukturierung und Findung geeigneter Rechtsformen sehr wichtig.

Ein Arzt kann auch ohne Gründung eines Institutes oder einer sonstigen Institution egal welcher Rechtsform gewerbliche Leistungen erbringen. Entscheidend ist, dass er diese Tätigkeiten getrennt von Praxisräumen und Sprechzeiten erbringt und die Finanzen über ein separates Konto abwickelt. In jedem Fall empfiehlt sich die Einbindung eines Steuerberaters bzw. Juristen.

» Einbeziehung einschlägig spezialisierter Juristen

Im Einzelfall ist zu prüfen, welchen Charakter eine medizinische Leistung hat. Leistungen können Mehrfachcharakter haben, z. B. die Ernährungsberatung, die je nach Konstellation privatärztliche, kassenärztliche oder gewerbliche Leistung sein kann.

Insbesondere wenn es um werbliche Maßnahmen des gewerblichen Institutes oder Gesundheitszentrums geht, ist auch das Heilmittelwerbegesetz zu beachten. Beim „Fein-Tuning“ von Formulierungen ist eine Rechtsberatung sehr sinnvoll.

Praxisverwaltung und Absicherung

Die Furcht vor zusätzlichem Verwaltungsaufwand und Haftungsrisiken bei Selbstzahlerleistungen ist verständlich, aber inzwischen weitgehend unbegründet.

» Der Aufwand für die IgeL-Verwaltung lässt sich mit der Praxis-EDV minimieren

Der Aufwand für die IGeL-Verwaltung lässt sich mit der Praxis-EDV minimieren. Viele Hersteller bieten inzwischen umfassende Software-Tools für Zusatzleistungen an (z. B. ALBIS, CompuMED).

Wichtig ist die Einbeziehung von Versicherungsfragen. Neben der Haftungsfrage für medizinische Leistungen sollte auch die ausreichende Absicherung des Praxisinventars regelmäßig geprüft werden. Auch hier wird die Hinzuziehung von Experten empfohlen, um im Einzelfall vor unliebsamen Überraschungen geschützt zu sein.

4.6 Anti-Aging im Internet

Matthias Herbst

Internet-Recherchen

Zum Thema Anti-Aging finden sich im Internet zahlreiche Quellen (Beispiel: Begriff „Anti-Aging“ in Suchmaschine www.google.com). Die meisten kommen aus den USA und sind von dem dort üblichen Geschäftssinn geprägt. So finden sich auch viele unseriöse Adressen, die den Besucher von der Wirksamkeit des einen oder anderen Stoffes überzeugen wollen, um so bessere Verkäufe über das Internet zu erzielen.

Eine gewisse Vorsicht ist beim Surfen zu unbekannten Internet-Adressen geboten, wenn man sich dort mit E-Mail-Adresse anmelden muss, denn danach kann der Nutzer fast sicher sein, aus allen möglichen Quellen ungebetene E-Mails zu Themen wie Bezug von Hormonen, Potenzsteigerung, Penisverlängerung u. ä. zu erhalten. Man sollte seine Haupt-E-Mail-Adresse deshalb unbekannten Dritten nicht angeben, sondern sich für solche Zwecke eine Adresse bei einem der kostenlosen Provider einrichten, z. B. web.de.

» *Haupt-E-Mail-Adresse unbekannten Dritten nicht angeben*

Gute und informative Quellen sind:

- American Academy of Dermatology: www. aad.org
- Deutsche Dermatologische Gesellschaft: www.derma.de
- Arbeitsgemeinschaft ästhetische Dermatologie und Kosmetologie in der DDG (ADK): www.adk-online.org
- Deutsche Dermatologische Lasergesellschaft: www.ddl.de
- American Academy of Anti-Aging Medicine: www.worldhealth.net
- Klentze Institut of Anti-Aging Medicine:www.anti-aging-med.de/DE/frame.htm
- Anti-Aging Guide 2004: www.anti-aging-guide.com/
- German Society of Anti-Aging Medicine: www.gsaam.de

Die Arbeitsgemeinschaft ästhetische Dermatologie und Kosmetologie in der Deutschen Dermatologischen Gesellschaft (ADK, s. o.) screent laufend relevante Internetangebote auf Seriosität. Über die Links auf dieser Homepage kommt man daher leichter als über die üblichen Suchmaschinen an seriöse Informationen.

Die Homepage für eigene Anti-Aging-Aktivitäten

Jede engagierte Praxis mit ästhetischem Schwerpunkt und Anti-Aging-Aktivitäten hat heutzutage eine Homepage, die einem professionellem Unternehmen in der Regel in nichts nachsteht. Eine Umfrage unter Dermatologen hat ergeben, dass im Schnitt zwischen 5000 und 8000 Euro in die Homepage investiert werden. Dabei spielt die Praxisgröße, das Angebot und die Situation in Hinblick auf Mitbewerber eine wichtige Rolle.

» Nichts ist wichtiger als eine griffige Domainadresse für die Praxis

Generell gilt: Nichts ist wichtiger als eine griffige Domainadresse, unter der die Praxis gefunden wird. Typischerweise werden von den Kollegen für die Praxis Adressen wie www.hautarzt-Ortsname.de bevorzugt. Geht es um ein Institut für die Anti-Aging-Aktivitäten, sind es insbesondere die von Kolleginnen geführten Einrichtungen, die sich durch einprägsame Namen auszeichnen (skin&beauty, skin&body, Aestheticon, Succesfull Aging-Oase, der Jungborn etc.). Oft gibt es hier Probleme mit den Umlauten oder mit abweichenden englisch-deutschen Schreibweisen. Nicht zuletzt wegen der Konkurrenz empfiehlt es sich, über einen Patentanwalt eine Markenrecherche durchzuführen und gegebenenfalls selbst eine Marke beim Deutschen Patentamt in München anzumelden. Dies garantiert einen gewissen Schutz im Sinne eines Alleinstellungsmerkmals des eigenen Instituts. Bis zur definitiven Zuteilung einer Marke dauert es in der Regel ein halbes Jahr, so dass dringend zu empfehlen ist, rechtzeitig vor der Gründung aktiv zu werden. Beachtet werden sollte auch, dass die Zuteilung zunächst nur vorläufig ist und von Dritten in dieser gesetzlich vorgeschriebenen Zeit Widerspruch eingelegt werden kann, was in der Regel zu deutlichen zeitlichen Verzögerungen und auch finanziellen Belastungen führt. Hilfe bietet eine eigene Vorrecherche unter www.google.com, was einen guten Überblick über die Marktsituation im allgemeinen und auch regional/vor Ort ermöglicht. Man

» Vorrecherche unter Google – Überblick über die Marktsituation

kann im Sinne einer regelrechten Marktforschung damit sowohl die Institute vor Ort finden (z. B. Schwerpunkte des Leistungsangebots, Professionalität, ärztlich geführte Einrichtungen oder Vernetzung der Anbieter) als auch neue Trends erkennen. Eine Einführung in diese Problematik bieten Unternehmer-Seminare der AADI (www.aadi.de) sowie mehrmals jährlich Praxis-Seminare der ADK (www.adk-online.org).

Es empfiehlt sich auch, zur ADK-Adresse einen entsprechenden Link zu platzieren. Weiterhin können die Mitglieder der ADK mit einer eigenen Suchmaschine bundesweit gefunden werden. Für die Mitlieder der ADK/AADI bestehen im Übrigen Sonderkonditionen bezüglich der Mitgliedschaft in der GSAAM.

Wie findet man nun die für den eigenen Auftritt geeignete Agentur? Jeder hat seinen persönlichen Geschmack, gerade in Fragen der Ästhetik. Hinter einer Website steckt aber mehr als nur hübsche Grafik: Begriffe wie Ladezeit, Benutzerfreundlichkeit, Navigation, Übersichtlichkeit, spielen eine wichtige Rolle. Nicht zuletzt entscheidet auch die Preiswürdigkeit, der Service, die Reputation der Agentur, und nicht zuletzt die Fähigkeit des Dienstleisters, komplizierte medizinische Sachverhalte in allgemeinverständliches Deutsch zu übersetzen. Dazu braucht die Agentur erfahrene Mitarbeiter und/oder viel Zeit des Praxis- bzw. Institutsinhabers. Die Zeit, in der man als Empfehlung gab, einen Studenten an die Erstellung einer Homepage zu setzen, ist heute in der Regel vorbei. Die ADK hält ein Merkblatt vor, in dem Unternehmen benannt sind, die eine Mindestzahl von Arzt-Homepages geschaffen und betreut haben.

» Richtiger Media-Mix: Alles aus einer Hand planen

Im Sinne des richtigen Media-Mixes empfiehlt es sich, alles aus einer Hand zu planen: Die Instituts-Drucksachen müssen zum Online-Auftritt passen, Fragebögen sollten im Sinne eines fortschrittlichen Service-Gedankens schon vorab aus dem Internet herunterzuladen sein, die Terminvergabe kann via Internet unterstützt werden.

Bisher wurden über das Internet primär gesundheitsbezogene Informationen angeboten, weiterhin konnten Gesundheitsanbieter wie Ärzte und Apotheker aus zumeist geschlossenen Seiten gezielt Informationen beziehen. Zunehmend entwickeln sich spezielle Angebote für kosmetisch/ästhetisch orientierte Institute (Gemeinschaftseinkauf, Marketing etc.), die das Internet als preiswerten Vertriebsweg nutzen. Auch kann die Darstellung möglicher, durch plastische Chirurgen wie auch ästhetisch tätige Dermatologen durchführbarer Eingriffe und deren Erfolge das Ziel sein. Allgemein gilt, dass Vorher/Nachher-Bilder auch im Internet kritisch zu sehen sind und deshalb auch im Sinne des ärztlichen Berufsrecht verboten sind. In den USA können der Patient oder auch der Arzt nach eigenem Geschmack „morphen", was so viel heißt, dass der Arzt gegen eine bestimmte Gebühr gewünschte plastische Korrekturen virtuell an seinem Klienten vornehmen kann und diesem vorab zur Auswahl verschiedene Ansichten wiedergeben kann. Gerade für Anti-Aging-Maßnahmen und deren Bewerbung bieten sich hier interessante Möglichkeiten.

» Vorher/Nachher-Bilder sind auch im Internet verboten

Diese Dienste stecken zum Teil noch in den Anfängen, auf der anderen Seite erzielen spezialisierte Auftritte wie www.poserworld.com überwiegend in den USA massiv steigende Besucherzahlen, (über 3 Mio. Besuche täglich via „Mundpropaganda"). Bei diesem Dienst kann der Kunde gegen Gebühr einen künstlichen Menschen schaffen, den er nach eigenem Gespür für Ästhetik entwerfen und verändern kann. Dahinter steckt u. a. eine ausgefeilte Statistik, die zukünftige Trends rechtzeitig erkennen soll. Hier beginnt eine Entwicklung, die noch für manche Überraschung in der Zukunft gut ist.

Fazit

» Qualität und Service müssen stimmen, auch im Internet

Bunte Seiten im Internet alleine gehören heute der Vergangenheit an, der Kunde möchte als solcher wahrgenommen und nach dem aktuellen Stand der Technik behandelt werden. Qualität und Service in Praxis wie Institut müssen stimmen, das gilt gerade auch für das Internet. Speziell im Bereich des Anti-Agings erwartet der Kunde ein abgewogenes Verhältnis zwischen wissenschaftlicher Information und realistischer Darstellung der eigenen Möglichkeiten. Seriosität sollte gerade im ärztlichen Bereich über allem stehen!

Adressen

Kap. 2.2.3: Beispiele Herstellerfirmen Gefäßlaser und IPL

Candela Corporation, Candela Laser Deutschland GmbH, Werner Heisenberg Str. 2, 63263 Neu-Isenburg
info@candelalaser.com

Cutera World Headquarters, 3240 Bayshore Blvd, Brisbane, CA 94005
info@cutera.com

Cynosure Laser Company, Vertretung Deutschland durch Cynosure GmbH, Robert-Bosch-Str. 11–18, 63225 Langen
www.cynosure.de

DDD – Danish Dermatologic Development A/S, Vertretung Deutschland über DDD-Deutschland, Wilhelm-Theodor-Römheld-Str. 14, 55130 Mainz
ddd.deutschland@3d.dk

Deka, DEKA-LMS Laser & Medizin Systeme Vertriebs GmbH, Am Wald 1, 85354 Freising
info@deka-lms.de

Dornier Medizin Laser GmbH, Postfach 1113, 82230 Wessling
info@dornier.com

ASAH Medico and MedArt Corporation, MedArt (Deutschland) GmbH, Rudendorfer Weg 39, 96188 Stettfeld
medart-deutschland@asah.dk

Laserpoint AG, Aspastr. 24, 59394 Nordkirchen
info@laserpoint.ag

Linline Lasersysteme, Kurfürstendamm 22, Neues Kranzler Eck, 10719 Berlin
info@linline.de

Lumenis GmbH, Heinrich-Hertz-Str. 3, 63303 Dreieich
info@lumenis.de

Palomar Medical Technologies, Inc., 82 Cambridge Street, Burlington MA 01803
info@palmed.com

Polymed GmbH, Temmenhauser Str. 32 98134 Blaustein

Syneron GmbH, Ludwig-Ganghofer-Str. 7, 82031 Grünwald
info@syneron.de

WaveLight Lasertechnologie AG, Am Wolfsmantel 5, 91508 Erlangen
info@wavelight-laser.com

Kap. 2.4.4: Beispiele Gerätehersteller Liposuktion

HK Surgical Incorporation (Hersteller v. Infiltrationseinheit), 30280 Rancho Viejo Road, San Juan Capistrano, CA 92675, USA

Laserpoint AG (Hersteller v. Infiltrationseinheit, Vibrationskanülen, Sattler-Stenger-Verteilersysteme, Auffangbehälter und Absaugern), Aspastr. 24, 59394 Nordkirchen
info@laserpoint.de

TapMed Medizintechnik Handels GmbH (Hersteller v. Vibrationskanülen), Gutshof 15–17, 34270 Schauenburg-Hoof

Kap. 4.4: Verbände (Informationen zum Marketing)

AADI Arbeitsgemeinschaft Assoziierter Dermatologischer Institute e.V., Darmstadt
www.aadi.de

GSAAM German Society of Anti-Aging Medicine, München (Deutsche Gesellschaft für Prävention und Anti-Aging Medizin)www.gsaam.de

BVDD Berufsverband der Deutschen Dermatologen e.V., Würzburg
www.uptoderm.de

Autoren

Bayerl, Christiane, Prof. Dr. med., Universitätsklinik für Dermatologie, Venerologie und Allergologie, Klinikum Mannheim gGmbH, Theodor-Kutzer-Ufer 1–3, 68137 Mannheim.

Bremerich, Andreas, Prof. Dr. med. Dr. med. dent., Klinik für Mund-, Kiefer- und Gesichtschirurgie, Plastische Operationen und Spezielle Schmerztherapie, Klinikum Bremen-Mitte gGmbH, St.-Jürgen-Str. 1, 28205 Bremen.

Dieterich, Holger, Dr. med.,
Dos Santos, Denise Dumont, Dr. med., Frauenklinik/Brustzentrum Rheinfelden, Therese-Herzog-Weg 2, 79618 Rheinfelden.

Fratila, Alina, Dr. medic. (RO), Schlegelstr. 12, 53113 Bonn.

Fritz, Klaus, Dr. med., Reduitstr. 13, 76829 Landau.

Gieler, Uwe, Prof. Dr. med., Universität Gießen, Psychosomatische Dermatologie, Ludwigstr. 76, 35392 Gießen.

Herbst, Matthias, Dr. med., Rheinstr. 7–9, 64283 Darmstadt.

Hornstein, Michael, Dr. med., Rotdornstraße 1, 40472 Düsseldorf.

Hübner, Heinz-Jürgen, Dr. med., Königsplatz 7, 33098 Paderborn.

Kautz, Gerd, Dr. med.,
Kautz, Ingrid, Dr. med., Am Markt 3, 54329 Konz.

Kerscher, Martina, Prof. Dr. med., Universität Hamburg, Fachbereich Chemie, Studiengang Kosmetik und Körperpflege, Martin-Luther-King-Platz 6, 20146 Hamburg.

Krieger, Gerd, Dr. jur., Rechtsanwalt, Uhlandstr. 9, 79102 Freiburg.

Meigel, Eva-Maria, Dr. med., Hautarztzentrum Rödingsmarkt 1, 20459 Hamburg.

Müller, Helmut S., HSM Marketing- und Kommunikations-Service, im Gesundheitswesen, Sasbacher Str. 6, 79111 Freiburg.

Rabe, Thomas, Prof. Dr. med. Dr. h.c., Universitäsfrauenklinik, Voss-Str. 9, 69115 Heidelberg.

Reuther, Tilmann, Dr. med., Universität Hamburg, Fachbereich Chemie, Studiengang Kosmetik und Körperpflege, Martin-Luther-King-Platz 6, 20146 Hamburg.

Sattler, Gerhard, Dr. med., Rosenparkklinik, Heidelberger Landstr. 18–20, 64297 Darmstadt.

Schmid, Almut Christiane, Dr. rer. nat., Universität Paderborn, Dep. Sport und Gesundheit, Warburger Str. 100, 33098 Paderborn.

Wolf, Alfred S., Prof. Dr. med., Frauenstraße 65, 80073 Ulm.

Wörle, Birgit, Dr. med., Rosenparkklinik, Heidelberger Landstr. 18–20, 64297 Darmstadt.